열 때문이야

열 때문이야

펴 낸 날 2023년 6월 9일

지 은 이 서정업
펴 낸 이 이기성
편집팀장 이윤숙
기획편집 이지희, 윤가영, 서해주
표지디자인 이지희
책임마케팅 강보현, 김성욱
펴 낸 곳 도서출판 생각나눔
출판등록 제 2018-000288호
주 소 경기 고양시 덕양구 청초로 66, 덕은리버워크 B동 1708호, 1709호
전 화 02-325-5100
팩 스 02-325-5101
홈페이지 www.생각나눔.kr
이 메 일 bookmain@think-book.com

• 책값은 표지 뒷면에 표기되어 있습니다.
ISBN 979-11-7048-565-0(03510)

열 때문이야 !

It's because of the body heat!

서정업 지음

잠을 못 자고
소화가 안되고
몸에서 통증이 일어나는 것도
열 때문이야 !

생각나눔

책을 펴내며

아픈 사람들의 특징이 있지만 정작 그들은 왜 아픈지,
왜 아플 수밖에 없는지 전혀 모르다 보니 원인을 모르는 통증에
고통받고, 무기력에 빠지게 된다.

그들의 몸이 어떤 공통된 특징이 있는지 모르기에 왜 아픈지, 왜 나이가 든 사람처럼 무기력하고 겨우 밥 먹는 것, 잠을 잘 자는 것과 같은 단순한 일이 살아가는 게 첫 번째 목표가 되는지 모르는 것이다.

통증으로 나타나지 않는 감기와 당뇨와 같은 질병에 약을 먹으면서도 아픈 사람이 아닌 건강한 사람으로 착각하고 살고, 이미 그들의 몸이 감기에 잘 걸리고 피곤하고 음식을 소화 시키지 못하고 잠을 못 자고 심지어 암과 치매를 걱정하면서 그들의 몸이 차가운지 더운지 그리고 몸이 차가운 것을 어떻게 대처해야 할지 전혀 모르고 살고 있다는 것이다.

허리디스크나 목디스크와 같은 통증으로 힘들어하는 분들은 이미

그들의 몸이 골반이 틀어져 있다는 것을 인식하지 못하고 살아감에 따라 점차 통증이 심해지고, 한 발자국 걷는 것조차 통증으로 힘든 삶을 살아가게 된다.

이에 필자는 크게 몸이 틀어짐으로 인한 통증에 대한 부분을 담은 『골반 때문이야!』를 집필하였고, 몸의 전반적인 통증을 유발하는 것에 대한 원인과 몸의 구조적인 부분을 골반을 통해 해결안을 제시하였다. 그리고 앞에서 말하는 먹고, 자고, 여러 질병에 대한 부분들은 『열 때문이야!』에 담았다. 몸의 장기와 혈액순환에 대한 부분으로 사람이 감기에 걸리고 암에 걸리고 또 늙어가는 것은 곧 나이를 먹어서가 아니라 기본적인 몸의 열이 떨어지는 현상으로 바라보는 것이다.

오랫동안 자기의 질병을 해결하기 위해 책을 봐온 분들이라면 결국 목차만으로 정말 몸을 좋게 하려는 것인지 아니면 뜬구름 잡기식의 책인지 분간할 정도는 되는데, 디스크와 같이 통증이 있다면 골반의 중요성이 첫 번째로 무조건 나와야 하고, 질병에 대한 고민이라면 결국 몸의 열을 이해할 때 비로소 질병을 이해하고 해결안이 된다는 것을 직감적으로 알 것이다.

감기부터 여타 질병이나 고혈압과 당뇨병, 고지혈증의 그리고 암에 이르기까지 환자들의 몸은 차갑다는 것이고 더 나아가 질병은 '몸이 차갑다!'에서 시작되고 몸에 열을 집어넣으면 몸에서 놀라운 변화들이 일어난다.

'허리디스크와 같은 통증이 있는 것과 감기와 암과 같은 질병에서 해결되는 방법은 없을까?'란 질문은 어쩌면 우문일 수 있다.

질병으로 아픈 사람들이 여러 가지 방법으로 건강을 찾기 위해 노력하고 실패하여 질병에서 고통을 당하고 있고, 그 고통에서 벗어나려 노력하고 있으나 여전히 비슷한 질병이 있는 분들이 인터넷에 수만 명씩 모여있는 이유는 질병에 대한 해답을 찾지 못했기 때문일 것이다. 이는 근본적으로 몸속에 열을 넣어야 한다는 것을 알려주는 사람이 없다는 것으로, 같은 질병과 고통에서 벗어나지 못한 사람들의 모임만 점점 많아지고 있다.

물론 필자도 먼저 병원부터 다녀보고 또 여러 방법을 동원해서 해결하려고 노력한 다음에 필자에게 오라고 한다.

"동네병원 큰 병원은 다녀보셨지요? 아직 안 다녔으면 먼저 병원부터 열심히 다녀보시고 검사도 하고 한의원도 다녀보고 그다음에 찾아주세요!"

처음부터 필자가 '열을 넣어보세요! 골반이 중요합니다!'라고 이야기한들 이해하지 못하고 오히려 도망치기 바쁠 것이기 때문이다.

약도 열심히 먹어보고 침도 맞아보고 모든 것을 해보아도 몸이 힘들 때 운동이란 것도 눈에 들어오고 몸에 열이 필요하다는 것도 비로소 들어오는 것이다.

우리가 감기에 걸리면 오로지 감기약만 먹음으로 감기가 떨어지기를 바라지 않고 먼저 지친 몸을 휴식하고 몸을 따뜻하게 하면 몸이 편해지는 것을 알 것이다.

심한 운동 후 쉬어주지 못하면 다음 날 힘들 듯이, 아팠던 사람들의 몸과 세포들은 늘 과한 스트레스로 세포들이 편한 쉼이 없는 것과 같은데 세포들은 어떤 쉼을 원할까?

사우나 갔다 나온 피부들이 뽀얗지만, 몸이 차갑고 혈액순환이 안 되는 사람은 마치 눈보라 속을 헤치고 지나온 몸과 같이 평소에도 입술이 퍼렇고 온몸이 뻣뻣함을 느낄 것이다. 우리가 나이 먹어서 몸이 차가운 것이 아닌 몸이 차가워서 나이를 먹는 것이다.

　젊고 아름답게 보이는 것조차 몸의 열과 관계가 있고, 아무렇지도 않게 생각하지 않았던 몸의 열을 사랑하고 열을 가까이함으로 질병에서 벗어나 건강하고 아름다움을 가지는 삶을 영위하길 바란다.

저자 서정임

목차

3장   몸은 왜 차가울까?

4장   몸이 차가울 때 질병이 찾아온다

5장   몸이 따뜻해진 사람들

6장　몸을 따뜻하게 하는 천송 운동법

7장　몸을 살리는 열을 찾아라!

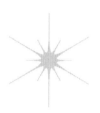

몸에서는 수없이 많은 신호를 보내고 있음에도 불구하고 그 신호를

읽지 못하고 무시하면 신호가 잡히지 않는 휴대폰처럼

무용지물이 되고 마는 것이다.

1장

원인을 모르고 아픈 사람들

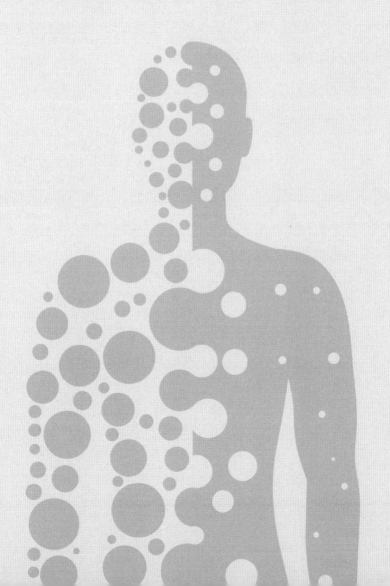

원인을 모르고 아픈 사람들

아픈 원인을 모르니까 아프지만, 아프면 아픈 이유가 있어야 한다. 그러나 몇 년씩 아팠던 사람들도 본인들이 아프고 힘든 이유를 모르는 경우가 많다. 몇 년씩 아팠던 사람들도 이유를 모르는데, 이제 처음 아파보는 사람들의 경우는 앞으로의 길이 몇 년씩 아팠던 사람의 길을 걷게 되는 것은 당연할 것이다.

1. 몸이 보내는 신호를 읽지 못하면 아프다

"선생님, 제가 아는 분이랑 등산하는데 밥 먹을 때 옆에서 보지도 못할 만큼 땀을 많이 흘려요! 밥을 먹을 때마다 너무 지저분한데 그런 사람도 몸이 좋지 않은 건가요?"

"네!"

"그럼 어떻게 해야 하나요?"

"한번 오시라고 하세요!"

그렇게 소개받고 남성분이 오셔서

"밥 먹을 때 땀을 흘리는 통에 갔다가 오라고 해서 왔어요."

"뭐 통증이 없으면 아픈 곳이 없다고 생각하죠?"

"제가 땀이 수시로 흘리는 것 말고는 아픈 곳이 없어요! 일도 잘하고 등산도 잘하고!"

"땀이 그렇게 흐르는 것이 문제가 큰 것이고, 실제로 땀이 흐르는 것은 이유가 있고 이미 통증이 있는 것보다 더 큰 문제들을 일으킬 수 있다는 것을 몸에서 신호를 보내는 것입니다."

"제가 아플 수 있다고요?"

"이미 식사 중에도 땀이 난다는 것이 몸에서 이상이 왔다는 신호고, 제가 피부를 봐도 이미 그런 신호를 보내고 있네요. 특히 몸이 차갑다는!"

"제가 땀이 많이 나서 여기를 왔는데 몸이 차갑다니, 말이 되는 소리를 해야죠!"

"몸이 따뜻해서 땀이 나올 때가 있고, 차가워서 땀이 나는 경우가 있습니다. 지금은 밥 먹을 때마다 흘리는 땀은 몸에서 보내는 신호로 앞으로 잠자는 것, 먹는 것에 영향이 얼마든지 올 수 있습니다."

"뭔 소리 합니까? 내가 얼마나 등산도 잘하고, 일도 열심히 하고 있어서 눕자마자 곯아떨어지는데…!"

"그럼 본인의 40대와 지금 60대의 피부 색깔과 체력이 비슷한가요?"

"당연히 지금은 60이 넘었으니까…."

그렇게 말싸움 아닌 말싸움을 하고 그분은 가셨고, 중간중간 그분의 소식을 들을 수가 있었는데 다녀가시고 겨우 3개월이 지날 즈음에

"안양의 그분은 몸에 이상이 와서 아이들이 신경정신과를 가라고 해서 갔다 왔다고 해요. 약 먹으니까 조금은 편해졌다고 하네요!"

또 한두 달이 지나서

"이제는 힘이 없어서 먹는 것도 힘들대요!"

또 얼마 지나지 않아서는

"이제는 기억력도 없다고 하나 봐요…."

처음 아픈 사람들은 어떻게 아파질지, 왜 몸에서 이런저런 반응들이 나오는지 모르기도 하지만, 몸에서 나오는 신호들을 무시하고 살다가 더 힘들어지는 과정을 밟고 스스로 삶의 질을 떨어뜨리는 길을 택하는 경우가 많다.

단지 땀이라는 신호를 몸에서 열심히 보냈지만, 본인이 몸의 신호를 알지 못하고 무시함으로 인해 앞으로 닥칠 위기에 대처하지 못한 결과는 필자에게 다녀간 지 3개월도 되지 않아 신경정신과를 다닐 수밖에 없는 지경에 이르렀다. 소화가 안 되고 잠을 못 자고 기억력이 없는데 사회생활이 잘 될 수 없는 것은 당연하고, 지금보다 훨씬 많은 몸의 증상에 짓눌려 살아가게 될 것은 눈에 보이는 것이다.

특히, 땀이 흐르는 것으로 열심히 몸에서는 신호를 보내고 있는데, 그 신호를 몸이 따뜻해서 흐르는 땀으로 오인하여 정작 본인의 몸이 차가운지 더운지 판단을 못 하여 몸에서 보내는 땀이라는 신호를 무시함으로 인해 몸은 힘들어지는 것이다.

우리가 평소 몸에서 나오는 간단한 신호들을 보자.

눈 밑이 떨리면 마그네슘이 부족하고 피곤함을 알리는 신호로 바나나를 먹어주면 쉽게 해결이 되고
손이 힘이 풀어져 밥 먹는 데 갑자기 수저를 놓치거나 볼펜을 떨구는 경우는 뇌졸중을 의심하여 병원에 달려가야 하고
아침에 손발이 부어 통증이 심할 정도면 신장을 의심할 수 있고
눈동자가 누렇게 떴다면 간의 위험신호를
입에서 냄새가 많이 난다면 위장의 문제를
늘 피곤하고 소화가 안 된다면 간의 문제를
피부가 거칠고 호흡이 거칠다면 신장과 폐의 문제를
이유 없이 살이 빠지고 눈이 튀어나온다면 갑상선의 문제를
배에 주름이 깊다면 위장의 소화기 문제를
목소리가 갈라지면 폐 쪽의 문제를 의심해 봐야 한다.

이처럼 몸에서는 수없이 많은 신호를 보내고 있음에도 불구하고 그 신호를 읽지 못하고 무시하면 신호가 잡히지 않는 휴대폰처럼 무용지물이 되고 마는 것이다.

2. 아프다는 몸의 신호가 쌓이면 몸의 증상들이 누적된다

몸에 이런저런 통증과 잠자는 것, 화장실 가는 것과 같이 단 하나의 문제를 해결하고자 하지만, 칠판에 하나, 둘 몸의 증상들을 적다 보면 어느덧 칠판에 가득 찬 몸의 증상들로 칠판이 가득 차게 되고, 이미 여러 증상이 중첩되고 복합적으로 얽힌 몸임을 알려준다.

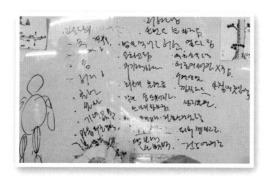

라운드숄더	저혈압	손발 늘 차가움
목디스크, 거북목	밥을 먹어도 허함	아침에 못 일어남
어깨통증	소화 안 됨(위장장애)	역류성 식도염
허리디스크	무기력하다	여름에 에어컨 싫음, 죽음
골반 통증	최근에 불면증	수면양말
설사	작년 숨 안 쉬어지고	찜질방에 못 감
기력 없음	다리에 힘 빠짐	생리불순
가슴 두근거림	부신, 전정 기관	피부 메마르고 불면증
땀 안 남	건강염려증	눈 뻑뻑

어깨, 허리, 목 여러 가지 통증부터 위장장애, 공황장애, 갖가지 건강 염려증으로 삶의 질은 떨어질 수밖에 없고, 삶의 낙보다는 몸에서 나오는 통증과 싸우고 병원 다니고 여러 가지 정보들을 얻으려 인터넷을 검색해 다른 사람들의 경험담을 통해 증상을 줄여보려 노력한다. 과연 그들의 몸이 좋아질 수는 있는 것인가?

"몸에 해볼 것 다 해봤다! 그런데 몸이 시원찮다!"

몸을 위해 별의별 것을 해봤는데도 몸의 불편한 증상이 칠판에 27개를 적게 되었다. 그중 한 가지 증상이라도 해결되었다면 필자에게 오지 않았을 것이고, 40대의 몸으로 앞으로 늘어갈 고통이 막막했을 터이다.

통증이면 통증, 소화면 소화 기능 한 가지 증상도 힘들어하는데 저런 증상들을 한꺼번에 몸에 달고 어떻게 살았을까?

"그러니까 죽지 못해 간신히 살아가고 있는 것이지요!"

죽지 못해 살아간다는 말은 필자도 경험해 보았다. 아파서 사람 노릇 못하고 집에만 누워있을 때 '생의 끝자락'이란 단어를 매일 곱씹었기에 저런 이야기를 들을 때마다 가슴 아프기도 하다. 몸이 좋아지는 방법을 못 찾아 필자를 찾아올 정도면 아직 어떤 곳에서도 몸에 증상과 원인에 대한 답을 찾지 못했다는 것이다.

"몸이 왜 이렇게 아픈지 전혀 몰라요!"

"왜 저런 증상이 나오는지 원인 만큼은 알고 가셨으면 좋겠네요!"

'통증이 일어나는 것은 몸이 틀어져 있기 때문이다!'라고 이미 필자의 저서 『골반 때문이야!』를 통해 골반의 중요성을 강조하고 몸의 틀어짐은 통증을 유발하는 원인이라고 서술했었고, 도서관에서 혹은 책을 직접 구매 후에 몸이 많이 좋아졌다는 전화들을 받을 수 있었다.

통증이 일어나는 부분들을 제외한 나머지에 해당하는 부분은 이 책의 중요한 요소인 '열 때문이다!'를 통해 몸이 왜 상하고 장기들이 유기적인 합이 되지 못하는지 알게 될 것이다.

몸이 아프면 선행되어야 하는 중요한 요소들을 놓치고 있기에 증상들이 사라지지 않고 더 많은 증상을 만들어내고 갈수록 삶의 질을 떨어뜨리는 것이다.

밑에 있는 각기 사는 곳, 나이가 다르지만 다른 분의 증상들도 10가지 넘는 증상들로 넘쳐 필자에게 한결같이 '어떻게 할까요?'라고 묻는다.

"질병에 집중하지 말고 몸이 원하는 것을 해주어야 합니다!"

"그럼 질병으로 인한 증상들은 언제 고쳐요?"

"당장 수능이라고 해서 문제지를 푼다고 풀어지나요? 최소한 가나다라 한글을 배워 문제를 읽을 정도의 국어 실력은 되어야 문제를 읽고 풀어가지 않을까요?"

"어렵네요!"

어렵죠! 이미 고3이 되어 수능을 보는 때가 되었는데 아직 가나다라를 모르는 사람이라면 문제를 이해하지 못하는 것처럼 몸이 무엇을 원하는지 모르기 때문에 증상을 키우고 통증을 키우는 것이다.

그만큼 내 몸이 좋아하는 것은 우리가 한글을 배워 문제를 읽어 내는 것과 같은, 몸의 제일 기본적인 요소인데도 불구하고 몸이 증상이 나오면 그 질병만을 해결하려고 하다 증상이 쌓이는 것이다.

3. 몸이 원하는 조건을 만들어 주지 못하면 아프다

"너 죽고 싶어 환장을 했구나!"

일요일에는 필자의 사무실이 늘 닫혀있지만 23년 1월 설이 오기 며칠 전에 갑자기 친구 원석에게 전화해서 대뜸

"원석! 지금 사무실로 와라!"

"어? 너 사무실이야?"

"응."

"일요일인데 사무실이야?"

"응."

"정업아! 잠깐만 다시 전화하마!"

잠시 다시 걸려온 전화

"정업아, 사실 내가 오늘 몸이 좋지 않아서!"

"그러니까 오라고 하지!"

그렇게 친구가 와서 누워있고 이런저런 이야기 중에

"네가 죽으려고 작정을 했구나!"

친구는 늘 건강에 신경을 쓰고 자신있어 했다. 178cm 120kg이 넘을 때도 있었지만, 지금은 100kg 아래로 나름 관리하여 고혈압 없이 잘 지내고 있다는 자부심을 가지고 사는 중인데 갑자기 컨디션이 떨어져서 목도 뻣뻣하고 힘이 들었는데 코로나 시국에도 사무실로 오라는 말이 반가웠다는 것이다.

"오늘은 컨디션이 그렇지만 나름 괜찮고 그래도 항상 혈압이 없는 것이 이상할 정도로…."

"평소 혈압이?"

"115."

120보다 아래로 유지된다고 생각되어 다행이라는 친구에게 외친 한마디는 "네가 죽으려고 작정을 했구나!"였다.

"야, 내 몸에 120 아래면 무조건 좋은 거 아냐?"

"그 정도 몸이라면 무조건 120은 넘어야지."

친구가 잠시 생각하더니

"그래, 네 말이 맞는 것 같다! 예전에 일본에 있는 문수를 대신해 문수 어머니를 혈압 때문에 병원에 모시고 갔었는데 그때도 어머니 혈압이 생각보다 꽤 높았다고 봤었는데 병원에서 아무런 말이 없더라!"

"네 커다란 몸집을 움직이는데 혈압이 겨우 115면 평소에 힘이 없었을 것이고, 기력이 없어 쓰러졌어도 몇 번은 쓰러졌겠다!"

"그래서 회사직원들이 힘이 없어 보인다고 했나? 예전에 몇 번 응급실에 가기도 했었지!"

입은 늘 먹고 싶어도 소화가 안 되고 힘들었던 속내를 털어놨었다.

"2009년도인가 다이어트 때문에 소금은 끊고 살았고…."

잘못된 정보가 사람을 힘들게 하고, 숫자에 연연하다 보면 몸을 망가뜨리고, 원인 분석이 잘못되면 본인만 힘들어지는 것이다.

4. 몸을 알지 못하면 아플 수밖에 없다

몸의 증상을 이해하는 데 있어서 먼저 몸에 필요하고 부족한 부분을 알지 못하면 아플 수밖에 없고, 각각의 몸의 증상이 쌓이고 쌓여 다른 새로운 증상을 만들고 복제하여 건강의 길은 더욱 멀어지게 된다.

우리 몸은 60조 개의 세포로 이루어진 세포의 묶음이고, 그 60조 개 세포들이 원하는 조건에서 벗어나면 힘을 잃고 버려지기도 한다.

우리가 건강함을 유지하고 지켜간다는 것은 몸의 세포들이 제일 좋아하는 기본적인 조건을 유지시키는 것으로, 세포들이 내 몸을 움직여 세포들이 죽지 않는 것을 각각이 신호로 보내는 것이다. 우리는 때가 되면 식사를 하지만 결국 세포에 식사를 제공하는 숙주 역할을 담당해 세포들이 움직일 수 있는 나트륨과 칼륨, 산소, 영양소를 제공하고, 그 세포들이 움직임으로 인해 몸에서 열이 나고 신경과 뼈대, 근육, 생각까지도 세포의 도움을 받는 것이다.

우리가 굶는 것은 단지 몸 하나가 아닌 60조 개의 세포를 한꺼번에 굶게 하는 것으로 그 세포들이 굶어갈 때 몸에서 어떤 반응들이 나올지는 아무도 모르는 것이다.

다음 페이지의 몇 개의 칠판이 있는데 결국 세포들이 반란을 일으키고 태업을 함으로써 몸에서는 질병이라고 하는 증상들을 보게 될 것이다.

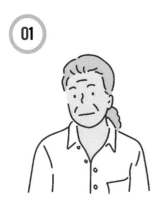 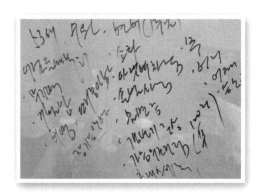

▶수원, 53세, 변비

무기력	소화 안 됨	목 디스크
저혈압	아랫배 차가움	허리 디스크
비염	불면증	어깨 통증
승모근 통증	장 기능 안 함	갱년기 증상
가슴 두근거림		콜레스테롤

　무기력부터 콜레스테롤까지, 특히 갱년기 증상만으로도 또 여러 가지 몸의 증상을 내포하는 것으로 실제로는 더 많은 증상을 가지고 있을 것이고, 어깨 통증만으로도 목의 통증을 동반하는 경우가 많다.

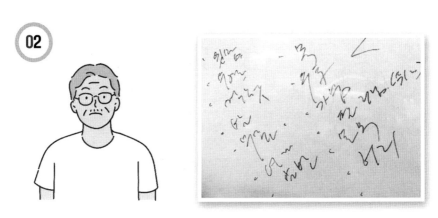

윗몸	목 디스크	허리 디스크
수면	두통	먹는 것
가슴 통증	발 통증	골반

　윗몸부터 골반까지 증상들이 나오는데, 골반의 문제만으로도 먹는 것, 자는 것에서 여러 가지 통증을 수반하게 되는 것을 알게 될 것이다.

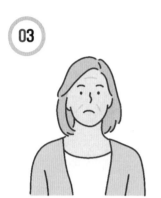

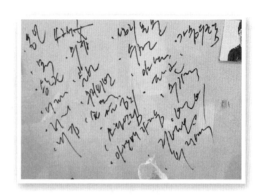

▶용인, 42세, 여

목 디스크	골반 통증	수면(불면증)
가슴 두근거림	승모근	무지외반
어깨 통증	손목 통증	허리 디스크
	팔꿈치	

'수면만 잘하면 좋을 것 같은데….'라는 사람이 많은 만큼 수면의 문제 하나에도 또 여러 가지 문제를 내포하고 있음을 알게 되고, 그 외 통증들은 복합적인 것이라 힘들었을 것이다.

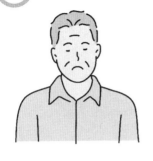

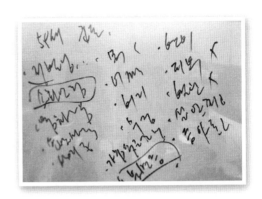

▶ 59세, 군포

저혈압, 목	소화 안 됨	어깨 변비
몸 차가움	허리, 피부 안 좋음	손발 시림
무릎 혈관	생리통 있었음	가슴 두근거림, 등 아픔
	불면증	

 저혈압이 처음으로 보이는데 저혈압 증상들은 몸의 전체적인 부분에 영향을 미치게 되고 여러 통증들 또한 복합적이라 할 수 있다.

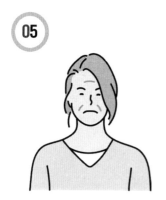

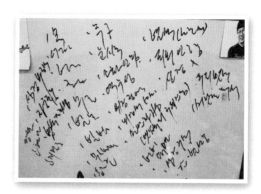

목 디스크	두통	혈색(노란색)
심장부정맥	어깨	시력
자궁근종	허리 디스크	소화 안 됨
피부 안 좋음	무릎 안 좋음	역류성
발목	위장장애	혈색 (노란색)
발바닥	뇌경색 50세 때	피부 안 좋음
무지외반	손, 발 차가움 (옛날부터 추위 잘 탐)	신장 안 좋음
승모근	변비	두피 뻣뻣(머릿결 안 좋음)
불면	심장 구멍	간, 혈관종

이미 50세에 뇌경색이 있었을 정도로 몸이 좋지 못한데 신장까지 좋지 않음으로 인해 더더욱 몸에는 해답을 찾기가 어려웠을 것이다.

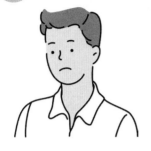

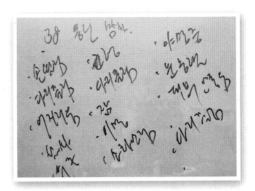

손 떨림	균형	야맹증
다리 풀림	잠	운동력
어지러움	이명	피부 안 좋음
설사	소화 안 됨	다리 끌림
	두통	

38세 젊은 분인데 이미 균형이 흔들리고, 평소에 두통으로 힘들어한다. 이미 다른 증상도 심각하지만, 두통은 삶의 질을 떨어뜨리는 요인이 된다.

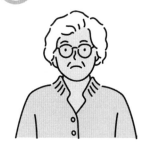

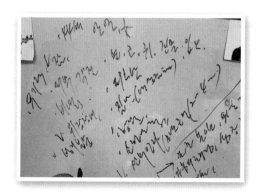

잠(불면증)	눈, 코, 귀, 진물	부인과(자궁근종2-4)
피부 각질	피곤함(무기력)	초조, 불안
비염	질염	심장 조임
위장장애	항문	생리불순
	소화 안 됨	

　앞에서 다른 분들과 마찬가지로 많은 증상이 칠판에 가득하고, 실제로는 더 많은 증상을 생각할 수 있는 부분은 이미 위장장애나 불안증을 가지고 있다는 것이다.

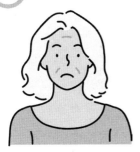

저혈압	목 통증	변비
류마티스 16년째	가슴 조이고	몸이 굳어져 있음
신장 안 좋음	손가락, 손목 통증	소화 안 됨
변비	몸 차가운	뱃살이 굳음

특별한 것은 류마티스가 눈에 띄고, 그 증상은 이미 몸에서 많은 것이 무너져 내린 것에 대한 결과물이기 때문에 더욱 힘들었을 것이다.

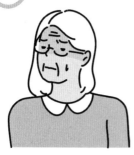

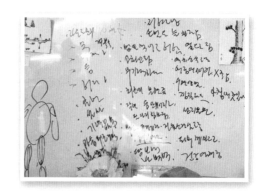

라운드숄더	저혈압	손발 늘 차가움
목 디스크, 거북목	밥을 먹어도 허함	아침에 못 일어남
어깨통증	소화 안 됨	역류성 식도염
허리 디스크	무기력하다	여름에 에어컨 싫음 죽음
골반 통증	최근에 불면증	수면양말
설사	작년 숨 안 쉬어지고	찜질방에 못 감
기력 없음	다리에 힘 빠짐	생리불순
가슴 두근거림	부신, 전정기관	피부 메마르고
불면증	땀 안 남	건강염려증
	눈 뻑뻑	

건강염려증이 하나의 증상이 될 만큼 지금의 증상들만으로도 힘든데 또 다른 증상들이 새롭게 쏟아져 나오는 형국이다.

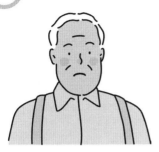

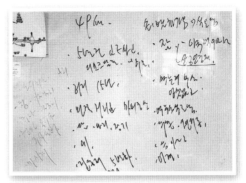

5년 전 교통사고	손발 차가움	식은땀
디스크 탈출 수술	잠	약 먹어야함(신경안정제)
허리 15년	먹는 게 부실(입맛 없고)	왼쪽 저리고 마비 증상
역류성 식도염	달, 도리, 장기	두통, 편두통
위	등 아프고	집중력 떨어진 5년 차
생활 안 됨		어깨 통증

　지금의 흐트러진 몸은 교통사고로 인해 몸이 흔들려서 온몸의 통증이 일어나고 힘든 것이라 했지만, 이미 교통사고 이전에 허리나 목은 아픈 사람이었고 사고로 인해 좀 더 심해진 몸을 발견하고 또 다른 증상들이 만들어지고 겹쳐 올라오는 중이다.

　많은 예를 들어 머리가 복잡하고 힘들었겠다는 생각으로 때론 저 칠판의 경우 중에 '나와 같은 사람이 있구나!' 생각하는 사람이 많을 것이다.
　내 몸의 세포들이 반란을 일으키고 태업을 하는 것과 같이 다른 사람의 몸 안에서 세포들이 태업하고 반란을 일으킴으로 인해 결국 사는 곳은 다르지만 나와 같은 비슷한 증상을 가지는 사람들이 나타나게 된 것이고, 아직 아프지 않은 사람들이 볼 때 이렇게 많은 증상이 한 사람 몸에서 나올 수 있다는 것에 놀랄 것이다.

세포들의 반란을 잠재워야 한다.

5. 몸의 증상이 쌓이면 고질병이 된다

앞에서 한 사람에게서 많은 몸의 아픈 증상이 나타난다는 것에 놀랐을 것이지만, 더 놀랄 일은 그 해결안을 찾기 위해 백방으로 뛰어다녔던 분들의 예를 든 것으로 돈을 써 가면서, 시간을 버려가면서 단 하나의 증상만이라도 해결을 했을까? 아니다. 해결하지 못했다는 것이 공통된 사실이고, 해결되지 못하는 문제가 고질이 되었다는 것에 더욱 놀라야 한다.

몸을 판단할 때 칠판 하나에 증상들이 20가지가 넘으면 이미 어떻게 해볼 것이 없이 머리에 지진 날 것이고, 각각의 칠판의 증상을 한꺼번에 큰 칠판에 모아놓으면 20명이면 400개의 증상이 모이게 되고 50명의 증상을 모아 적는다면 1,000가지의 증상들이 모이게 될 것이다.

하나의 증상을 없애기 위해서도 힘든데 1,000개가 넘는 그 증상을 사라지게 할 방법이 있을까?

해결하는 사람에 따라

"당신의 스트레스 때문입니다!"

"당신의 체질이 특이합니다.!"

라는 이야기는 너무 많이 들었을 것이다.

증상들이 1,000개가 넘고 10,000가지 증상이 한꺼번에 나열되더라도 몸에 대한 기본을 알아간다면 어쩌면 그렇게 어려운 문제는 아닐 수 있다. 몸에 대한 기본이 무엇인가? 이미 『골반 때문이야!』 책을 보신 분들이라면 골반 하나 가지고 여러 통증의 증상들이 복합적으로 나오는 것을 알 것이다.

골반 때문에

목 디스크,

허리 디스크,

어깨 통증

두통

위장장애

무릎 통증

등등

골반의 위치가 틀어지면 통증은 잡히지 않는 것이고, 골반 위치가 어디인지 모르면서 통증을 잡으려는 우매함에 매몰되어 있는 것이다.

통증을 만들어내는 골반의 바른 위치가 어디인지 모른다는 것은 단지 해부학적인 골반의 위치를 말하는 것이 아닌 골반의 위치에 따라 허리, 목, 어깨, 무릎 통증이 만들어지는데도 불구하고 골반의 위치는 무시하고 허리만, 목에만, 다리만 집중함으로 인해 원인을 무시하고 통증이 잡힐 수가 없는 것이다.

통증에 대한 부분은 멀리서 걷는 것으로 통증 부위를 가늠할 정도지만 눈으로 보이지 않는 잠이나 먹는 것은 삶의 질적인 부분에 직접적인 영향을 미치게 되는 것으로, 장기들의 특성과 기능성이 떨어짐으로 인해 몸이 힘들어지는 경우가 많다는 사실이다.

세포들을 생생하게 유지하고, 그 세포들의 모임인 근육과 뼈, 장기들을 정상적으로 유지하고 작동하게 하는 것이 전해질과 산소의 이동이 곧 혈액순환으로 쉽게 알고 있지만, 이미 세포들의 반란이 시작되고 스트레스를 받은 세포들이 한 세대가 넘어가기 전에는 건강함을 찾기란 힘든 것으로 노화가 나이보다 빨리 이루어지고 몸이 정상적으로 활동하기 어려워진다.

단순하게 세포의 반란을 잠재울 혈액의 흐름을 빠르게 하는 것이 어려운 이야기인가? 아니면 생각을 해보지 못했을까?

흔히 자칭 전문가들에게 여러 가지 몸의 증상들로 빼곡히 쓰여있는 칠판을 보여주면서 '몇 개를 해결할 수 있습니까?' 질문을 던지면 '20개 중 가능한 것도 있고, 몇 가지는 제 분야와 완전 달라서 힘들겠네요!'라고 답을 하는 그들에게 몸을 맡겨서는 안 된다는 것은 몸은 여러 가지 복합적인 것 같지만 결국 하나의 현상이 다른 현상을 만들고, 그 현상은 우리 몸의 세포가 운영하고 그 운영체제가 새롭게 바뀌지 못하는 한 몸은 돌아오지 못하고 몸을 이해하지 못함으로 인해 아픈 사람만 힘들게 되는 것이다.

6. 몸이 원하는 두 가지 조건을 모르면 몸은 힘들다

'칠판에 나열된 수십 가지, 수백 가지 증상들을 어떻게 없앨 것인가?' 란 생각을 해보지 못하고 단지 하나의 증상만이라도 없애기 위해 고생을 했을 것이다.

그러나 '통증이 있는 증상은 골반의 이해로 시작해 구조적인 것으로 먼저 구분'하고, '구조적인 부분들이 아닌 나머지 몸의 증상들을 구분하여 증상을 묶어야' 한다.

이미 몸의 구조적인 부분에 대해서는 『골반 때문이야!』를 통해 예방하고 해결하는 것을 서술하였고, 나머지 것들의 답은 결국 세포들이 좋아하는 환경, 즉 몸의 세포가 좋아하는 환경과 세포들이 살아가는 숙주의 역할을 이 책을 통해 알아가게 될 것이다.

골반과 몸의 열을 떼어서 생각할 수 없고, 통증으로 일어나는 부분도 몸에 열을 집어넣는 것과 몸이 열을 잃어버린 것으로 질병이 오는 결과물과 몸의 회복 조건은 곧 몸의 열이 세포에 어떻게 영향을 미칠 것인가를 생각해야 설명이 가능할 뿐인 것이다.

필자는 크게 두 가지로 조건으로 몸을 좋게 하는 것으로 구분하는데 첫 번째는 몸의 골반의 구조적인 것, 또 하나는 몸속의 열을 통해 세포들이 좋아하지 않는 환경에서 벗어나 세포들이 좋아하는 환경으로 이동하는 것으로 몸이 좋아지는 환경을 만드는 것으로 구분된다.

그리고 더 중요한 것은 구조적인 것과 열의 관계성이 합이 이루어져야 비로소 건강한 몸을 만드는 기본적인 조건을 갖추는 것이다.

둘의 관계가 구분되는 것이 아닌 하나가 되어야 하는 것으로 몸의 통증이 만들어지고 몸이 차가워서 나오는 증상들은 일반적인 몸의 구조적인 것 같지만, 몸의 열과는 떼어 생각할 수 없는 두 가지가 동시에 몸에서 작용해야 복합적인 증상들이 사라진다는 것이다.

이미 목 디스크나 허리 디스크와 같은 통증을 주제로 출간된 책들의 목차 중에서 몸을 따뜻하게 해야 한다는 내용이 없다면 디스크와 같이 통증을 해결하기 위하여 도서를 보는 이들에게 왜 도움이 되지 못했는지 알게 될 것이다.

앞에서도 이야기했듯이 '목 디스크인데 왜 골반에 대한 이해가 빠졌지?'라면 절대로 목 디스크에 대한 도움이 되지 못하고, 단지 교과서적인 근육의 이름과 신경의 이름만 알게 되고 통증이나 증상 완화에는 크게 도움이 되지 못한다는 사실이다.

필자는 『열 때문이야!』가 어쩌면 『골반 때문이야!』보다 빨리 출간되었다면 좋았겠다!'란 생각도 했지만, 지금까지 고집스럽게 상식처럼 잘못 인식된 골반의 위치를 바꾸어야 하는 것과 몸의 열을 빼놓을 수 없고, 몸의 열을 이야기하면서 또 골반을 빼놓고는 몸의 완성을 이루기가 어려웠기 때문이다.

골반과 몸속의 열이 각기 다른 주제 같지만 결국 몸에서는 동시에 이루어져야 하는 부분인 것이다.

그럼 다시 칠판을 보고 생각을 해보자.

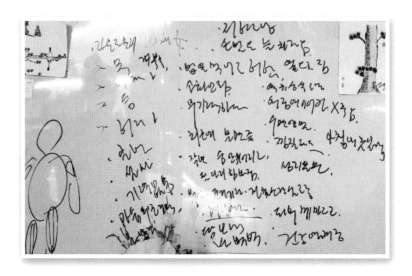

목 디스크나 허리 디스크를 몸의 구조적인 부분, 특히 골반 때문이라고 했지만, 결국 열을 집어넣어서 세포들의 반란을 잠재우는 것이 선행되면 구조적인 부분이 조금 늦더라도 몸은 통증에 도움을 받을 것이고 또한 다른 증상에 대한 부분까지도 도움을 받을 것이다.

위장장애 부분도 『골반 때문이야!』에서 몸이 폴더폰처럼 접혀있다면 절대로 먹는 것을 힘들어하고 또 먹은 음식물을 잘 소화 시키지 못하게 되는 소화에 힘든 부분을 골반을 통해 몸을 펴고 차가운 몸에 열을 집어넣어 몸을 따뜻하게 한다면 폴더폰처럼 접힌 위장일지라도 몸이 차가울 때보다 편해질 수 있는 것이다.

왜 나는 아플까요?

원인을 모르기 때문이다!

왜 증상들은 다시 나타날까요?

원인을 해결하지 못했기 때문이다!

또 아플까 봐 건강염려증이 생겼어요!

원인에 대한 대비책이 없기 때문이다!

7. 몸의 신호를 무시한다

아파서도 증상에 대한 해결이 안 되는데 아파보지 않은 사람들에겐 쉽고 간단한 이야기가 되어 '약 먹으면 되잖아!'라고 간단하고 명료한 답을 말하면서 정작 본인이 아프면 병원가는 것이 무섭고 아무런 대책을 세우지 않고 '그냥 나이 먹어서 아픈 것이야!'라며 운동하지 않고 한 주먹씩 약을 먹어서 지켜보는 가족들의 속을 태우기도 한다.

몸이 하나의 아픈 증상으로 끝나면 괜찮은데 칠판에 적는 증상들처럼 여기저기서 터져 나오는 아픔의 소리에 삶의 질이 떨어질 수밖에 없는 것이다.

"겨우 밥 먹는 것도 힘들어 보이네요?"

"어렸을 때부터 그런 것 같아요!"

80이 넘은 분께서도 이미 꼬마 때부터 소화가 안 되었다는 것, 밥 먹는 것이 힘들었다는 것은 몸의 여타의 문제로 번지고, 문제들을 키우게 된다.

아프고 나서 아픈 이유를 모른다고 하지 말고 아프기 전에 몸이 보내는 신호를 먼저 읽을 줄 알아야 한다.

여름에 에어컨이 싫다고 느끼는 것도 몸에서 보내는 신호인데 인지 못 하고 에어컨 바람만 피해 다니는 것은 마치 바다에 있는 배에 구멍이 나서 물이 들어오는데 그 들어오는 바닷물이 발에 닿을까 피해 다니기만 하고 애써 무시하는 것과 같아서 결과는 눈에 선하게 보이는 것이다.

에어컨이 싫어졌다는 것은 이미 배에 이상이 생겨 바닷물이 들어오는 것같이 찬 것이 싫어질 정도의 약한 몸이 되었다는 것으로 인식해야 한다는 것이다.

그럼 에어컨이 싫은 사람의 몸은 어떨까?

칠판에 내용들을 다시 상기해 보면

변비가 있고

잠자는 것이 힘들고

먹는 것 소화가 힘들고

몸이 차갑고

손발이 시리고

피부가 좋지 않고

잠자다가 소변으로 깨고

무기력하고 등등.

단지 에어컨을 싫어하는 것만으로 이미 질병에 노출되었을 수 있고 또 이미 변비부터 불면까지 고통을 당하는데도 단지 통증이 없다는 것으로 아픈 사람이 아니라고 과신하고 나이 먹어서 그럴 뿐이라는 생각으로 몸의 신호를 무시함으로 인해 본인의 몸을 본인이 힘들게 하는 것이다.

8. 필자도 아팠을 때 원인을 몰랐었다!

필자가 아팠을 때도 마지막 여행이라 생각하고 친구들과 제주도에 갔었는데 다음 날 아침 방바닥에서 움직이지 못하고 일어서지 못하는 필자를 보고 친구들이 말했다.

"정업아! 뭐해?"

"요즘 내 몸 상태가 이렇다! 잘 움직이다가도 어느 순간 손가락 하나 꼼짝거릴 수가 없다!"

"언제부터 그랬는데?"

"응, 조금 됐어! 친구들에게 말 안 하고 그냥 마지막 여행이겠거니 하고 따라왔는데 역시나 몸이 말을 안 듣네!"

몸을 전혀 움직이지 못하는 필자를 본 친구들은 눈이 커져 놀랐지만 아픈 사람으로서 필자는 담담했다.

"하루 이틀 아닌데 뭐! 조금 있으면 풀릴 거야!"

그렇게 친구들이 내 몸의 상태를 알게 되었고, 그런 몸 상태가 된 것은 과로와 스트레스로 전해질의 이상이 호르몬의 교란을 가져왔기 때문에 손가락조차 움직이지 못하게 할 정도가 된 것이다.

늦게까지 일하고 운동해야 한다는 생각에 시작한 배드민턴은 윗옷은 물론 반바지에서 땀이 마룻바닥에 뚝뚝 떨어질 정도로 재미가 있었고, 밤마다 지방에서 올라온 사람들을 만나고 격한 운동으로 지친 몸을 단 몇 시간의 수면으로는 풀 수 있다고 생각하고 살아왔으니 몸에 독으로 왔던 것이다. 갑자기 몸이 말을 듣지 않고 침대에서 돌아눕지 못하고 일어서지 못하는 몸이 되어 병원에 갔다.

"갑상샘 이상입니다!"

"갑상샘 때문에 이렇게 몸이 움직여지지 않을 수 있나요?"

"간혹 그렇습니다."

약 먹으면 된다는 말에 일을 줄이고 운동은 그만두었다. 그러나 전에 비하면 일을 하지 않는데도 몸은 쉽게 좋아지지 않고, 심지어 갑자기 길가에서 쓰러지기도 하고, 쓰러질 것 같아 향한 병원 응급실 문 앞에서 마네킹 고꾸라지듯 쓰러지기도 했었다.

그렇게 쓰러졌을 때 다른 사람을 면회 온 길에 응급실에서 누워있는 필자를 알아본 초등학교 친구 광진이가

"정업아! 너 왜 여기 누워있니?"

"응, 내 몸이 말을 안 들어!"

"네가 아프면 세상 안 아플 사람 없는데 너무 무리했구나! 조심 좀 하지!"

그렇게 병원 신세를 지며 약으로 몸을 만들어가는데 어느 날은 정말 몸이 말을 듣지 않았고, 이러다 정말 큰일 날 수 있다고 생각한 일이 벌어졌다.

평소 같으면 그래도 조금만 안정을 취하면 그나마 몸은 조금씩 움직여졌었는데 시간이 되어도 도저히 회복되지 못하고, 평소에는 심장만 뛰고 다른 근육은 말을 듣지 않는데 그 심장마저 멎어 버릴 것 같은 예감이 들었다.

'아! 현관 잠금 걸쇠를 안에서 걸어놨네!'

그날따라 잠금 걸쇠를 안에서 걸어놓고 침대에 눕다 보니 119가 오더라도 집에 들어올 수 없는 상황이 생각이 나서 걸쇠를 풀어 놓아야 한다는 생각에 침대에서 출입문까지는 어떻게 해서라도 가야 할 판이었다.

침대에서 불과 몇 발자국이면 될 거리를 이미 무거워지고 움직여지지 않는 몸으로는 너무나 먼 거리였고, 온몸이 땀 범벅이 되어 30분 정도의 시간이 되어 간신히 잠금장치는 풀 수 있었다.

후! 이제 119를 부르면 되는데 아뿔싸! 휴대폰이 침대! 지금 온 길을 다시 돌아가야 전화할 수 있는데 얼마나 힘들게 침대에서 멀어져 왔는데 다시 침대까지 가야 하는 거리는 너무나 먼 거리가 되어있었지만 무조건 돌아가야 하는 길이었다.

온몸이 땀으로 흥건하게 바닥을 기고 기어도 움직여지지 않았다. '모든 근육이 말을 듣지 않는데 심장도 근육이라 언제라도 멈출 수 있다.'라는 생각에 한 시간여 방바닥 사투를 벌였지만 결국 포기하고 다행히 창문이 열린 틈으로 목소리는 빠져나갈 수 있다는 생각에 "도와주세요!"를 수없이 외칠 수밖에 없었다.

얼마나 간절하고 또 간절함이 전해졌는지 지나가던 사람이 그 소리를 들었다.

"어딥니까?"

"2층입니다!"

조금 있다가 출입문으로 들어오는 소리가 들리고 대낮에 거실 바닥에 대자로 뻗어있는 필자를 향해 놀란 목소리로

"무슨 일이오?"

"제가 아파서요, 119 좀 불러주세요."

그렇게 119 구급대가 오고 필자의 축 늘어진 몸을 간신히 병원으로 옮겨주셨고, 응급실에서도 심장의 박동이 심하게 오르고 내리는 통에 의료진도 한참 동안 애를 먹고서야 한고비를 넘길 수 있었다.

전에는 시간이 흐르면 그래도 몸이 살아날 가망성이 있었는데, 이제

는 혼자 있는 것이 불안하고 눈 감으면 심장이 멎어 다시 눈을 뜨지 못할 것에 대한 공포가 밀려와 모든 것을 정리할 수밖에 없었다.

일은 이제는 하지 못한다.

몸이 살아나지 않는다.

언제 다시 쓰러질지 모른다.

언제 쓰러져 있어도 이상하지 않다.

다시 몸이 좋아진다는 생각을 할 수가 없다.

잠을 자기가 두려워지고 가위까지 눌린다.

먹는 것이 힘들다.

약만 먹고 있을 뿐 몸에 대한 해결책이 없다.

이런 생각으로 몇 개월을 지내다가 친구들이 제주 여행을 기획해서 따라가게 되었고, 아침에 친구들에게 몸 상태를 들키게 된 것이다.

"내 생에 마지막 여행인 것 같아! 그래서 친구들 얼굴도 볼 겸 겸사겸사해서!"

다행히 그렇게 얼굴을 본 친구들을 계속 볼 수 있게 된 것이 감사하고 또 가족들과 친구들 목소리 들으며 사는 것이 얼마나 즐거울까를 생각하며 집에서 쓰러지면 안 되겠다는 생각에 약에만 의존하는 것 이외의 방법을 찾기에 더욱 골몰할 수밖에 없었다.

'이대로 살아도 사람 노릇 못 하지만 그래도 한번 찾아봐야지!'

인터넷의 뒤지고 또 뒤지고, 다른 사람의 경험을 찾고 서적들을 뒤지다 보니 쉽게 보이는 것이 통증으로 오는 허리 디스크와 목 디스크의 해결안이 보이고, 그 외의 질병들이 내 손안에 들어오게 되었다.

'몸이 좋아지면 그때는 직접 손으로 사람 몸을 치료할 기회가 있겠지.'라는 생각에 더욱 깊숙이 찾다 보니 파킨슨의 고찰이 되고 위장병, 공황장애, 불면증과 같이 눈에 잡히지 않는 혈액순환 계통이 손에 잡히고 통증에 이어 질병이 보이기 시작했고, 제일 나중에 필자의 질병이 손에 잡혔다.

'호르몬 이상', 이상하게 호르몬에 대한 개념들의 자료들이 많지 않아서 다시 '전해질 이상'에 대한 것을 파다 보니 결국 세포의 움직임과 미토콘드리아까지 접근할 수 있었다.

그때 필자의 경험에서 많은 분에게 바나나에 소금을 찍어 먹으라고 하는 것이 결국 전해질 이상에 균형을 맞추어 신경이나 근육에 이상을 없애기 위함이다.

전해질을 파다 보니 결구 다시금 몸의 마비라는 것이 찾아오지 않겠다는 생각과 그동안 죽겠다는 맘으로 다녔던 문수산 일일 산행으로 다시금 사람 노릇 할 수 있는 정도의 몸으로 돌아오게 된 것이다.

필자가 아팠을 때도 이미 몸에서 보내는 신호를 읽지 못했고, 아픈 사람들이 왜 아픈지 원인조차 알지 못하고 살아가는 분들이 많다.

몸에서 보내는 신호를 읽어내자!

그 소리는 살고자 하는 소리고, 내 안의 세포들이 보내는 마지막 신호일 수도 있다.

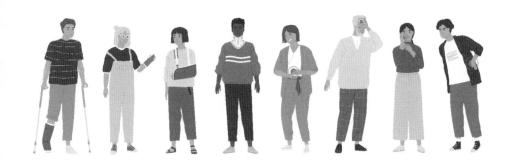

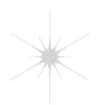

잠자는 것, 소화가 힘들고 때론 디스크나 협착증으로 그리고 알 수 없는

질병으로 오랫동안 고생했던 사람들의 공통된 특징은 '몸이 차갑다!'이다.

2장

몸이 차가운 사람들

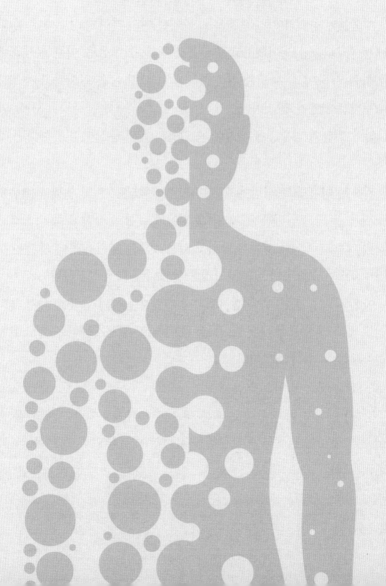

몸이 차가운 사람들

세포들의 반란은 그 세포들이 태업에 들어감으로 인해 세포의 움직임을 멈추어 몸은 정상적으로 작동하기 힘들 것이고, 그 세포들의 정상적인 작동이 안 되는 몸의 특징은 몸이 차다는 것이다.

세포들의 움직임이 없는 것으로 몸에서 여러 가지 증상의 신호를 보내는데, 그 증상을 이해하고 증상을 살피는 것이 몸을 이루는 세포를 위하는 마음이고, 세포를 위하는 마음이 모여 몸을 알아가고 세포를 위로하는 단계가 될 것이다.

앞에 칠판의 경우들을 썼지만 곧 그들의 몸의 증상이 비슷하다는 것이다.

필자는 처음 보는 사람에게 "이미 변비가 있을 것이고 어렸을 때부터 소화가 안 되고 밤에 두세 번씩 깰 것이고 두통이 심하고 목 디스크나 허리 디스크로 인해 고통을 당하고 있을 것이고 심지어 몸이 차가울 것 같네요!"라 말을 하면 어떻게 그것을 알았냐는 표정을 짓는다.

아픈 사람들 몸은 맥을 짚어보거나 이런저런 몸의 검사를 하지 않더라도 무슨 현상이 몸에서 일어나는지 아는 것은 세포들이 몸으로 표현하는 신호가 있기 때문이다.

"당신은 몸속에 얼음을 품고 사는군요!"

잠자는 것, 소화가 힘들고 때론 디스크나 협착증으로 그리고 알 수 없는 질병으로 오랫동안 고생했던 사람들의 공통된 특징은 '몸이 차갑다!'이다.

몸이 차가울 때 나타나는 증상들이야 대수롭지 않고 가볍게 넘기는 싱거운 이야기일 수 있지만, 아픈 사람들에게는 추위가 살을 파는 고통이 되는 것이고 삶의 질을 떨어뜨리는 결정적인 한 방이 되는 원인이다.

세포들의 차가운 기운이 아픈 사람에게 어떻게 표현되고, 인지하지 못했던 몸의 차가움이 세포들은 어떻게 몸으로 신호를 보내는지 지금부터 풀어보고자 한다.

많은 세포가 증상을 통해 신호를 보냄으로 인해 몸은 힘들겠지만, 그 신호는 아직 당신에게 기회가 있고 그 신호를 어떻게 받고 대처하는지에 따라 달라질 수 있다. 신호를 몸으로 보낸 세포들은 숙주인 당신이자 세포를 통해 더 행복해지기를 바라면서 신호를 보내고 있다는 것이다.

1. 혈액순환이 안 되는 것 같아요!

영하로 떨어지는 날이 많아지면 "수도관이 얼지 않도록 수돗물을 조금씩 틀어놓으세요!"란 말에 수도꼭지를 튼다. 이처럼 추운 날 물의 흐름이 멈춤으로 인해 물이 얼어 관이 파열되듯 우리 몸은 추위에 노출되면 세포들의 움직임이 없어지고 세포들의 태업으로 인해 장기들의 움직임이 없어져 결국 생명의 끝자락인 혈액의 흐름까지 멈추게 된다.

쫄쫄쫄 조금씩이라도 흘러야 얼지 않는 수도관은 영하의 온도에서 벌어지는 일이지만 따뜻한 상온에서도 혈액의 흐름이 막히면 사람은 쓰러지거나 뇌사에 이르기도 하고 때론 손과 발을 잘라내기도 한다.

'혈액순환이 안 되는 것 같아요!'라는 세포가 외치는 소리가 들리는 듯한 몸은 얼기 직전의 수도관과 같이 차다고 할 수 있다. 혈액순환이 안 된다는 말은 세포들이 얼어 죽을 것 같고 추워서 움직일 힘이 없다는 것의 표시로, 몸이 차다와 혈액순환이 안 된다는 말은 같을 것이다.

혈액순환이 안 된다 하더라도 몸의 통증으로 나타나지 않다 보니 평소 혈액순환에 대해 크게 신경 쓰지 않고, 단지 '아, 혈액순환이 안 되는 것 같아서 나중에 혈액 순환제를 먹어야지!'라고 넘어가곤 한다.

그렇지만 혈액순환이 안 되는 것, 즉 몸이 차가운 것은 앞으로 이 책에서 다루어질 수많은 몸의 현상과 증상들을 보면 결국 쉽게 넘어갈 부분이 아니란 것을 알게 될 것이다.

몸이 차갑다는 것은 모든 질병이 시작이라 할 만큼 우리 몸은 차가워지면서 늙게 되고, 나이가 어리더라도 몸이 차면 나이 든 사람들에게만 나오는 증상이 나타나게 되는 것이다.

혈액으로 우리 세포는 살아가고, 그 세포는 생각까지 만들어 가는데 몸이 차가는 것은 그 혈액의 흐름이 나빠졌다는 것이고, 세포들이 정상적인 활동을 하지 못함으로 인해 장기들의 움직임이 적어지고 근육의 소모량이 커지는 것이다.

혈액순환이 안 되는 것을 몸으로 알아가기는 어렵지만, 몸이 차갑다는 것은 여러 가지 증상 중 감기에 잘 걸린다거나 손발이 차갑다거나 잘 체한다거나 변비에 걸리는 등은 우리 몸으로 직접 느끼고 피부를 봐서 알아가기 쉽기에 혈액순환이 안 된다는 말보다는 본인의 몸에서 나오는 차갑다는 세포들의 신호를 알아야 한다.

"나 발 세포인데! 너무 추워서 죽을 것 같아! 그리고 잠이 쏟아져서 잠 자야 해"

혈액이 5분 정도 흐르지 않으면 발은 괴사합니다.

2. 손발이 늘 차가워요!

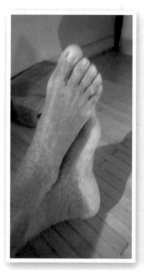 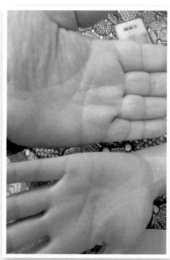

　질병에 쉽게 노출되는 사람의 대표적인 특징이 손발이 차갑다는 것이다. 손발이 차서 다른 사람과 악수를 할 때도 내민 손이 너무 차가워서 민망할 때가 있을 정도다. 이미 손발이 차다는 것은 몸이 차가워진 상태를 손발의 색깔로 또 차가움으로 표시하는 것이다.

　손발이 차갑다는 것은, 체온이 현저히 떨어졌다는 것을 의미하고, 손과 발까지 혈액의 전달이 원활하게 전달되지 못하기에 여름에도 수면양말을 신고서야 겨우 잠을 청하는 일들이 발생하게 된다.

　열화상 카메라로 온도를 확인하면 발등보다 발끝 온도가 현저히 떨어져 발톱이 있는 발가락은 파랗게 표시되는 확인할 수 있다.

또 그림처럼 필자의 손과 몸이 찬 분의 발의 색깔을 보면 필자의 손보다 노랗다. 손발이 찬 사람은 혈액의 흐름이 느껴지지 않을 정도로 발의 색깔이 노란 것을 볼 수 있다.

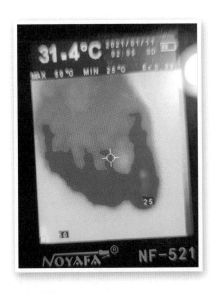

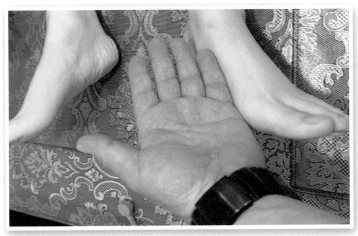

3. 변비가 심해요

변비가 심한 분들은 일반적으로 나이 먹은 분들 그리고 오랫동안 아팠던 분들일 것이다.

칠판을 주의 깊게 보았다면 허리 디스크가 있는 분도 변비가 있고, 위장장애가 있는 분도, 잠을 못 자는 분도, 필자가 보았던 파킨슨병이 있는 분들이라면 거의 모든 사람에게 변비가 나타난다는 것이다.

특히 파킨슨병의 특징적인 증상인 연하증부터 발이 느려지고 동작이 느려지는 것, 첫발이 떼어지지 않는 것 등 여러 가지 증상이 나오지만, 변비가 파킨슨씨병을 앓고 있는 몸을 공통적으로 힘들게 하는 것이다. 전에 모 대학병원에서 파킨슨병이 있는 분들만 모여 행사를 치르고 회원들의 대화를 듣게 되었는데, 그분들의 주된 질문이 변비와 관련된 것이었다.

"변비가 심해졌는데 약을 바꿨는데도 안 들어요! 선배님은 변비를 어떻게 관리하세요?"

변비에 대한 질문을 옆에 선배 파킨슨 환자에게 물어볼 정도였다.

물론 변비가 심하게 되면 파킨슨병이 오는 것은 절대 아니다. 다만, 오랫동안 아픈 분들에게 있어서 질병이 오기 전에 이미 변비가 일반화되었고, 장의 세포들과 미생물조차 변비의 심각성을 경고했을 것인데 아무런 대책을 세우지 못함으로 인해 변비는 물론 기타 질병에 쉽게 노출되는 것이다.

나이를 먹어서 운동력이 떨어졌거나 아픈 것으로 인해 몸이 차가워짐은 변비의 첫 번째 원인이 되고 또한 변비로 인해 다시금 몸이 차가워지는 악순환의 연결고리가 되는 것이다.

변비가 꼭 나이가 많은 분에게 찾아오는 것이 아니다. 어린아이들에게도 오는데, 특히 아이들의 몸도 차가워지면 변비가 심해지고, 10세의 아이들에게 변비는 일상화되어 3일에 한 번씩 고생한다.

어린 시절 동네에서 꼬마가 엉엉 울어대니까 할머니께서 똥꼬에 머리에 꽂았던 비녀를 활용해 그 녀석 막혔던 똥꼬를 뚫는 것을 보았다. 요즘 TV에서도 연예인이 자기 아이들 똥꼬를 파는 장면이 목격되는 것으로 봐 아이들에게는 직접 뚫어주는 것이 최고 기술인 것 같고, 그때는 막연히 막힐 정도로 밥을 많이 먹으면 막히나 생각했었다.

어린 시선으로 봤을 때 많이 먹으면 변비가 오는 것으로 생각했었지만, 변비는 많이 먹어서가 아닌 단지 몸이 차가워짐으로 오는 것이다.

4. 여름에는 에어컨이 무서워요

여름날 에어컨 선풍기 바람 앞에 자연히 마주하게 되지만 몸이 차가운 분들은 잠을 잘 때도 수면 양말을 신어야 발이 따뜻해져 잠을 잘 수 있을 정도로 몸이 추워서 무더운 여름날에도 선풍기 바람조차도 싫어서 도망가기 바쁘고 심지어 지하철의 에어컨 냉방이 몸속에 스며들어 한 정거장 가서 내렸다가 다시 다음 지하철을 탈 정도로 에어컨과 선풍기 바람을 무서워한다.

몸이 차가워서 여름에 선풍기 바람 정도가 싫을 정도면 추운 겨울은 추위와 싸워야 하는 고통스러운 날의 연속이다. 핫팩을 가방에 그리고 집에서도 어그부츠와 같은 신발을 신고 수면 양말로 발을 감싸고 지내야 한다. 숨쉬기 힘들 만큼 보일러 열기로 가득한 집 안에 가족들은 답답해하지만, 그래도 몸이 시리고 추위를 막기 위해 가족들과 보일러 온도로 티격태격 싸우는 일이 빈번해진다.

에어컨 바람이 싫어진다는 것은 단지 그 에어컨이 싫은 것이 아니라 몸속의 세포가 느끼는 찬바람으로, 에어컨 냉기에 사람이 죽고 세포가 죽을까 하지만 우리가 해외토픽에서 따뜻한 나라에 갑자기 온도가 떨어져 사망하는 사람들이 속출한다는 뉴스를 접하곤 한다. 북극의 어느 나라가 아닌 동남아시아 따뜻한 나라에서 영상 8도 정도에 저체온증으로 인한 사망자의 소식을 듣는 것이다.

서울에 사는 이 모 씨는 "지하철에서 추워 죽을 것 같았어요."라고 한다. 겨울이 아닌 여름의 지하철 에어컨이 차가워서 중간에 두 번을 내렸다가 다시 타고 또 몸을 데우고 다시 지하철을 타고 왔을 정도로 몸이 차가운 분에게는 에어컨의 찬바람은 마치 냉장고 안에 들어가 있는 느낌이 드는 것이다.

5. 보일러를 켜도 몸이 추워요

몸이 차가운 사람의 집의 보일러는 무더운 한여름 며칠만 돌아가지 않고 가을부터 봄까지 늘 높은 온도로 보일러를 켜서 집 안이 따뜻해 야만 그나마 생활할 수 있고 얼어 죽지 않고 살 수 있다고 한다.

"몸이 차갑다 못해 뼛속까지 시려서 조금이라도 방바닥이 차가우면 머리까지 어지러움을 느낀다니까요!"

"너무 추우니까 겨울에도 28도로 맞춰놓고 살다 보니 나는 좋은데 남편과 애들은 더워서 싫다고 하고 맨날 싸워요!"

이처럼 더워하는 가족들에 비하여 현저히 자신의 몸이 춥다고 생각 한다면 몸이 약해졌고 다른 질병이 오고 있음을 알아야 한다.

서천에서 L 씨는 몇 년째 몸이 힘들어 필자에게 올 때도 자동차 에어 컨 찬바람이 싫다는 이유로 더운 날 운전하는 남편은 에어컨도 켜지 못 한 채 옷이 흠뻑 젖어 필자에게 올 정도였다.

몸을 따뜻하게 하려고 집 안 온도를 항상 28도를 설정하다 보니 가 족들은 갑갑하고 너무 더운 것 아니냐고 볼멘소리에도 "내가 추운데 어 떡해!" 한다. 이처럼 가족들은 보일러의 높은 온도에 가슴이 답답하고 더워했지만, L 씨의 몸은 따뜻하지 않고 춥기만 했었다.

6. 집이 추워요

모임에서 K 씨는 "엄마가 무릎이 좋지 않고 자꾸 집이 춥다고 하시네!" 그러면서 "아들아, 너는 돈이 많이 없나 보다! 그러니 이렇게 추운 집에서 나를 살게 하지!" 이 말을 듣고서 충격을 받았다고. 이 말만 들으면 정말 추운 집에서 어머니를 모시고 있는 아들일 것이라 생각하지만, 한여름에도 춥게만 느껴지는 아파트에 하시는 소리다.

"집이 차가운 몸이 아니라 몸이 차가워서 그래요! 몸을 따뜻하게 하면 집도 따뜻하게 느껴질 수 있어요!"

다음에 K 씨를 만나니 "춥다고 하는 어머니 때문에 아파트를 고쳤어! 너무 추워하니까 집에 창을 하나 더 만들어 드렸어!"라고 한다.

자꾸 춥다고 하시니까 집을 손을 본 것인데 그럼 새로 고쳐진 집이 따뜻해졌을까? 그리고 어머니는 집이 따뜻하다고 좋아하실까?

"집을 고치니까 따뜻하다고 엄청 좋아하셨지! 그런데 다음날부터 똑같이 집이 춥다고 하시네!"

효심이 지극해 다른 소리는 들어오지 않고 오로지 어머니 생각으로 중간에 병원에 들르고 퇴근하면 집에 열중했었다.

어머니께서 무릎만 아프시다가 치매까지 와서 직장 갔다가 집에 와서 어머니 돌봐드리고 어머니 주무신 다음에 잠을 자야 하니 어머니 때문에 피곤하기도 하고, 본인의 당뇨 때문에 피곤이 쌓여가는 것이 눈에 보였다.

차가워진 몸은 아파트 보일러만 가지고서 몸을 따뜻하게 할 수 없는 것이다. 그 좋은 아파트에 살아도 여름에 수면 양말을 신어야 발이 덜 시리고, 수면제를 2알씩 드셨던 분의 이야기도 있으니 말이다.

7. 불면증으로 수면제 2알씩 먹어야 잠을 잔다

서울에 사는 k 모 씨는 필자와 체육관에서 봤었고, 필자에게는 올 때는 본인의 문제보다는 아내의 목 디스크로 인한 문제로 왔었다.

언젠가 사무실에서 k 씨의 귀를 보게 되었는데 귀가 마치 플라스틱처럼 딱딱하게 느껴져서 물었다.

"몸이 차가워서 귀까지 이렇게 딱딱하게 되고, 발가락은 그냥 폼으로 달고 다니네요!"

"이발소에서 내 귀를 만져보면서 깜짝 놀라!"

보기만 할 때는 몰랐는데 직접 만져보니 딱딱하고 플라스틱으로 만든 귀처럼 느껴지니 만지면서 놀랐을 것이다.

여름에도 발이 얼마나 차갑고 시린지 수면 양말을 신고 잠을 청해도 잠이 오지 않아 수면제를 먹기 시작했고, 한 알로 시작된 수면제 양은 두 알로 늘어갔음에도 맛있는 잠을 잘 수 없었노라고 본인의 이야기를 들려줬었다.

좋은 아파트인데도 여름에도 춥고 발이 시린 것은 아파트의 시설이 낙후되어 찬바람이 들어오는 것이 아니라 이미 몸 안에 얼음을 품은 듯이 몸속이 차다는 것을 의미하는 것이다.

몸이 찬 것을 없애는 것은 눈에 보이지 않는 것으로 본인의 느낌이라 할 수 있지만, 단지 느낌만으로 찬 것이 아닌 것은 귀가 얼음처럼 딱딱하게 굳어져 있고 발가락 또한 따뜻한 기운은 전혀 없이 차디차게 만져진다. 이것은 만지는 사람의 느낌의 차이가 아닌 실제로 몸이 찬 것으로, 혈액순환이 되지 못함을 몸으로 표현되는 것임을 발과 귀를 통해 알 수 있는 것이다. 또한, 몸이 차면 잠을 제대로 잘 수 없다.

필자의 경우 영하의 겨울 날씨에도 보일러는 켜지 않고 생활한다. 필자의 몸이 따뜻하다고 할지 모르지만, 여름에도 역시나 에어컨은 거의 켜는 일은 거의 없다.

몸이 차가운 사람들이 경우는 어떤가? 여름에는 더워서 힘들고 그렇다고 에어컨은 죽을 듯이 싫고, 에어컨이 싫으면 겨울은 좋은가? 여름보다 더 싫은 게 겨울의 찬바람이고 더운 날도, 차가운 날도 몸이 받아주지 못하는 것이다.

아픈 사람들은 이미 날씨에 예민할 수밖에 없다.

8. 10월부터 5월까지 내복을 입어야 해요

"10월부터 5월까지 내복을 입어야 해요!"

내복은, 젊은 세대에는 멋 때문이라도 일부러도 입지 않지만, 겨울에 입다가 봄이 오면 장롱으로 들어가야 하는 옷인데 따뜻한 봄날에도 내복을 입는 사람이 있다.

다른 사람은 가벼운 반소매 입고 다닐 5월에도 내복을 입고, 가을이 한창인 10월에 이미 내의를 입고 사는 특별한 사람들이 있다.

몸이 추워서 내의를 입고 살 만큼 추위를 더 많이 타는 것이고, 추운 날씨가 살을 에는 공포로 다가오고 몸이 오므라들 정도로 추위에 약해진 몸으로 얼어 죽는 것보다 가을이 오면 내의를 꺼내서 입는 것이다.

필자가 봤었던 몸 차가운 분들 그리고 파킨슨병 환우들의 경우 5월인데도 내의를 입고 있었고, 또한 양말을 2켤레씩 신고 있는 것을 보았을 때 그분들조차 왜 몸이 차가워지고 추운지에 대한 해결안은 모르고 있었다.

단지 파킨슨병이나 기타 질병으로 인해 몸이 춥다고 생각하고 두껍게 옷을 입고 춥지 않게 동여매고 다닐 뿐 '질병이 나으면 몸도 따뜻하게 될 것이다!'라는 생각은 그들만의 생각뿐이고, 이미 질병이 오기 전에 몸에서는 춥다는 신호를 세포들이 몇 년 전부터 보내고 있었다는 사실을 모를 것이다.

파킨슨병이 생김으로 인해 근력이 떨어짐이 심화되고 심지어 머리가 땅에 닿을 정도로 몸이 굽어 허리 디스크와 목 디스크의 통증을 호소하게 된다.

잠을 자더라도 몇 시간 만에 금방 깨어 깊은 잠에 대한 고민이 커지고 특히 변비에 대한 고민, 소화가 안 되는 것에 대한 고민과 약 기운이 떨어지면 몸이 굳어지는 것에 대한 두려움에 파킨슨병에 갇히게 되는 것이다.

파킨슨병에 대한 특징적인 것을 나열했지만, 분명한 것은 위의 특징들이 결코 파킨슨병에 대한 특징으로 규정되지 않고 여타 다른 질병으로 고생하는 분들에게도 거의 유사하게 나타난다는 것이다. 변비, 잠자는 것, 먹는 것에 대한 고민은 그들의 몸에 이미 질병이 오기 전부터 그런 증상들이 있었고, 세포들을 통해 몸이 차갑다는 신호를 보냈는데 무시했다는 것이다.

필자는 잠을 잘 자고 잘 먹고 그리고 잘 싸는 데 집중하는 것이 우선이라고 하지만 대부분 환우들은 자신의 병의 완쾌가 먼저라고 생각하고 거기에 집중한다. 물론 이것도 중요하지만, 질병이 있기 전 몸의 신호를 읽어 내려가야 하는 것이 가장 중요하다.

9. 너무 추워서 겹겹이 옷을 입어요

추운 몸으로 혹여나 감기 걸릴까 봐 옷을 두껍게 입고, 심지어 바지를 7개씩 입고 다녔던 아산에서 오셨던 스님은 옷을 어떻게 입었을까 싶을 정도로 보일러 온도를 높게 올리고 웃풍이 심해 방 안에 텐트를 치고 누워야 간신이 눈을 붙일 수 있었다고 했었다.

"누구나 겨울에는 저만큼 춥지 않나요?"

"겨울은 춥지만, 스님처럼 옷을 7벌씩 겹겹이 입고 다니지는 않지요!"

겨울에 추운 날씨에 몸이 추워 고생하고 감기를 걱정하는 것은 당연하지만, 추위에 민감한 분들은 열을 저장하는 혈액의 양이 부족함일 수 있고, 근육의 양이 적어 열을 내지 못할 수도 있고, 몸의 보일러라 할 수 있는 장의 움직임이 약해서일 수 있고, 타고난 체질이 아니라 찬 기운을 막아낼 체력이 부족함 때문이다.

10. 불면증이 심해요

불면증은 현대인의 병이라 할 만큼 밤에 잠을 못 이루는 사람들이 많고, 그로 인해 수면제를 찾는 이들이 많아졌다. 심한 스트레스나 강한 육체적 노동을 했을 때 일시적으로 올 수 있지만, "10일 이상 한숨도 못 잤어요!"라고 말하는 분들은 이미 몸이 정상적 인 잠을 잘 수 있는 몸의 기본적인 시스템이 깨진 상태로, 불면증을 수면제로 쉽게 접근하다 보면 점차 수면제의 양만 늘어날 뿐 개선되지 못한다. "그래도 힘들 때 한 번씩은 쉽게 수면제로 넘어가세요!"라는 말에 수면제를 드셨다는 분이 많은데, 결국 수면제를 몇 년씩 먹는 결과를 초래할 뿐이다.

잠은 세포가 원하는 시간에 아무 때나 자야 하고 자고 일어나더라도 피곤하지 않아야 하는데, 잠자는 것도 힘들고 자더라도 금방 깨버리고 다시 잠자는 것이 힘들어 결국 수면제를 의지하여 잠을 청하지만 다음 날 피곤하게 되고 집중력이 떨어지고 불안증이 늘고 변비까지 찾아오게 되고 변비는 다시금 먹는 것에 영향을 주어 못 먹고 못 자고 못 싸는 일이 반복되는 것이다.

11. 밤에 소변 때문에 잠을 깨요

밤에 화장실을 몇 번이나 갈까?

건강한 사람들은 잠이 들면 아침에 화장실을 가지만, 밤새 3번, 4번, 6번까지도 화장실을 가느라 잠을 설치는 경우도 있다.

"나이 먹어서 화장실 가는 것은 당연한 거지!"

"자다가 화장실 가는 것이 정말 죽기보다 싫어요!"

"겨우 잠이 들었는데 소변 때문에 잠을 깨 화장실을 간들 소변이 많이 나오는 것도 아니고 겨우 몇 방울 나오면서 왜 그렇게 소변이 마려운지!"

자다가 소변 보러 다니는 것이 물을 먹고 나이 먹어서 소변이 자주 마려운 것이라 생각한다.

"자다가 소변 볼 생각에 해 떨어지면 물을 마시지 않아요!"

"40 넘어서 자다가 한 번 정도 소변을 보게 되어 나이 먹었나 해요!"

"지금도 이렇게 소변을 보는데 엄마처럼 나도 몇 번씩 간다는 생각에 끔찍해요!"

나이를 먹으면 밤에 소변을 자주 보고 자주 마려운 것일까? 젊어서는 괜찮았는데 나이를 먹다 보니 밤에 소변으로 잠을 깨고 나이 드신 엄마처럼 몇 번이고 화장실을 간다 생각하지만, 나이가 어린 20대, 30대도 어느 순간 밤에 화장실을 가는 것이 일상이 되는 것은 결코 나이랑 상관없이 밤에 소변을 볼 수밖에 없는 약한 몸이 되었음을 인지하지 못했음이다.

소변을 자주 본다는 것은 우리가 생활 속에서도 쉽게 이해할 수 있는 부분은 날씨와 연관성이 있고, 몸의 체온과도 상관이 있고, 여름보다는 겨울에 차가운 날씨에 소변줄이 짧아졌음을 알 것이다.

그리고 무슨 면접을 보거나 시험을 보기 전에 화장실을 먼저 들렀다 가는 것도 일반적인 현상으로 긴장감으로 인해 혈관이 좁혀지고 근육은 단축되어 화장실을 가게 되는 것이다.

추우면 자연스럽게 몸을 웅그리듯이 웅크린 몸만큼 방광이 영향을 받게 되는 것은 마치 풍선에 물을 넣고 바람을 불어 넣으면 물의 양이 바람의 양만큼 적어 보일 수 있지만, 풍선의 바람이 빠지면 풍선이 오므라들면서 풍선 밖으로 물이 넘쳐 흐르는 것을 볼 수 있다.

이렇듯 밤에 화장실을 자주 가게 되는 방광의 원리도 방광 속의 소변의 양은 조금이지만 몸이 차가워지는 것으로 방광이 오므라들기 때문이다. 소변이 방광에 가득 차서 금방이라도 소변을 바지에 지릴 것 같아 잠에서 깨어 소변을 보게 되고, 급한 것만큼 소변의 양이 많을 것이란 생각하지만 소변량은 생각보다 적다. 이렇게 소변으로 잠에서 깨는 것은, 몸이 차가워졌다는 것을 의미하고 그만큼 생각보다 내 몸은 나이를 먹었다는 것이다.

12. 아랫배가 차가워요

아랫배가 차가운 분은 배가 차가운지 따뜻한지 모르고 살았다고 한다.

"본인의 몸이 차가운 것을 어떻게 모를 수 있지?"

차가운 손으로 차가운 몸을 만지면 차갑게 느끼지 못한다. 몸이 차가운 것을 모르고 단지 생리통이 좀 더 심했었고 소화가 안 되고 늘 체기를 느끼고 살게 된다. 손발은 물론 특히 자궁까지 차가워짐으로 인해 자궁내막이라든지 자궁근종 때문에 부인과를 자주 가게 되는 요인도 몸이 차가움으로 오는 세포들의 반란이라 할 수 있다.

아랫배는 변비, 생리통, 설사, 복통의 연결선이 되는 것이고, 특히 다음 장에 서술할 원인 모를 두통과도 연관성이 깊게 된다.

13. 두통이 심해요

몸 차가운 것과 두통이 무슨 상관있을까? 그리고 앞장에서 이야기한 아랫배 차가운 것과 두통이 직접적인 연관성을 따질 수 있을까?

필자도 『골반 때문이야』에서 두통의 원인 중 하나는 골반 위치 때문에 두통이 야기된다고 서술한 바 있다.

원인 모를 두통이 몸의 여타 관계성보다는 머릿속에 문제가 있어서 두통이 오는 것이라고 집중하고 검사하고 해결되지 못함에 실망하는 사람들은 아랫배 차가운 것과 관계성을 되짚어 봐야 한다.

생리통 심한 사람은 두통과 변비를 달고 살고, 두통은 몸의 온도 특히 아랫배의 차가움이 두통을 유발한다.

14. 밥 먹다가도 화장실을 가요

용산의 S 씨 가족은 가족력인 것처럼 밥 먹다가도 화장실을 가야 할 정도로 장이 예민해져 있다. 장이 예민하다는 것은, 그만큼 몸이 차가운 것으로, 아버지도 화장실에 가기 급하고, 작은동생도 외식하기라도 하면 또 화장실, 큰동생은 결혼 전 여자친구가 남자 화장실 앞에서 기다리는 민감한 장을 가지고 있어서 집안 내력이라고 했다.

장이 예민하다는 것은 우리 몸에 면역의 약화부터 화장실을 가는 것까지 주차하기 전에 화장실을 찾아야 하는 일상생활에서 불편함을 미치게 된다.

화장실에 자주 가는 것은 일상생활에 조금 불편할 뿐 크게 문제는 아니지만, 식사 중에 또 출근길에 화장실이 급해 주차장 주차를 하기도 힘든 장이라면 이미 크게 문제가 되는 것이다.

먹다가도 화장실에 가는 것은 장이 민감해져 있는 것으로 당하는 사람만이 고통을 알 것이다.

단지 장이 민감해져서 화장실 가는 것으로 포기하게 되고, 몇 년이 아닌 가족 내력이 된 것조차 해결안을 찾지 못하여 아버지, 아이들에게 증상이 오더라도 해결안을 제시하지 못해 장이 민감한 것을 물려주어 식사 중 한 명이 안 보이면 다른 집은 음식이 너무 맛있다는 결과물인데, 이 집은 화장실로 직행하는 것이다.

아빠의 세포들이 몸이 차갑다는 소리를 아빠지 듣지 못함으로 아이들의 세포가 바둥바둥 대는지 모르기에 가족의 몸이 차갑고, 특히 배꼽 아래쪽이 차가운 것에 벗어날 수 없는 것이다.

15. 장이 좋지 않아서 설사해요

장이 좋지 않아 늘 설사를 한다는 것은 장에 어떤 변화가 있는 것보다 먼저 몸이 차가운 것부터 생각해야 한다.

장이 좋지 못한 것을 알아갈 때는 이미 변비와 설사로 오랫동안 고생한 후에 비로소 '장이 좋지 않다!' 결론을 얻었을 것이다.

장이 좋아지기 위하여 갖가지 방법을 써보는데 해결점이 나오지 못하는 사람은 오로지 변에만 집중하므로 결국 장이 좋아지는 것에 대한 근본적인 해결안은 접근하지 못하게 된다.

장이 좋지 않아서 이것저것 먹어보면서 "요즘 프로바이오틱을 먹고 있는데 먹을 때는 변이 잘 나오고, 안 먹으면 변이 나오지 않네!"라고 한다.

이처럼 많은 사람이 변의 상태에 따라 장의 건강상태를 단정하며 착각 속에 빠짐으로 인해 장이 좋아질 수 있는 길이 막히게 된다.

3장에서 장의 움직임에 대해 좀 더 깊은 이야기들이 나열되겠지만 흔히들 "변이 잘 나오기 때문에 장이 좋아졌다!"라며 변 하나만 가지고 장을 이야기하면 더 많은 장의 역할에 설명할 여지를 막아버리는 것으로 건강할 기회를 본인들이 단절시키는 결과를 낳게 되는 것을 모르기 때문이다.

앞에 칠판들의 증상 중 빠지지 않는 것이 변비인데 설사도 변비, 즉 장이 좋지 못함으로 오는 분들인데 절대로 그분들에게 먹었던 유산균, 프로바이오틱을 먹지 말라고 하고 '변비로 힘들었을 텐데 왜 먹지 말라고 하지?' 하고 생각해 봐야 한다.

장에서 변을 보고 설사가 멎고 하는 부분은 장이 담당하는 일 중에 하나의 일이다. 변비나 설사조차도 장이 좋지 못함을 알리는 세포들의 신호이고, 그 신호를 바로 읽어 변비의 원인이 되는 부분을 세포들은 해결해 달라고 하는 것이다.

수도꼭지에서 흙탕물이 나온다고 해서 수도꼭지만 새것으로 바꿔서는 문제가 해결이 안 되듯 수도꼭지에 왜 흙탕물이 나오는 원인을 파악하는 것이 우선일 것이다.

배가 아프고 매일 일어나는 설사는 본인들도 만성이 되어 불편할 일이 벌어지는 것이라 여기고 응급실까지 가지는 않지만, 근본적인 원인을 찾지 못했고 몸이 태어날 때부터 그랬다는 핑계를 찾게 된다.

몸이 차가워진 몸은 세포들의 움직임에 영향을 주고 장의 움직임을 담당하는 세포들의 움직임과 수분을 흡수하고 영양소를 흡수하는 세포들이 태업하지 않고 눌리지 않아야 하는데 화장실을 전전하며 살아가는 것은 이미 그 장의 세포들에 문제가 발생했다 할 것이다.

또 장이 차가워짐은 장의 환경을 더욱 나빠지게 하여 유익균보다는 유해균의 온실이 되고, 유해균은 다시 장의 생태를 망가뜨리는 요인이 되고 가득 찬 유해균은 결국 장을 침범하여 장 누수의 원인이 되는 것이다.

16. 늘 피곤해요

가족이 몸살감기라도 걸리면 '그동안 무리했구나! 이참에 좀 쉬어!'라고 위로를 건네는 것처럼 피곤은 사람이기에 피곤이 오고 피곤이 사라져야 사람의 역할을 할 수 있다.

앞장에서 핸드폰을 비유했지만 많은 데이터를 처리하다 보면 화면이 멈추고 모든 것이 멈출 때 전원 버튼을 눌러 다시 시작하는 것과 같이 몸이 피곤하다는 것은 몸의 한계치에 도달한 것으로 세포는 숙주의 눈밑에 다크서클을 만들고 눈동자가 빨갛게 보임으로 몸에 신호를 준다.

"제발 이젠 좀 쉬자!"

"8시간 잤잖아!"

"8시간 동안 우리를 덜덜 떨게 해놓고서 무슨 재웠다고 해!"

몸은 피곤해 곯아떨어졌지만 세포들은 편히 쉬지 못했다고 아우성을 치지만 사람은 그것을 인지하지 못하고 잤으니까 피곤이 풀릴 것이라 단정하고 만다.

세포들이 좋아하는 것을 해주었는가?

못 해주었기 때문에 다크써클이 보이고, 항상 눈이 피곤해 보임으로 인해 보는 사람도 피곤해 보인다고 하는 것이다.

"잠을 푹 못 자는 것 같아서 운동이라도 해서 몸을 더 피곤하게 해 보려고요!"

애써 운동하는 사람도 있지만, 늘 집에만 있어도 피곤하고 자고 일어나도 눈 밑이 시커멓게 내려앉아 피곤함이 떨어질 날이 없는 경우가 많다.

부천의 P 씨는 잠을 많이 자도 다음 날 여지없이 피곤하고, 겨우 사무실에서 직원들이 가져다준 서류에 도장 찍는 것이 힘들고 지쳐서 단지 몸이 피곤하다는 이유로 남들이 부러워하는 좋은 직장을 내려놓게 된 것이었다.

남들보다 어렵지 않은 일을 하고 더 많이 자려고 노력하는데 왜 피곤함이 풀리지 않을까?

남들보다 쉬운 일 하고 아이도 알아서 잘 크는데 왜 피곤함에 그 좋은 직장을 그만두었을까?

그래서 예전에 한참 유행했던 광고 중 하나가 "간 때문이야!"로 육체 피로에 간의 중요성을 강조하면서 약을 팔았다. 간이 중요해서 그렇게 전 국민이 입으로 "간 때문이야!"를 외치고 약을 먹었으면 지금은 당연히 피곤함을 모르는 시대를 살아야 하지만 여전히 피곤함과 싸우는 이들이 많다.

약으로 간을 보호해 줄 수 없는 것을 알게 되었거나 근본적인 해결책이 아님을 알기까지는 그렇게 긴 시간이 필요치 않다는 것이다.

피곤하다는 것은 몸의 회복이 더딘 것을 의미하는데, 피곤하다고 하면 '피곤하면 사우나 좀 갔다가 와!'라고 한다. 사우나나 찜질방에 가면 피곤이 풀린다는 것을 너무나 잘 안다는 것이다. 약보다도 더 빠르게 몸에서 반응이 나오는 것, 즉 몸이 따뜻해지면 피곤함이 풀린다는 것을 구들장을 사용해 봤던 민족으로서 너무나 잘 아는 생활상식인 것이다.

몸이 차갑다는 것은 혈액의 흐름이 나빠짐으로 인해 간을 포함한 여러 장기도 기능이 떨어짐과 동시에 활력이 떨어지는 것이다.

그럼 부천의 P 씨는 어떻게 살고 있었을까?

"얼마나 집이 추운지 집안에서도 어그부츠를 신고 살았어요!"

정말 좋은 아파트에 살면서 발이 시려 부츠를 신고 다녔다는 말은 그만큼 몸이 추웠다는 것이고, 세포들의 아우성을 듣지 못한 것이 결국 좋은 직장까지 그만두는 것으로까지 이어진 것이다.

17. 먹기만 하면 체해요

위장장애와 공황장애에서 먹기만 해도 잘 체하는 부분은 몸의 구조적인 것이라고 필자의 책『골반 때문이야!』에서 다루었다. 위, 소장 대장들이 몸의 틀어짐으로 인해 골격에 눌려 소화기까지 영향을 받고 밥 한 술 먹는 것, 즉 입에 음식물이 들어가지 못하는 것을 설명했었다.

몸이 틀어진 상태에서는 소화가 될 수 없다.

틀어진 몸이 장기들을 누른다.

눌린 장기들이 정상적인 운동을 하지 못한다.

눌린 위장 안으로 음식물이 들어가지 못하고 먹었던 음식물이 거꾸로 역류하게 되는데 소화가 안 된다면 먼저 몸이 틀어졌는지 봐야 하고, 또 한 가지는 세포들이 태업하고 있는 몸이 차가운 상태로 영향을 받고 있는지 원인을 파악해야 한다.

비가 오고 추워진 날에 입술이 퍼렇게 되고 밖에서 점심을 먹다 보니 체하는 사람이 많았던 것은 추운 날씨와 관계가 깊다. 이미 입술 색깔을 담당하는 세포들은 입속에 음식 넣지 않기를 바라면서 파랗게 질린 색깔을 띠고 있는데도 식사를 하면 당연히 체할 수밖에 없고 또 극심한 스트레스를 받은 사람은 얼굴이 빨갛게 달아올라 세포들이 표시하고 그 상태로 식사를 하면 당연히 체하게 된다.

스트레스가 심하거나 추위에 떨면서 음식을 먹으면 명치끝이 아프고 등의 뼈까지 아파서 결국은 손과 발은 더욱 차가워지는 것으로 체했다는 것을 알 수 있다.

차가운 사람은 먹기만 하면 체하는 것이 당연한 일이고, 몸이 차가움으로 인해 소화력이 떨어지고 그로 인해 기력까지 떨어지게 되는 것이다.

체한 다음에 손을 딸 것이 아니라 먹기 전에 몸이 차갑지 않은지 먼저 살펴야 한다.

18. 기운이 없고 무기력해요!

"너 기운 없어 보인다! 밥 잘 챙겨 먹어!"

기운이 없는 분들의 특징은 이미 밥 먹을 기력조차 남아있지 않은 상태에서 소화 시키는 것이 힘들고, 안 먹으면 더 힘들고 어쩔 수 없이 새 모이 먹듯이 조금씩 먹게 되는데 겨우 밥 먹는 것을 받아들이는 세포들조차 기력이 쇠한 것이다.

기력이라 하면 몸을 움직여 무엇을 할 힘이라 할 수 있다. 무엇을 하기 전에 이미 무엇을 할 생각조차 하지 못할 정도로 몸에 힘이 빠져있는 기력이 없는 분들에게 '운동해서 기력 좀 찾아!'라고 하는데, 기력 없는 사람에게 운동은 곧 죽으라는 이야기와 같다.

핸드폰 배터리가 25%에서 15%로 떨어지는 경우 10%의 용량을 사용하고 15%에서 5%로 10%의 사용한 핸드폰은 비슷한 용량을 사용했지만 15% 남았을 때와 5% 배터리가 남았을 때 생각이 다르고 대처가 다르다는 것을 알 수 있을 것이다.

몸이 기력이 쇠하고 무기력한 것은 배터리 5% 미만의 핸드폰과 같아서 기존의 것은 아끼고 충전해야 하는 것으로 우리 몸도 운동할 것이 아닌 쉬어주고 충전해야 한다.

배터리가 100%일 때 맘대로 사용하고 여유가 있듯이 열심히 운동하거나 직장에서 열심히 일하고 퇴근 후에 친구를 만나든지 여가를 보낼 여력이 남아있지만, 이미 기력이 쇠하고 몸이 차가운 분이라면 이미 충전할 기력조차도 없어 휴식하고 충전될 시간만 기다려야 한다.

에너지 사용에 있어서 추운 날 배터리 소모가 빨라지듯이 몸이 차가운 몸의 체력도 빨리 소진되어 배터리가 5% 미만일 때의 몸이 되어 최소한의 에너지만 사용하므로 뇌에서는 새로운 정보를 받지 못하기에 집중력이 떨어지고 옆에서 말하는 사람의 말을 들어도 저장하지 않고 눈꺼풀조차 들어 올릴 힘조차 없게 되는 것이다.

무기력한 것이 운동 부족이 아니라 몸이 차가움에서 시작되고, 차가움은 세포들의 움직임을 더디게 하고 세포들을 냉동시키는 결과물들이 다음 장에 나오는 이명으로 연결된다는 사실이다.

19. 이명이 심해요

이명은 귀를 괴롭게 하는 '뚜~' 하는 소리가 크게 밤낮으로 울리고 귀를 괴롭게 하여 귀에 문제가 발생했다고 생각하고 이비인후과부터 간다. 귀에 문제가 발생했는지 확인은 하지만, 그분들의 몸이 이미 차가운 것은 확인하지 않는다.

이명은 몸이 좋을 때는 괜찮지만, 몸이 지치고 약할 때 신경을 거슬릴 만큼 크게 들린다. 잘 먹고 잘 자면 이명도 무시하게 되고 몸이 차가울 때 영양분이 충분히 공급되지 못해 귀의 세포들이 메말라 있는 것으로 나뭇잎이 충분히 물이 공급되었을 때는 바람 소리에도 소리가 나지 않지만, 수분 공급이 끊기는 가을이 되어 아주 작은 소리에도 나뭇잎 부딪히는 소리가 들리듯이 마치 우리 귀에도 마른 나뭇잎이 바스락거리면 소리가 나듯 귀의 세포들이 말라가면서 더욱 큰 소리가 나는 것이다.

귀에 영양분이 부족하고 말라가는 것은 곧 몸이 차가워져서 오는 것이기에 당장 손발이 따뜻하다고 해서 귓속의 세포까지 따뜻하지 못한 것이고, 몸이 차가우면 얼마든지 이명은 올 수밖에 없는 것이다.

20. 배고파지면 화부터 나요!

"배고파지면 누구나 화가 나는 것 아닌가요?"

"배고프면 화가 날 수 있지만, 매번 그렇게 심하게 화가 나지는 않습니다."

배가 고파지면 짜증부터 나고 화가 치미는 것은, 그만큼 몸에 에너지가 고갈되었음을 의미하는 것으로, 배고픔을 세포들이 참지 못하고 화난 얼굴과 큰 목소리로 표현하는 것이다.

앞에서 언급한 핸드폰의 배터리 5%일 때 충전기 찾는 것과 같이, 배고플 때 화부터 나는 상태의 몸은 이미 몸의 에너지를 쓸 만큼 써버린 상태로 외부의 충전 없이는 몸의 일부 기능만 유지할 수 있기 때문임을 몸에서 화로 표현하는 것이다.

그래서 다른 사람 눈치 보지 않고 만사를 제쳐놓고서 급하게 밥을 찾게 되는 것이고, 조금이라도 늦어지면 화가 날 수밖에 없는 것이다.

점심을 비슷한 양을 먹고 저녁을 기다리는데 몸에 좀 여유가 있는 분들이야 식사시간이 조금은 지나더라도 자기 몸속의 에너지를 사용하고 참을 수 있지만, 이미 화가 치미는 분들은 시간이 지날수록 눈앞이 컴컴해지고 어느 순간 정신마저 잃고 쓰러지는 일이 벌어지기도 한다.

"아, 엄마가 말했던 당이 떨어져서 눈앞이 캄캄해진 경험이 있어요!"

하며 엄마의 나이가 되어 비로소 엄마의 말을 이해했다는 분도 계시다.

당이 떨어지면 어떻게 될까?

눈앞이 컴컴해지고 기절하는 것이다. 마치 핸드폰의 밝은 액정이 꺼지고 단지 전화만 수신할 정도가 되듯이 우리 몸은 정신을 잃거나 다리에 힘이 풀려 주저앉게 되고 눈을 떠보면 응급실인 경우가 발생하는 것이다.

그런 일이 발생하지 않도록 몸에서는 큰 소리를 외치게 되고 화가 치미는 것으로 본인이 일부러 화를 내는 것이 아닌 본능적으로 화가 치미는 것이라 할 수 있다.

누가?

몸이 차가운 사람들이

어떻게 차가워져?

다이어트 하다가, 위가 좋지 못해서, 평소에 몸이 약해서, 스트레스 때문에 먹지 못해서!

몸이 약해지는 것은 단지 차가움으로 그리고 배고픔으로 나타나는 것뿐 아니라 기력 감소를 호소하고, 피곤을 호소하고 어느 날 갑자기 쓰러져서 응급실에서 정신을 차리는 경우가 많다는 것이다.

이렇게 응급실로 가고 결국에는 신경정신과 약까지 먹게 되었다는 이야기들은 몸이 차가워지는 것이 얼마나 무서운 결과물로 나타나게 되는지 인지해야 한다.

21. 몸이 차면 더욱 심해지는 허리 디스크와 목 디스크

디스크와 협착증은 여름보다 겨울로 접어들면서 그리고 날씨가 추워지면 통증이 심해지고 다리 저림증상이 심해지고 또 비가 오기 며칠 전부터 몸의 통증이 시작되기도 한다.

목 디스크와 허리 디스크는 차가운 날씨에 몸이 더 뻣뻣함을 많이 느끼고, 평소에 묵직했던 허리에 통증이 시작되는 것도 날씨가 차가운 날에 그리고 몸이 차가울 때 심하게 느껴진다는 것이다.

디스크 환자들이 사우나에서는 통증이 덜하고 나오면 다시 통증이 시작되어 매일 같이 사우나에서 사는 것은 결국 사우나를 좋아하는 나이가 아닌 사우나를 좋아하는 몸의 상태가 된 것으로 몸이 추워졌다는 이야기다.

겨울이 되면 동남아에 가서 비행장에 내리면 이미 아프던 허리가 좋아지고 귀국해 비행장에 도착하면 허리 통증이 도진다는 분들이 있고, 겨울이면 동남아에 몇 개월씩 살다 오는 이유도 외부의 온도와 통증의 관계가 깊은 것이다. 더 중요한 것은 외부의 날씨에 변동되어 통증이 일어나는 것에 대한 원인을 알만도 한데 알려고 노력하지 않음으로 통증을 달고 살아가게 된다.

22. 어깨가 잘 뭉치고 늘 승모근이 뻣뻣해요!

어깨가 뭉치고 승모근이 뻣뻣하면 흔히들 스트레스 때문이라고 치부하거나 일을 많이 하다 보니 생긴 직업병이라 생각을 한다.

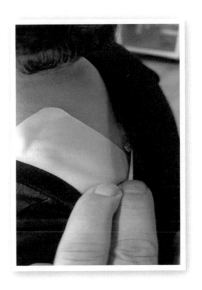

스트레스를 받으면 어깨가 무겁고 뒤 목이 뻣뻣해지는 것은 당연하고 회사에서 일을 많이 하면 온몸이 처지는 것은 몸이 틀어짐과 그리고 몸이 얼마나 따뜻하냐의 차이다.

어깨가 잘 뭉치는 아이들을 볼 수 없고 흔히 40대 이상에서 오십견이 유행이고, 또래가 되어 침을 맞고 마사지로 몸을 관리하지만, 몸의 근본적인 해결이 되지 못한다.

스트레스에 우리 몸은 긴장하고 혈관은 좁혀짐으로 몸은 더욱 경직되고, 흔히 몸이 얼어붙은 느낌으로 뇌까지 순간적으로 멈춘다. 그만큼 혈액의 순환이 되지 않아 몸이 더욱 차가워지고, 근육의 회복력이 떨어져 딱딱하게 근육이 뭉치게 되고 통증으로 만들어지는 것이다.

몸이 차가운 사람은 혈액순환이 잘 되지 못함으로 연결되고 혈액순환이 안 되면 더욱 몸이 차갑게 되어 뻣뻣 대왕의 몸의 소유자가 되고 혈액순환이 안 되는 무한 반복의 길을 걷게 되는 것이다.

좁혀진 혈관은 장기와 세포들에 산소의 공급이 지연되어 세포의 기본 활동인 열에너지를 생성하지 못함으로 세포의 활동이 멎어있음과 동시에 세포가 죽어가고 있음을 암시함에 따라 차가워지고 몸의 활력이 떨어지고 활력이 떨어진 몸은 더욱 산소의 공급이 떨어지는 악순환을 길이 열리는 것이다.

23. 눈이 뻑뻑하고 침침해요!

눈이 뻑뻑하고 침침하게 느끼는 노안은 몸의 노화를 알리는 대표적인 현상이고, 몸이 본격적으로 차가워지는 시기가 도래했다는 강력한 신호라 볼 수 있다.

눈이 뻑뻑하다는 것은 몸에 수분이 없는 것으로, 젊은 사람보다는 혈액순환이 안 되는 나이 먹은 사람에게 온다. 몸이 차가운 사람에게 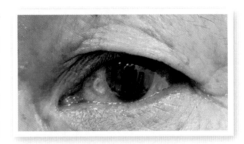 이미 몸이 차가워졌음을 경고하고 건강의 경계가 뚫린 것으로 본인의 몸을 챙기지 못하면 남의 도움을 받는 시기가 도래했다고 볼 수 있다.

눈이 뻑뻑한 사람의 경우에 안과를 다니고 안구건조증으로 눈물을 수시로 뿌려 건조함을 무마하는데, 눈 주위 만져주면 눈이 시원해졌다고 하고 시야가 밝아졌다고 하는 것을 볼 때 침침함과 뻑뻑함이 눈의 문제 이전에 눈으로 가는 혈액의 양이 중요하다고 할 수 있다.

눈으로 가는 혈액의 양이 부족해짐은 앞에서 다른 증상들과 마찬가지로 결국 몸이 차가움으로 미세혈관을 이루는 눈까지 혈액이 미처 도달하지 못했다는 것이고, 혈액이 열심히 가더라도 이미 차가워진 몸이 혈액의 공급을 막고 있는 것이다.

몸의 수분은 어디에서 오는가? 다시 따져보면 수분은 혈액에서 오고,

혈액의 양이 충분할 때 땀도 적당히 나는 것이고 눈물까지 마르지 않게 하는 것이다.

몸 안의 수분을 이동시킬 여력이 없는 것으로 몸이 따뜻하면 눈뿐만 아니라 몸의 구석구석에 혈관을 통해 혈액을 이동시키고 수분을 쉽게 이동시키는 것이다.

24. 발이 항상 축축해요

발이 축축하다는 것은 발이 따뜻해서 발에서 땀이 나는 것이 아니다. 한겨울에도 지나간 자리에 젖은 양말 도장이 찍힐 정도로 발에 땀이 나는 경우 몸이 차서 양말이 젖는 것이다.

"따뜻하니까 땀이 나서 양말이 젖겠지, 어떻게 추운데 양말이 축축할 정도로 땀이 나요?"

몸이 따뜻해서 땀이 나는 경우가 있지만, 몸이 차가워서 손에서 땀이 나거나 겨울에도 발이 시려서 땀이 양말이 젖는 경우가 많고 그들에게 물어보면 "발은 너무 시린데 땀이 나요!"라고 한다. 양발이 젖을 정도면 발이 따뜻해야 할 텐데 발이 따뜻하지 않고 오히려 오들오들 떨 정도로 발이 시리다는 사실이다.

60세 여성 서 모 씨는 뇌졸중으로 쓰러졌다가 퇴원해서도 발에서 땀이 흘러 축축하다고 했었다.

뇌졸중으로 쓰러졌던 발이 시리고 몸이 춥다고 했는데 이상한 것은 그렇게 춥고 시린 발이 땀이 나고 병원에서도 땀이 나서 양말이 젖을 정도였다고 했다.

병원에서 특별히 많이 움직이지도 않는데 발에서 땀이 날 때마다 몸은 더욱 춥게 느껴지고 축축해진 발을 따듯한 물에 넣으면 온몸이 따뜻해질 정도라고 했었고, 몸이 불편해도 발을 씻으러 가는 이유 중 하나가 발에 땀이 날 때마다 독한 냄새를 뿜어 참을 수가 없었다고 했다.

발이 축축한 사람들의 경우는 공황장애, 위장장애를 겪는 분들을 많이 보는데 역시나 공황장애나 위장장애를 겪는 분들 역시 원인을 모르고 살아간다.

　물론 그들이 스트레스로 인해 공황장애가 와서 공황장애가 나으면 몸이 추운 것도 사라질 것이라 기대한다는 것이 공황장애 터널에서 빠져나오지 못하고 터널 속에서 다른 터널을 뚫고 있어 언제 밖으로 나올지 모르게 되는 것이다.

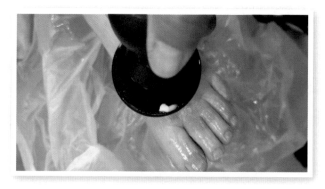

발 마사지

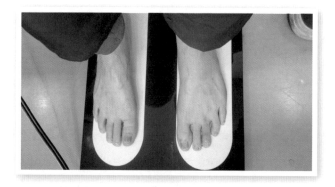

체온 올리기

25. 당뇨병, 고혈압, 고지혈증이 생겼어요!

"이번에 고지혈증 진단받아서 약을 먹기 시작했어!"

"조심해! 고혈압 당뇨 금방 따라와!"

"약 먹으면 되지!"

그렇게 말하고 1년 뒤에 고혈압이 오고 당뇨가 왔는데도 "난 아픈 데가 하나도 없어!" 그렇게 말하면서 한주먹씩 약을 먹으면서도 "겨우 고혈압약, 당뇨약, 고지혈증약만 먹고 있어!"라고 한다. 아프지 않은데 왜 약을 먹고 있지? 예방약으로 먹는 바보는 없을 것이다.

약을 먹더라도 몸은 점점 나빠지는 속도가 빨라져 어느 순간 고혈압약을 먹기 시작했다고 하던 이가 얼마 지나지 않아 당뇨약, 고지혈증약까지 같이 먹게 된다는 사실을 전혀 예측하거나 고민하지 않는다는 것이다.

날이 춥습니다. 외출을….

몸이 차갑습니다. 외출을….

외출하기 전에 일기예보를 봐야 하는 몸은 예전에는 당뇨병, 고혈압, 고지혈증을 성인병이란 말을 쓸 정도로 나이를 먹음에 따라 자연적으로 따라오게 되는 현상이고 필연이라고 생각했을 것이다.

20대에서 10대에서 성인병이 늘고 있다는 뉴스가 자주 나올 정도로 고혈압 당뇨, 고지혈은 세포들이 힘이 떨어져 있고 세포들의 역할이 현저히 떨어졌음을 말한다.

천천히 늙어가는 것은 통증이 따르지 않기에 사람들은 건강에 자각하지 않고 게을리 한 결과물이 신장이나 눈으로 다른 장기들에 영향을 주어 쉽게 피곤하고 소변이 나오지 않거나 숨쉬기 힘들고 눈이 하루아침에 보이지 않거나 심지어 발을 잘라내기도 한다.

발의 감각이 떨어지고 상처가 낫지 않음으로 발을 잘라내는 것은 그곳에 세포들이 살 수 없는 환경이 되었기 때문이다.

곧 세포가 살아갈 수 없는 환경을 숙주인 사람이 제공한 것이고, 그런 환경에 처하도록 방치한 결과물은 세포가 살 수 없는 환경이 된 발은 잘라낼 수밖에 없는 것이다.

당뇨병이 있기 전에 설탕 먹지 말라고 해도 "금방 죽는 것 아닌데 뭐!" 한다.

금방 죽지 않는데 이미 세포들은 죽을 지경이고, 태업을 해서 상처가 나더라도 더디게 낫고 늘 피곤은 안고 사는 것을 직시해야 한다. 그것의 결과물은 본인의 수족을 잘라내다 못해 장기들의 역할을 못함으로 병원을 전전하며 언제 쓰러져도 의심 없는 삶을 살아가게 될 것이다.

코로나19 백신의 부작용을 우려하자 연일 뉴스에서는 "백신 사망자는 00명이었고, 그중 0명은 기저질환 환자였습니다." 한다.

기저질환은 백신을 맞아 사망했지만 이미 기저질환 환자는 백신과 연관성 없이 쓰러져도 굳이 백신의 영향이라 볼 수 없는 것으로 이미 언제 무슨 일이 있더라도 전혀 이상하지 않은 상태로 이해할 수 있을 것이다.

기저질환의 대표적인 질병인 당뇨, 고혈압, 고지혈증이 무서운 것이 다른 질병을 만들고 몸의 장기의 손상을 재촉하는 것이 대사증후군 때문이다.

"날씨가 추우니 외출을 자제해 주십시오!" 일기예보에서 당신의 안위를 걱정하는 거다. 누구를? '기저질환, 특히 대사증후군' 환자를.

일기예보에 민감하고 차가운 날씨에 무서워야 하는 몸이 바로 대사증후군이 있는 상태다. 대사증후군은 아무런 통증이 없이 살며시 다가와 몸이 나빠졌다는 아무런 느낌이 없기에 운동의 중요성을 강조하는 것도 그들의 몸이 심하게 차갑게 식어있으므로 운동해서 몸을 따뜻하게 하라는 의미이다.

매일 먹기 귀찮은 약을 끊기 위해 운동하라는 것이 아니며, 약이 귀찮을 정도면 그냥 평생 약이라도 먹는 것이 지켜보는 사람들도 맘이 편할 것이다.

겨우 약 먹는 일이 귀찮을 정도기에 질병이 왔겠지만 무슨 몸이 좋아질 생각을 할 것이며, 노력하고 운동을 기대하는 것은 생각지도 못하고 운동을 했다 하더라도 금방 귀찮아한다.

"아이 힘들어! 어차피 한번 사는 것 그냥 먹던 것 잘 먹으면서 살래!"

"어차피 약은 죽을 때까지 드신다고 생각하잖아요! 그렇게 약은 열심히 드시고 운동은 하루에 3시간 정도 이상 해주셔야 한다고요!"

"약을 먹는데 운동은 왜 해요?"

"약을 먹게 된 동기가 있을 것이잖아요?"

"그렇죠! 의사 선생님이 먹으라고 했으니까요!"

"네 그럼 의사 선생님은 왜 약을 먹으라고 해요?"

"몸이 나빠졌으니까요!"

약을 먹기 전에 이미 몸이 나빠졌고 약을 먹을 수밖에 없는 몸이 되었으니까 몸에 대해 전혀 노력하지 않았으니까!

당뇨, 고혈압, 고지혈증을 단지 혈압이 높고 당이 높고 콜레스테롤이 높다고만 생각해 버리는 것이 가장 무지하다고 할 수 있다.

26. 멍이 잘 들어요!

언제 멍이 들었는지 샤워를 하면서 몸에 상처도 없이 퍼렇게 멍이 있어서 늘 조심하는 분들이 있다.

'이건 언제 부딪쳐서 멍이 들었지?'

언제 부딪쳐서 멍이 들었는지도 모를 정도로 멍이 잘 든다는 것은 자주 부딪히는 것이 문제보다도 부딪치는 족족 멍이 드는 것에 집중해야 한다.

주로 물건에 몸이 부딪치고 심하게 근육이 눌렸을 때 멍이 드는 것은 언뜻 몸이 차가운 것과 상관없는 것처럼 보이지만, 퍼렇게 멍이 들었다는 것은 몸이 어떤 충격을 받아 혈관이 터졌다는 것을 의미한다.

본인의 기억에도 없는데 멍이 들었다는 것은 물건에 부딪혀도 신경이 쓰이지 않을 정도의 충격이었기에 언제 부딪혀서 멍이 난 것인지도 본인이 인지하지 못할 정도의 작고 미세한 충격이 몸에 전달되어 온 것이고, 그 작은 충격에 멍이 들어 혈관이 터졌다면 머리나 다른 혈관에 충격이 오면 감당할 수 있을지 의문이다.

작은 충격에 멍이 들 정도면 마치 추운 겨울에 유리잔이 작은 충격에 금이 가고 산산조각이 나서 깨지듯이 멍이 잘 드는 몸은 항상 추워져 있는 것으로 몸이 추운 혈관은 겨울날의 얼어있는 유리잔과 같아서 외부의 작은 충격에 혈관이 터져 멍으로 나타나는 것이다.

몸이 추운 상태에서는 그만큼 근육의 수축도 심해 운동을 하더라도 겨울에 부상 위험이 커지고 상대적으로 여름에 빨리 몸이 풀려서 부상의 위험이 적은 이유이기도 하다.

아이들은 의자에서 떨어져 엉엉 울어도 빨갛기만 하고 멍이 안 드는데 어른들이 아이들처럼 크게 넘어져 충격을 받는다면 뼈 몇 개는 부러지고 온몸이 멍투성이가 될 것이 뻔하다.

같은 사람인데 아이들은 몸이 따뜻하고 어른들은 상대적으로 몸이 차가운 것이고, 차가운 몸은 더욱 많은 멍을 만들어내고 근육과 뼈의 건강에도 영향을 미치게 된다. 어느 순간 넘어졌는데 어른들 고관절 골절 이야기를 많이 듣게 되는 것도 결국 뻣뻣해진 근육 약해진 뼈는 몸이 차가움으로 시작된다 할 것이다.

27. 신장이 나빠요!

몸이 차갑다는 것은 결국 혈액이 차갑다는 이야기이고, 혈액의 흐름이 좋지 못함을 이야기하는 대표적인 것이 신장이 좋지 못하다는 것이다. 계속해서 신장의 기능이 저하되는 것은 곧 몸속에 얼음을 키우는 역할을 하게 된다.

신장은 우리 혈액이 모이는 장소이고 또한 혈액을 열심히 걸러주는 중요한 장기임에도 불구하고 관리가 안 되어 혈액의 흐름이 나빠짐은 혈액의 흐름을 저해하는 것이고 또 소변으로 배출되어야 할 노폐물이 쌓이고 몸속에 오래도록 남아 요산으로 인한 통증을 유발하고, 몸속에 노폐물을 쌓이게 하여 복합적으로 몸의 영향을 준다 할 것이다.

신장이 관리가 안 된다는 것은 혈액의 걸러주는 거름막이 막혀있거나 거름막의 역할이 못하는 것으로, 마치 자동차 오일 필터가 망가지고 있다고 할 수 있다.

자동차의 엔진오일을 오랫동안 교환하지 않고 운행하면 엔진오일이 시커멓게 변할 뿐 아니라 끈적해진 엔진오일로 인해 엔진오일필터의 기능도 떨어지고 엔진오일의 점성이 높아져 필터가 막히고 필터에 구멍이 생기고 망가지는 현상이다. 엔진을 망가뜨리는 것과 같이 신장의 기능이 상실되는 것으로 소변이 나갈 곳이 막힘에 따라 호흡이 힘들고 아침마다 손발이 붓고 통증이 일고 소변이 나오지 못함에 따라 결국은 혈액투석을 통해 소변을 걸러내게 되는 것이다.

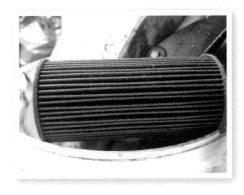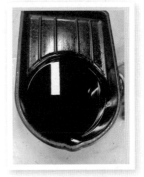

자동차 엔진오일을 교환할 때 엔진오일을 차가울 때는 교환하지 않는데 엔진이 차가우면 따뜻하게 엔진을 데워야만 엔진오일도 따뜻해져서 엔진 밖으로 잘 미끄러져 나오고, 엔진오일이 빠져나오는 시간이 단축되는 것이다.

인체에 혈액이 온몸을 따라 도는 것도 엔진이 따뜻해져 있을 때 흐름이 좋고 엔진오일이 피스톤의 마찰을 줄여주는 원리와 같아서 엔진오일 교환 시기가 지나면 엔진오일이 뻑뻑해져서 흐름이 나빠지고 오일필터가 헤어지고 망가져서 필터의 역할을 하지 못해 비싼 엔진을 망가뜨리는 것처럼, 차가운 몸으로 인하여 혈액의 흐름도 나빠지고 탁해진 혈액이 신장을 나빠지게 하고 나빠진 신장은 다시 혈액의 흐름을 막는 순환고리가 생긴다.

신장이 나빠지면 단지 신장으로 나오지 못하는 소변만의 문제가 아닌 두통, 호흡이 나빠지고, 피곤함, 소화 안 됨, 변비, 두통, 통증, 부종, 무기력, 여타의 장기에 손상을 주어 돌이킬 수 없는 상태의 몸을 만드는 것이다.

대표적으로 신장을 망가지게 하는 당뇨병은 신장에서 혈액이 통과할 때 끈적끈적한 혈액이 정체됨에 따라 혈액의 흐름은 느리게 되어 혈관의 압력이 높아지면 고혈압, 끈적이는 혈액이 정체됨에 따라 혈관 벽을 상하게 됨에 따라 고지혈증을 유발하고 아침마다 손과 발이 퉁퉁 부어 손가락이 굽혀지지 않을 정도의 통증을 일으키고, 머리를 잘라내고 싶을 정도로 심한 두통, 먹기만 하면 답답한 소화 장애, 변비가 심해짐에 따라 간의 피로가 쌓이고 피부는 점점 나무껍질처럼 거칠어져 각질이 쉽게 생기고 조금만 걸어도 폐에 문제가 생기듯이 걸어도 숨쉬기가 곤란하고 온몸에 통증이 일 정도의 몸을 만들어가는 것이다.

신장을 좋게 유지하는 것은 신장으로 향하는 혈액이 차갑지 않고 뻑뻑하지 않아야 하는 것으로 몸이 차갑다, 즉 엔진이 차가우면 신장에도 무리가 오는 것이다.

28. 피부가 늘 건조하고 각질이 심해요

몸이 따뜻하지 못하는 분들의 특징이 몸에 정전기가 심하고 각질이 심하게 일어난다는 것이다. 각질이 일어나는 것은 몸이 그만큼 건조하다는 것이고, 피부에 혈액순환이 잘 되지 못함으로 인해 피부가 쉽게 손상되고 손상된 피부 조각이 각질로 표현되는 것이다.

57세 A 씨는 코로나 전에는 사우나를 갈 때마다 하는 일이 발 앞쪽의 정강이 쪽을 열심히 때 수건으로 미는 것이 일이었다.

허옇게 일어나는 각질로 인해 스타킹을 신을 수 없고 다른 사람 앞에 다리를 드러내놓을 수 없을 정도로 하얀 각질이 문제였다.

각질이야 날씨가 건조해지는 가을이나 봄에 많이 일어나지만 매일 때 수건으로 미는데도 하얗게 각질이 일어나는 것은 몸이 그만큼 건조하다는 이야기다.

그녀는 암에 걸리기 전에도 이미 당뇨라는 말을 했었고, 몇 년 후에 암이란 소식까지 듣게 되었다.

29. 몸에서 열불이 나요!

몸이 항상 따뜻하다는 것은 건강상태가 양호하다고 이해해도 좋을 것이며, 몸이 따뜻하다면 모든 신진대사부터 독소 배출 등이 원활하고 심지어 피부까지 좋고 몸에 지방조차도 붙어 있지 않을 것이다. 그런데 열불이 난다고 할 정도로 몸이 뜨겁다는 것인데 정작 몸은 좋지 못하다는 것이다.

몸이 덥고 속에서 열이 나는 것처럼 느껴지는 열불로 인해

"갑자기 더워져 가슴이 갑갑해요!"

"갑자기 얼굴이 화끈거리면서 땀이 났어요!"

이런 분에게 찜질방 같은 따뜻한 곳에 누워보라 하면 눕기도 전에 이미 갑갑증으로 눕지 못하고 사우나도 안 간다.

'가슴에서 울화가 치밀어서 더운 것을 좋아하지 않는다!'라는 분들은 몸이 따뜻한 사람이라고 생각을 한다.

과연 그분들의 몸이 따뜻할까? 찜질방 같은 곳에 잠시도 머물지 못하고 가슴이 답답하고 밖으로 뛰쳐나가고 싶을 정도로 힘들어하는 것은 몸이 차가운 분들의 대표적인 특징으로, 운동이나 외부에서 받은 열을 몸 밖으로 빠르게 배출을 못 하기 때문이다.

몸이 차가움으로 인해 피부호흡이 안 되고, 내부의 열이 쉽게 밖으로 나가지 못해 가슴이 터질 듯한 느낌이 드는 것이다.

여름에 보일러를 바닥에 켜면 가슴이 답답해지고 숨이 찰 때 에어컨

을 켜면 금방이라도 이내 안정이 되고 가슴이 터질듯한 것이 사라지는 것을 알 수 있다.

겨울에는 이불을 덮고 있다가 이불을 걷어 올려서 찬 기운이 몸에 닿게 하는 원리와 같다.

건강한 사람들은 에어컨을 켜거나 이불을 열어놓을 때 빨리 답답함이 사라지는 것을 느끼는 것이지만 몸이 찬 사람의 경우는 몸은 덥게 느껴져서 에어컨이나 선풍기를 켜는 것이 싫고 겨울에는 찬 기운에 이불을 걷어 내지 못하는 상태에 이르게 되는 것이다.

몸은 더운데 찬바람이나 에어컨은 싫고 몸은 갑갑하고 답답함에 얼굴에서 땀이 나고 가슴이 터질 듯한 답답함을 호소하게 되는 것이다.

출근하는 에어컨이 나오는 지하철이 얼마나 덥겠냐만은 다른 사람의 얼굴에서는 땀방울을 구경하기 힘든데 본인 혼자서 흐르는 땀에 손수건으로 얼굴을 훔쳐내고 있어 몸이 잘못되고 있음을 느껴 30대 초반이면 어린 나이지만 엄마 손을 붙잡고 필자에게 왔다.

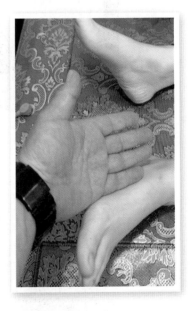

"엄마, 내 몸이 이상한가 봐! 나 혼자 땀 흘리고 있어!"

"본인 몸이 차가워서 땀이 나는 겁니다!"

말해 줬을 때 몸이 차갑다는 것에 대해 이해하지 못했다.

고등학생 때 자궁근종을 떼어 낼 정도면 몸은 그전부터 차갑다는 신호를 보내고 있었음에도 본인은 인지하지 못한 결과들은 무기력으로 몸에 힘 빠짐, 소화 안 되고 몸은 늘 피곤하고 불면증으로 연결되어 있는데 단지 땀이 흐르는 것으로 몸이 따뜻하다고 생각하는 것이 차가운 몸을 거스르는 것이기 때문이다.

몸이 따뜻하면 피부부터 좋고 몸에 지방이 붙어있을 수 없다. 운동하는 이유도 몸을 따뜻하게 하는 것처럼 매일 운동을 하지 않더라도 몸에 지방이 붙어있을 수가 없지만, 몸에 지방이 붙어있는 경우의 사람의 경우 찜질방과 같은 따뜻한 곳에서는 당장 뛰쳐나가고 싶은 마음이 앞서게 된다.

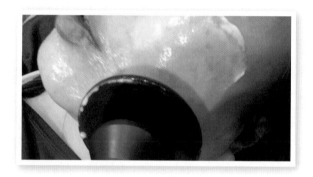

얼굴 마사지

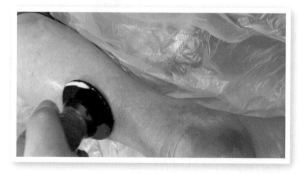

종아리 마사지

30. 등이 간지럽고 가려워요

　대구에 사는 J 씨는 등이 가려워서 남편이 10분 이상 등을 박박 긁어
줘야 시원할 정도다. 등이 가려운 것은 각질이 쌓여있기도 하지만 그만
큼 피부의 부드러움이 사라지고 땀구멍이 막혀있다는 것이고, 등을 긁
으므로 인해 피부에 열이 가해지고 각질이 떨어져 시원함을 느끼는 것
이다.

　땀구멍이 막힌다는 것은 피부호흡이 안 된다는 것이고, 온도에 대해
민감하지 못하고 둔감한 몸이 된 것으로 날이 추워지면 모공이 닫히고
따뜻하면 모공이 열리는 기본적인 몸의 작용인 피부 열림 닫힘 작용이
안 된다는 것이다.

　"등이 얼마나 가려운지 죽을 것 같아요!"

31. 아토피가 심해요

아토피가 심하고 몸에 정전기가 심하면 각질이 심하게 일어나게 되어 집 안의 각질을 털어내기 위해 전쟁을 벌이기도 하고, 피가 흥건하게 보일 손가락으로 피부를 긁어 부스럼을 만들고 가려운 피부를 긁다 보면 잠도 설치게 된다. 아이가 아토피가 있으면 부모들까지 아이들 걱정에 지치게 된다.

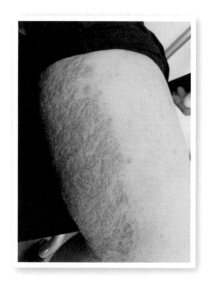

각질이 일어나는 것은 몸이 그만큼 건조하다는 것이고, 피부에 혈액순환이 잘 되지 못하여 피부가 쉽게 손상되고 손상된 피부 조각이 각질로 표현되는 것이다.

57세 A 씨는 코로나 전에는 사우나를 갈 때마다 먼저 정강이 쪽을 열심히 때수건으로 정강이에 하얗게 올라온 때를 미는 것이 일이었다. 스타킹을 신을 수 없고 다른 사람 앞에 다리를 드러내놓을 수 없을 정도로 하얀 각질이 문제였다.

각질이야 날씨가 건조해지는 가을이나 봄에 많이 일어나지만, 매일 때 수건으로 밀어도 하얗게 각질이 일어나는 것은 몸이 건조함은 이미 혈액이 전달되지 못하는 것으로 신장이 좋지 않은 분들에게 쉽게 볼 수 있다. 또한, 아토피가 심한 환자들에게 쉽게 볼 수 있는데 그만큼 몸이 차갑다는 것은 신장이 좋지 못한 분의 경우 조금만 걸어도 숨이 차고 통증이 일어나고, 두통까지 일어나는데, 특히 피부가 나무껍질처럼 두껍게 된다.

32. 암 환자의 몸은 춥다

65세의 유방암 환자 성북구 이 모 씨는 9월만 되면 이미 보일러를 켜고 살 정도로 추위에 민감해 옷을 둘둘 감고 다닌다. 밖에 다니는 것이 뜸해지고 몸이 따뜻해지기 위한 열을 집어넣기 위한 갖가지 기구들로 살고 있어도 행여 감기 걸리까 두려운 마음에 따뜻한 날을 골라 필자를 찾아 왔었다.

추위가 무섭고 암에 감기라고 걸릴까 걱정되어 외출을 못 하고 물 한 모금 먹으면 화장실에 갈 걱정에 일부러 물도 먹지 않다 보니 목말라 하면서도 필자가 주는 물도 마다하고 집으로 발걸음을 재촉했다.

잠자는 것을 11시 정도에 자면 좋은데 새벽 4시에야 겨우 잠이 들고 물 한 모금 더 먹으면 자다가도 화장실을 가느라 잠을 깼다.

"몸이 차가워서 그렇습니다."

"원래 암 환자는 몸이 춥지 뭐! 암이 좋아지면 다 좋아질 텐데!"

"그럼 암이 오기 전에도 화장실을 자주 가지 않았을까요?"

"물론 예전에도 화장실을 자주 갔지만, 요즘엔 물먹기가 겁이 난다니까!"

집에 근적외선 조사기, 훈증기, 찜질기, 어깨 아플 때나 배 아플 때 배에 열 넣는 온수 찜질기, 보일러, 전기담요가 있고, 콜린성 두드러기(몸에 열이 들어가고 땀이 나면 몸에 두드러기 나는 것)가 생기면서 목욕탕도 두드러기로 창피해서 못 간다고 했다. 몸에 땀이 나는 일을 못 해 햇볕을 쬐는 것도 두려웠던 몸이었다.

암 환자의 몸은 추워 이불을 몇 개를 덮고도 춥고 시골 어느 산속의 황토집에 들어가 요양을 하지만, 암 발견 이전에 이미 몸은 추웠었고 세포들은 신호를 보내고 있었는데 그 신호를 읽지 못하고 무시했었다.

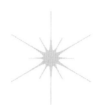

골반으로 몸이 굽어있는 것은 혈액의 흐름을 나쁘게 할 뿐 아니라

소장의 움직임을 제한하고 움직이지 못하도록 붙들고 있는 형태가 된다.

공황장애, 위장장애를 겪는 분들의 몸은 매우 차고 아랫배 쪽이 딱딱하다.

3장

몸은 왜 차가울까?

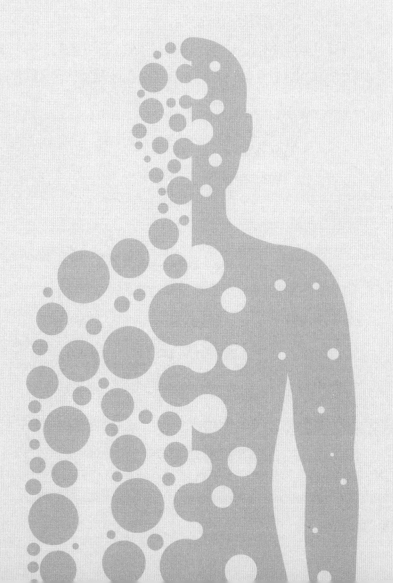

몸이 차가운 이유

몸이 추워서 보일러를 켜도 집이 춥고 옷을 둘둘 말아서 밖에 나가고 에어컨이 싫은 사람의 몸은 왜 차갑게 되었을까? 한 번 차가워진 몸은 여러 생활에 지장을 주고, 질병이 있기 전 이미 몸이 추웠었다, 디스크와 같은 통증도 몸이 춥다는 것이었다.

칠판과 같이 몸의 증상들이 나타나게 되는 경위들은 어떻게 내 몸과 상관관계가 있고, 어떤 관계성이 있기에 다른 증상을 만드는지 알아야 한다.

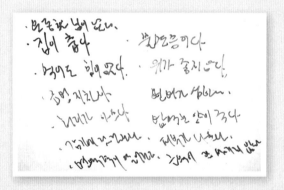

운동할 힘이 없다	불면증이다	집이 춥다
위가 좋지 않다	먹어도 힘이 없다	변비가 심하다
금방 지친다	밥 먹는 양이 적다	허리가 아프다
피부가 나쁘다	감기에 잘 걸린다	근육이 잘 생기지 않는다
	면역력이 떨어져 있다	

1. 몸이 차가우면 질병이 찾아온다

골반의 위치 때문에 허리 디스크가 오고, 목 디스크, 어깨 통증과 같이 순차적인 순서를 가지고 몸에서의 통증을 일으킨다. 장기들의 경우는 하나의 잘못된 장기는 여러 가지 장기들에 동시다발적으로 문제를 일으키며 이러한 문제들이 다시금 원래 장기에 영향을 미치게 된다는 것이다.

위장장애가 있다면
잠을 못 자고
변비가 심해지고
장의 움직임이 약해지고
몸이 힘이 떨어지고
무기력해지고
몸이 차가워지고
근육량이 줄고
혈액순환이 안 되고
골반이 틀어지고
허리 디스크가 오고

그럼 위장장애로 잠을 못 잤다면?
다음 날 밥이 잘 먹히나요?

변비가 심해지면 밥이 잘 먹히나요?

장의 움직임이 약해지면?

몸의 힘이 떨어지면 위장장애가 좋아질 수 있을까요?

무기력해지면 위장도 힘들어진다.

몸이 차가워지면? 위장은 더 힘들 것이다.

근육량이 줄면? 당연히 위장이 문제가 발생한다.

하나의 문제가 여러 가지 문제를 만들어 다시금 원래의 문제가 되는 장기에 다른 증상을 되돌려 주는 특징이 되는 것이다.

결국, 위장이 좋지 못하다고 할 때는 이미 다른 장기에 영양을 공급하지 못하는 나쁜 영향이 미쳤고, 그로 인해 잠을 자지 못하거나 힘이 빠진다. 위장에 필요한 에너지를 받지 못하는 것으로 영향을 미칠 수 있기에 위가 좋지 못할 때는 위장만의 문제를 봐야 하는 것이 아니라 전체적으로 몸을 해석하고 분석해야 몸의 문제들이 해결되는 것이다.

이미『골반 때문이야!』에서 위장장애를 다루었지만, 위장장애가 있다면 먼저 골반을 봐야 한다고 말을 했었다.

제아무리 좋은 약이 있다 할지라도 골반의 위치가 틀어져 있다면 언제든 위장장애로 인한 고통을 받을 수밖에 없기 때문이고, 당장 위장장애가 심하다면 골반의 위치를 잡아주지 않고서는 절대로 위장장애를 해결할 수가 없는 것이다.

또 골반의 위치를 바로잡았다 할지라도 그동안에 근육의 양이 줄었을 것이기에 다시금 골반이 틀어질 것이고 심하게 틀어지지 않았다 할지라도 몸이 차가워진 상태라면 금방 체하고 먹는 것이 두려움으로 다가올 것이다.

이렇게 여타의 문제들이 남아있다면 위장장애는 고쳐야 한다는 생각뿐 먹는 것에 대한 해결안을 찾지 못하는 것과 같이 몸이 차갑다는 것에 염두를 두지 않으면 질병이 들어오게 된다.

몸은 하나만의 문제가 아닌 세포들의 상호 결합체가 모인 하나의 구조물인 것이고, 그 구조물인 몸이 좋아지기 위해서는 세포가 추위에 노출되면 세포의 역할을 하지 못하고 몸에서 열을 만들지 못하므로 인해 몸은 추워지고 몸에서 여러 가지 증상들이 추가된다.

질병의 연결고리를 끊을 수 있는 방법을 찾아야 한다.

2. 굽어진 몸은 몸을 차갑게 된다

몸속의 열을 이야기하는데 결국 『골반 때문이야!』의 몸의 자세 이야기를 또 첫 번째로 이야기할 수밖에 없다.

이미 『골반 때문이야!』에서 배의 주름을 이야기했고, 배에 주름이 있어서는 밥을 적당량만큼 먹기도 힘들지만, 밥을 삼켜도 위가 움직일 수 없어 소화되기가 어렵게 되는 것이다.

설령 위에서 내려보내는 것이 소장으로 내려갔다 할지라도 소장의 움직임이 적어짐에 따라 음식물의 적체 현상이 벌어지고 딱딱하게 굳어진 음식물은 대장에서도 돌처럼 딱딱한 돌이 되어 변비를 만들고 오래된 변이 썩어 감에 따라 유해균들의 소굴이 되어 장의 상태는 더욱 나빠지게 된다. 소화기관에 따른 문제가 아닌 몸의 영양소 흡수 부분까지도 영향을 주어 결국 몸은 차가워지는 것이다.

잘 먹지 못하고

먹지 못하면 몸은 힘들어진다.

3. 틀어진 골반이 몸을 차갑게 한다

　골반으로 몸이 굽어있는 것은 혈액의 흐름을 나쁘게 할 뿐 아니라 소장의 움직임을 제한하고 움직이지 못하도록 붙들고 있는 형태가 된다. 공황장애, 위장장애를 겪는 분들의 몸은 매우 차고 아랫배 쪽이 딱딱하다.

　몸은 어느 한순간에 동시다발적인 움직임과 운동성이 떨어져 몸이 차갑다는 결과에 도달하여 몸의 증상으로 보여주지만, 변비가 와서 장이 딱딱해지는 것인지 장의 움직임이 덜해져서 변비가 심해지는 것인지는 구분하기 힘들 정도로 동시다발적으로 몸에서 표현되는 것이다.

　변비가 있는 분들의 경우 '몸속에 돌이 들어있나?' 할 정도로 배를 만져보면 배 속이 딱딱함을 느끼고 변비가 심해지고 먹는 것에 영향을 미칠 수밖에 없어서 음식물을 먹지 못하므로 인해 변비가 오고, 변비가 오면 장의 움직임은 더욱 느려지고 운동성이 떨어진 현상으로 배가 차갑고, 차가운 배로 인해 밑으로 혈액이 차갑게 식고 혈관은 눌려 흐름이 나빠짐에 따라 몸이 차가워지는 것이다.

　배 속이 딱딱한 돌이 느껴질 정도면 그림처럼 말랑했던 배를 코끼리가 위에서 누르는 것과 같이 압박을 배에서 받는 것이다.

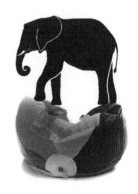

　복부라는 배의 공간에는 소장, 대장이 자리 잡고, 그 소장, 대장 속에는 음식물로 가득 차있게 되고, 소장, 대장 위로 근

육이 그리고 그 근육들 사이에 보이지 않는 지방이 그 위에 더 두껍고 무거운 지방이 자리 잡고 있다.

그 대장 소장 밑에 대동맥과 대정맥이 위치하고 그 밑에 척추뼈가 위치하게 된다.

배 속에 대동맥 대정맥이 지나가는데 그 자리를 코끼리 발로 밟고 있거나 무거운 돌을 얹어 놓으면 어떻게 될까?

누르는 압력으로 숨쉬기 힘들고, 밥 먹기 힘들고 무게의 압력을 받은 소장과 대장의 움직일 수 없다. 심지어 그 밑에 깔린 혈관까지도 눌림을 받게 되는 것이다.

우리 배에 허리띠나 고무줄을 심하게 묶어놓은 듯한 느낌이 결국 심장이 있는 윗부분은 뜨겁게 그리고 고무줄 아래쪽이 해당하는 배꼽 아래쪽은 차갑게 몸이 형성되는 것이다.

'머리는 뜨겁고 열이 나는데 발은 시리지?'라는 질문의 답을 얻게 될 것이고, 수승화강이니 그런 말은 염두에 두지 않아도 될 것이다.

배 마사지를 하면 편하고 좋게 느껴지는 이유도 결국 졸라맸던 허리띠나 고무줄을 끊어내는 것으로 몸속의 딱딱해진 장들의 움직임을 마사지로 풀어줌으로 인해 먹는 것이 편해지고 소장, 대장의 움직임이 커짐으로 전체적으로 몸이 편해지는 것이다.

4. 머리는 뜨겁고 배는 차갑다

왜 머리 쪽은 땀이 나고 아랫배 쪽은 차가울까? 흔히들 열은 위로 올라가서 뜨겁고 차가움은 밑으로 내려가서 몸이 섞이지 않는 결과론적인 상태를 가지고 설명을 할 수밖에 없을 것이다.

몸의 상태가 밑에는 차갑고 머리 쪽은 뜨겁다는 것을 누구나 잘 알고 있지만 결국 골반의 위치에 따른 골반의 위치를 알지 못하면 절대로 풀리지 않은 숙제로 남아 사람들을 고통스럽게 한다.

"수승화강이 잘 이루어져야 한다." 이런 말들은 들어봤을 것이다. 도서관에 가면 이런 종류의 도서들은 많고, 해결하려고 하는 것들의 방법들도 많다. 그러나 정작 그 도서들이 자세의 중요성, 특히 골반의 위치가 중요하고 잘못된 골반의 위치를 알고 환자들에게 알려준들 소용이 없는 것은 위장장애를 겪는 그리고 몸이 차가운 분들이 해결이 안되는 원인이 되는 것이다.

즉, 혈액이 빠르게 심장을 지나 소장과 대장을 거치면서 혈액 온도는 더욱 올라가야 하는데 이미 심장에서 나오자마자 구부러진 몸으로 인해 혈액의 속도가 현저히 떨어져 몸은 차가워진다.

마치 자동차가 고속도로와 같이 넓은 길을 가야 하는데 구불구불한 좁혀진 고속도로를 지날 때 속도를 내지 못하는 정체 현상이 벌어지듯이 몸이 구부러져 있다는 것, 즉 골반이 틀어짐으로 인해 혈액의 흐름이 현저히 떨어질 수밖에 없는 것이다.

그리고 중요한 배꼽 아랫배를 지나면서 혈액 온도가 다시 한 번 상승해야 하는데 이미 차가워진 아랫배를 지나면서 혈액 온도가 현저히 떨어지고 배를 지나 다리의 혈액의 흐름은 더욱 늦어져 발이 차가워지는 것이다.

열역학에서 온도가 떨어지면 기체나 액체의 부피가 줄어드는 현상처럼 혈액 온도가 현저히 떨어짐으로 인해 혈액의 뭉침 현상이 나타나고, 이로 인해 혈관이 좁혀지고 좁혀진 혈관은 혈액의 흐름을 방해하는 요인이 되어 밑으로 내려오지 못하고 상대적으로 다리 반대쪽인 머리 쪽으로 혈액 공급량이 많아진다. 그래서 얼굴이 상기되고 얼굴에서만 땀이 나게 되는 것으로 두통이 시작되고 머릿속이 뜨거워지는 것이다. 골반의 각도를 이해하지 못해 본인들 목의 주름과 틀어진 몸으로는 환자들 차가운 몸을 절대로 이해하지 못하게 되는 것이다.

"몸이 차갑네요!"라고 하지만 정작 몸이 차가운 것을 따뜻하게 하거나 그리고 골반이 틀어진 것을 바로잡아 주지 않고서 그냥 틀어진 것을 잡는 시늉만 하고 몸만 따뜻하게 해야 한다고 하는 공허한 이야기만 하게 되는 것이다.

몸은 구조적인 골반과 몸을 따뜻하게 해야 하는 것이 동시에 이루어져야 몸의 문제들이 비로소 풀어지는 것이다.

몸이 차가워서 특히 아랫배 아래쪽이 차가워서 수많은 곳을 돌아다니면서 침을 맞고 한약을 먹고 마사지를 받는데도 결국 몸을 따뜻하게 하지 못하는 이유가 몸이 틀어짐을 이해하지 못하기 때문이다.

5. 복부지방이 몸을 차갑게 한다

소장의 기능 중 하나는 음식물을 체내로 흡수하는 것이고, 음식물을 흡수하기 위해 십이지장에서 내려온 음식물을 자르고 섞고 흔들어 대장으로 내려보내는 과정에서 소장들의 근육이 움직임을 통해 열을 내게 되는 것이다.

우리는 몸에 열을 내야 할 때 일반적으로 운동해서 근육의 움직임을 통해 열이 나서 몸이 더워지고 그로 인해 땀이 나는 것만 생각하지만, 배 안에서는 심장이 아닌 소장의 움직임으로 인한 열이 발생하고 몸을 따뜻하게 하는 보일러 역할을 담당하는 것이다.

소장은 내 의지와 상관없이 운동하는 장기로, 소장의 움직임이 커질수록 소화력이 커지고 소장의 움직임으로 인해 몸 안의 온도가 내려가지 않게 되는 것이다.

우리 몸에서도 스스로 움직여서 열을 내는 기관이 바로 소장운동에 해당하는 것이고, 소장의 움직임이 떨어질 때 소화는 물론 몸의 체온도 떨어질 수밖에 없는 것이다.

"내 몸 안에 돌덩이 같은 딱딱한 것이 잡혀요!"

"적이 쌓여서 소화가 안 되고 적을 풀어헤쳐야 몸이 좋아집니다."

그럼 적취란 무엇인지 설명을 단 한 번이라도 정확히 들어봤을까? 단지 적이라고 하고 적취라고 하는 것이 배 속에 위장에서 치골 부분까지 딱딱하게 자리 잡고 있어 손으로 만져지는 것이 적취라고 알고 있지만,

적취를 현대의학에서 영상장비로 찾아낼 수 있을까?

돌같이 딱딱한 것은 없고 실체도 없는 단지 장기들과 소장들 사이에 붙어있는 노란 지방만이 확인할 수 있는 것으로 아무것도 존재하지 않다고 하는 것이다.

아무것도 존재하지 않는데 딱딱하게 만져지는 것은 소장과 소장을 둘러싼 지방들이기에 처음부터 돌 같은 것이 존재하지 않는 것이고, 단지 딱딱하게 만져지는 것은 소장과 주위의 지방 덩어리가 단단해져서 돌처럼 만져지는 것이다.

팽창되고 경직되어 움직임이 없는 소장과 대장의 모습으로 대장은 누르면 말랑한 느낌이 들고, 소장은 더욱 딱딱하게 느껴지고 심지어 소장끼리 중간에 지방이 자리 잡음으로 인해 움직임이 덜해지는 것이다.

소장과 소장 사이에 지방이 덕지덕지 붙어있게 됨은 결국 지방이 소장의 사이에 단단히 고정하는 시멘트 역할을 하는 것이다.

장을 움직이게 하지 못하는 요인이 복부의 부족한 공간성으로 협소하고 좁혀진 상태에서는 지방이 마치 본드처럼 장을 움직이지 못하도록 묶어놓음으로 인해 장의 움직임이 떨어지고, 공간은 더욱 좁아져 몸이 차가워진다.

그리고 변이 뭉치지 않아야 하는 것으로 장 속에 들어있는 내용물이 얼만큼 자주 빠져나가느냐의 차이가 될 것이고 내용물이 딱딱하게 쌓이는 만큼 장의 운동성이 떨어져 변이 뭉치는 것이 변비고, 심해지면 장의 움직임은 떨어질 수밖에 없는 것이다.

세 번째는 소장과 소장의 움직임을 방해하는 지방이 없어야 하지만 이 지방들이 뭉치고 커지면 이 부분이 곧 적취라 할 수 있고, 지방은 장과 장을 마치 그물막처럼 서로 연결되어 장의 움직임을 가로막는 것이다.

4번째는 곧 장도 근육으로서 운동성을 스스로 갖게 하는 혈액의 흐름이라 할 수 있다.

단지 장의 움직임을 이야기하는데도 4가지의 몸의 작용으로 운동성이 좋으냐 나쁠 것을 예단할 수 있는 것으로 골반의 움직임과 운동성 그리고 몸의 혈액의 흐름까지 살펴야 한다.

몸이 차가운 20대는 젊은 나이에도 지방이 위에 코끼리 그림처럼 물 호스를 발로 밟고 있는 것이다. 몸이 차가워지는 것은 나이를 따지지 않는다고 할 수 있다.

『골반 때문이야!』에서 언급한, 장이 움직여야 몸이 살아나고 장의 움직임을 방해하는 요인은 장과 장이 얽히고 달라붙은 지방 덩어리들은 장의 움직임을 떨어뜨린다. 또 장이 눌려 운동력이 떨어진 소장 주위에는 지방이 쌓이게 된다. 몸에서 열을 내지 못하면 복부 안의 소장과 소장 사이에 지방이 쌓이게 하고, 소장의 운동력을 떨어뜨리게 되는 악순환의 연결고리가 만들어져서 몸의 보일러 역할을 올바르게 수행하지 못하게 되는 것이다.

6. 복부의 혈관이 눌려 몸이 차가워진다

몸이 차가워진 원인을 나열해 가지만 일반적으로 혈관이 눌림으로 인해 혈액순환이 안 되는 것은 눈으로 보이지 않는 것들이기에 쉽게 이해할 수 있는 부분은 아니다.

혈액순환을 위해 운동하지만, 결과물들이 쉽게 나오지 않는 것은 혈액순환이 수치로 나오거나 눈으로 확인이 불가능하다. 하지만 혈액순환이 되지 않을 때 몸은 차가워지고 그로 인해 2장에서 나열된 여러 가지 복합적인 문제들이 발생시키는 요인이 된다. 이미 그런 문제들이 도출되었다면 혈액순환은 안 되고 몸은 이미 추운 상태로 세포들과의 소통은 끊겨있다고 볼 수 있다.

혈관의 외벽을 마치 코끼리가 혈관을 짓누르는 현상으로, 심장으로 오가는 대동맥 대정맥 혈관을 누르는 것이다.

지방압력에 눌린 대동맥은 힘이 떨어지고 배꼽 위 상체는 몸이 뜨겁고, 배꼽 아래쪽은 차갑게 되는 것으로 몸이 차가워서 오는 질병을 얻고 또한 한 번 들어온 질병은 치유하기 어려워 고생하는 지름길이 되는 것이다. 위에서 언급한 혈관을 코끼리가 밟고 있다면 시간이 지나면 혈액의 흐름이 미미해져 허리 밑은 점점 차가워지고 상체는 뜨거움을 느끼게 하는 것을 느끼게 될 텐데 이미 많은 사람이 보이지 않는 코끼리에 눌려 살고 있다는 것으로, 내 몸의 지방들이 코끼리가 밟는 것과 같이 장을 짓누르고 마치 코끼리 발의 무게감으로 발을 향해 가는 동맥과 정맥을 눌러 혈액이 내려가는 것 그리고 올라가는 혈액의 흐름을 의

도적으로 내 몸이 막고 형국이 되어 가슴 답답함이 늘 있게 된다.

혈액순환이 잘 되려면 몸을 펴라! 즉 골반이 틀어지면 복부가 심하게 눌리게 되고, 그 눌리는 힘은 지방과 소장이 혈관을 눌러 배에 손을 얹어보면 마치 심장박동의 느낌이 나는 것을 알게 된다.

심장이 아닌데 배에서 심장의 박동이 느껴지는 원리도 마찬가지로 혈관이 지나가는 위에 스펀지를 대고 그 위에 손으로 누른다면 혈관의 박동은 스펀지 푹신함으로 사라져 박동이 거의 느껴지지 않게 된다.

그런데 이번엔 스펀지 대신에 두꺼운 책을 얹어놓았다면 혈관의 박동이 두껍고 딱딱한 책에 그대로 전달되어 책을 통해 혈관의 진동이 크게 느껴질 것이다.

이처럼 배에서 혈관의 맥동이 느껴진다면 혈관 위에 있는 복부의 장기가 책처럼 지방이 딱딱하게 자리 잡고 있어서 소장 밑에 혈관의 맥동이 그대로 전해지는 것이다.

배가 부드러워야 그 맥동이 느껴지지 않고 또한 혈관 속의 혈액의 흐름도 빠르게 지나갈 수 있는 것이다.

간단한 실험으로 쉽게 알 수 있는 것은, 오른손으로 왼손 손목을 꼭 잡으면 손목 맥동이 처음에는 낮게 느껴지다가 진동이 점차 커지는 것을 느끼고 손끝이 저리는 것을 알게 될 것이다.

배에서 맥동이 느껴진다는 것은, 앞의 코끼리를 비유했지만, 어마어마한 손이 배를 쥐고 있는 것이나 마찬가지다.

외부에서 쥐어지는 것이 아닌 내 몸이 내 혈관을 누르는 작용을 할 때 혈액순환이 안 되고 몸이 차가워지고 발끝까지 저리는 현상이 벌어지는 것이다.

지방과 장이 몸을 짓눌러 장의 연동운동이나 움직임의 현상이 떨어진 결과를 가져온 것은 곧 장이 움직일 수 있는 공간의 부족한 현상이고, 속이 거북하고 특정 남자들의 아랫배가 불룩하게 튀어나와 허리띠가 배 밑에 걸려있게 되는 것을 볼 수 있다.

이렇게 공간성이 부족해진 소장, 대장 밑을 지나는 혈관은 무거운 코끼리가 짓누르는 것과 같은 눌림 현상으로 혈액의 흐름이 나빠져 다리는 차가워지고 숨이 가빠지고 머리에는 땀이 나는 것이다.

7. 위장장애는 몸을 차갑게 한다

잘 먹는 사람들은 모르지만, 못 먹는 사람들은 밥 한 숟가락의 힘이 얼마나 중요한지 안다. 겨우 한 숟가락의 밥에 힘을 얻고, 그것조차 목에 넘기기 힘들어 무기력에 빠지고 병원 신세를 지는 사람들이 많다.

사람은 기본적으로 먹지 못하면 힘이 나지 않고 힘을 쓰지 못하게 되는 것을 알고 있지만, 먼저 몸이 차가워지게 된다는 것을 알지 못한다.

몸이 차가워지면 얼마나 몸이 힘들게 되고 고통스러워지는 질병들이 찾아오는지 모르기에 애써서 먹는 것보다 어느 순간 살이 빠지는 것을 중요시하여 다이어트를 하고, 잘못된 다이어트를 하는 것으로 몸이 더욱 차가워지는 것을 간과하는 것이다.

몸무게를 줄이고 굶기 전에 생각해야 할 것이 있다.

살이 쪘다! → **지방보다 근육이 부족하다.**

근육량이 적다! → **몸이 차갑다.**

열을 잃은 차가운 몸은 음식을 먹지 못하게 하고 불면증을 만들고 다시 우울증을 만들어 낸다.

'다이어트를 하다가 죽을 것 같았다!'라는 이야기는 몇몇 연예인뿐 아니라 밥을 잘 못 먹고 일부러 안 먹는 사람의 이야기가 될 수 있는 것이다.

위장장애를 겪는 분들의 경우 한결같이 몸이 차가운 것이 특별히 다이어트를 하는 것도 아닌데 평소 위장장애를 겪다 보니 자연적으로 못 먹게 되고 굶는 다이어트를 하는 것으로, 늘 힘이 없고 무기력하고 근력까지 떨어져 심지어 병원에 입원해 밥 한술이라도 먹기 위해 고생하는 것이다.

몸 안에 음식이 들어가지 못하면 몸은 추워진다. 그래서 예전의 어른들은 "날씨가 추우니까 더 든든히 먹고 밖에 나가라!"라고 하셨다. 날씨가 추운 날은 그냥 있는 것만으로 몸의 에너지를 많이 사용하게 된다. 차가운 날씨에 많은 운동을 하지 않으면 에너지를 사용하지 않는다고 생각하지만, 체온 유지에 많은 에너지를 사용하게 되어 추운 날에는 소화 시킬 몸의 여력이 없을 정도가 되어 쉽게 체하기도 하는 것이다.

피부에 털이 바짝 서는 것, 바르르 몸을 떠는 것도 에너지를 사용해 체온 유지를 위한 것이고, 순간적으로 손바닥을 비비는 것 또한 체온 유지를 위해서이다. 그리고 한곳에 머물지 않고 발을 동동거리는 것도 몸을 움직여 체온을 유지하는 것이고 또한 남자들이 소변 보고서 자기도 모르게 바르르 떠는 것도 소변을 봄으로 인해 떨어진 체온을 올리기 위한 보상 운동으로 평소보다 많은 에너지를 사용하여 떨어지는 체온을 유지하는 것이다.

몸이 자연스럽게 몸 온도를 올리고 체온을 유지하기 위한 시스템이 몸의 항온작용이고 그때 사용되는 몸의 시스템이 갑상선 호르몬에 의해 포도당을 사용하고 에너지를 만들어 근육을 움직이게 하는 것으로 에너지를 사용하는 것이다.

몸이 차가운 사람은 에너지를 많이 사용하는데 먹지 않음은 몸을 경직시키고 움직이지 못하고 눈앞이 컴컴해지고 쓰러지는 것이다.

8. 살이 찌면 몸은 더욱 차가워진다

차가워진 몸은 지방을 키우고, 지방은 다시 혈액의 흐름을 나쁘게 하여 지방을 더 크게 만드는 요인이 된다.

'살을 뺍시다.'라고 할 때 제일 먼저 생각하는 것이 '살 빼기 위해 운동해야겠다.'일 것이다. 그러나 운동으로는 지방을 직접 빼지는 못한다. 에너지를 사용하고 몸에 땀이 흠뻑 젖을 정도로 몸을 움직이고 열이 나게 하여 지방을 없애려고 하겠지만, 몸무게만 가지고서 살이 빠진다고 생각하면 결국 지방보다는 근육량이 줄어들어 몸무게가 줄어 살을 뺀 것이 아닌 몸의 기둥인 근육을 뽑아 자기 몸을 해치는 것이다.

운동은 몸이 따뜻하게 하여 혈액의 흐름이 빨라짐에 따라 땀을 흐르게 되고 노폐물이 몸 밖으로 땀과 함께 배출되는 것으로 운동은 곧 몸을 따뜻하게 하는 것이다.

반대로 몸이 차가워졌다는 것은 열이 떨어졌다는 것이고, 항온 작용을 하지 못할 만큼 에너지가 고갈되고 그로 인해 장의 움직임조차 혈관의 움직임이 더뎌 혈액순환이 안 된다고 할 수 있는 것이다.

몸의 지방은 미용상의 문제보다는 근본적인 혈액의 흐름을 누르고 가로막는 것으로 몸을 차갑게 하고 혈액의 흐름을 나쁘게 만드는 것이다.

뒷장에 항상 몸이 따뜻하다고 하는 분의 이야기를 다루었다.

"몸이 항상 따뜻하다면서요! 그러면 항상 땀이 나고 운동하고 있는 사람과 같은 것인데 팔뚝에 그리고 다른 부위에 살이 빠지지 않고 많을 수 있죠?"

몸이 따뜻하다면 항상 운동하는 것과 같은 혈액순환이 잘 되어 지방을 녹여내고 지방이 붙지 않고 없어야 하는데도 언뜻 보기에도 몸에 지방이 많이 보이면서 몸이 따뜻하다고 하는 것에 대해 이해를 시키기 위해 필자가 쓰는 말이 "몸무게가 48kg밖에 나가지 않더라도 근육보다 지방이 많으면 비만입니다."이다.

본론으로 돌아가 몸이 차갑다는 것은 그만큼 혈액의 흐름이 나빠지도록 막는 요인으로 혈관 내의 지방보다 혈관을 짓누르는 밖의 지방이 몸에는 더 치명적이라 할 수 있고, 혈관 속의 지방만 나쁘다고 할 뿐 겉의 지방은 혈관 속 지방보다는 혈관을 누르는 지방이 혈압을 높이는 요인이고 몸을 차갑게 하는 가장 큰 요인이 되는 것이다.

지방이 그렇게 혈액순환이 되지 못하게 하나?

여성분들은 너무나 잘 아는 기초화장품만 얼굴에 발라도 무겁다는 이야기다. 겨우 콩알만큼씩 덜어서 얼굴에 바르면 쉽게 얼굴이 무겁게 느껴지는 것이 화장품이어서 '오래간만에 화장했더니 얼굴이 무겁네!' 라고 하기도 한다.

단 몇g의 화장품이 피부에 얹어진 것만으로 무겁고 갑갑함을 느끼면서 팔뚝부터 발끝까지 온몸을 둘둘 감고 있는 지방은 무겁다고 생각하지 못하는 것이 결국은 사람의 생명을 단축시키는 원인이고, 일상화된 지방의 무거움이 곧 혈관을 누르고 세포를 짓누르고 괴롭힌다는 사실이다. 만약 지방도 옷처럼 벗었다 걸칠 수 있다면 다시 몸에 걸치자마자 그 무게감에 그 자리에서 주저앉고 말 것이다.

살이 찐다는 것은 마치 온몸에 고무줄을 감고 있는 것과 같고, 심하면 저림증상이 나오고 고무줄과 같이 지방이 몸을 감싸고 있어 혈액의 흐름을 나쁘게 하고 중요한 림프액의 흐름까지 막는 원인이 된다. 흔히 느슨하게 옷을 입으라고 하면 몸이 편하다는 것을 알면서 옷 속에 진흙 갑옷과 같은 지방을 두르고 살아가는 중인 것이다.

살이 쪄서 미용상의 아름다움이 사라지는 것을 마음 아파할 것이 아니라 살이 찌므로 인해 혈액순환을 막아 몸이 차가워지고 차가워진 몸은 다시 지방을 걷어 내지 못하는 악순환의 연결고리가 만들어지는 것이다.

9. 지방은 근육의 움직임을 줄여 몸을 차갑게 한다

차가워진 몸은 지방을 걷어 내지 못함으로 인해 더욱 차가워지고, 에너지를 사용하여 근육을 움직이려고 하면 두꺼운 진흙 옷과 같은 지방을 걸치고 다니니 에너지를 이미 사용하여 힘이 없고, 그 진흙을 끊어 내지 못함으로 근육은 사용되지 못해 유연성이 떨어지고 소멸한다.

열심히 운동하는데 왜 근육이 커지는 효과가 나타나지 않을까? 운동 효과가 쉽게 나타나기 위해서는 근육의 움직임인 수축과 이완이 원활히 되어야 하는데 두꺼운 지방이 근육에 붙어있으면 근육의 수축과 이완을 저해함을 알아야 한다. 이런 이유로 헬스를 통해 근육을 크게 키우기 위해서라도 먼저 근육의 길을 만들어야 하는 것으로 지방을 먼저 빼는 것이 중요한 일이다.

근육은 고무줄과 같이 수축 이완성이 높고 지방은 스펀지와 같아서 팽창성이 없어 힘을 주어 근육이 팽창하고 싶어도 지방이 팽창을 막아 통증만 일어나고 근육은 커지지 않는다. 운동성을 가진 근육이 지방에 가로막힘에 의해 사용되지 못한 근육은 형태만 남기고 소멸되는 것이다.

사용하지 않은 근육이 줄어드는 예를 들어보면 팔에 깁스를 한 달 동안 했다가 깁스를 풀었던 적이 있다면 알 것이다. 깁스하지 않은 팔보다 깁스를 했던 팔이 가늘어 짐을 보았을 것이고, 근육만 쏘옥 빠진 상태를 확인할 수 있다. 깁스하는 동안 팔을 사용하지 못했기 때문에 팔의 근육의 사용량이 현저히 떨어지고 근육의 필요성을 느끼지 못함으로 인해 근육이 작아지고 소멸하는 것으로 운동하라고 근육이 사라지기 전에 말하는 것이다.

시중에 꽉 조이는 보정 속옷이 위험한 이유가 이것이다. 그렇게 조여진 보정속옷으로 인해 허리는 잠시 편하고 옷 맵시는 나겠지만 정말 중요한 허리 근육은 빠져 버리는 결과로 이어진다. 지방은 훌러덩 흘러내리고 보정속옷 없이는 허리가 아파 한 발자국도 걷지 못하는 사람이 되는 것이다.

이처럼 근육은 계속 사용되어야 하고 더 크게 팽창해야 하는데 근육 둘레에 지방이 근육의 운동성을 떨어뜨리고 운동성이 떨어진 근육은 쉽게 소멸하여 몸은 차가워져 근육을 담당하는 세포들은 이미 사라져 운동하지 못하는 몸으로 약해지는 것이어서 몸은 더욱 차갑게 되는 것이다.

10. 작아진 근육은 몸을 차갑게 한다

근육의 크기를 줄였다 늘였다 하는 것이 운동이고, 운동성이 떨어진 근육은 많은 에너지를 필요하지 않게 된다.

우리가 평소에 운동 과하게 했거나 일을 많이 했다면 그만큼의 에너지를 사용함에 따라 빨리 배고픔을 느끼고 또 입맛이 없거나 음식을 적게 먹는다면 일을 적게 했거나 에너지를 덜 사용했기에 음식을 많이 필요하지 않을 것이다.

곧 운동량은 근육의 사용량에 비례하고, 근육의 사용량은 음식량과도 비례한다고 할 수 있다.

평소에 운동을 많이 했다면 그로 인해 열에너지를 많이 만들어서 방출하고, 방출된 에너지를 보충하기 위해 많은 양의 식사를 하게 되는 것이다. 겨울철 입맛이 도는 것은 추위로 인해 보이지 않는 에너지를 사용함에 따라 늦은 밤 먹을 것을 찾게 되는 것이다

위에서 언급한 근육의 크기를 지방이 제한함으로 인해 음식량이 줄어들 수밖에 없고 또 음식량이 줄어들면 근육의 힘은 더 떨어지게 되어 음식량이 줄어들 수밖에 없고, 근육량을 줄어들게 하고 근육의 힘은 떨어져 몸을 차갑게 하고 혈액순환은 저해하여 음식을 소화하는 데 문제를 일으키는 연결고리가 형성되는 것이다.

다이어트에 있어서 '바보같이 굶지 말아라!'가 다이어트 불변의 원칙이 된 것은 굶는 다이어트는 노화를 부르고 몸의 열을 빼앗아 가는 근육의 소멸을 불러와 죽음에 이르는 지름길이 되기 때문이다.

그럼 잃어버린 근육을 찾으려면 얼마나 시간이 걸릴까? 운동이 아니라 6개월 이상 꾸준히 제자리를 벗어난 세포들을 끌어모아야 하는데 멈췄던 근육을 움직이면 온몸이 아프고 욱씬거린다.

세포들이 끌려오면서도 계속해서 통증을 만들고 그 시간이 반복됨에 따라 가끔 운동을 쉬면 오히려 몸이 근질거리는 것은 근육의 한 방향성의 관용성으로 이제는 운동을 계속할 만한 몸이 된 것이라 할 수 있다.

근육은 한 번 쉬면 계속 쉬고 싶고 움직이던 것을 멈추더라도 지속적으로 움직이고자 하는 성질을 가지고 있다.

11. 통증은 몸을 차갑게 한다

먼저 통증이 있는 분들이 어떻게 하면 편하게 되는지를 역으로 생각해 보면 차가운 몸이 통증을 만들어 내게 되는 것을 알게 될 것이다.

『골반 때문이야!』에서 골반의 위치에 따른 통증을 유발하는 요인이 되고 이미 몸의 통증을 해결하기 위해 골반의 위치를 바로잡아야 하고 따뜻한 사우나에서는 왜 몸이 편안한지 깊게 생각해야 한다 했었다.

물론 어떤 열이 몸에 들어가야 몸이 편하다는 것은 개인의 편차가 있을 수 있지만, 따뜻한 사우나에 가면 허리가 편하고 때로는 소금 자루를 따뜻하게 데워 무릎에 대면 그나마 잠을 이룬 그들의 살아있는 경험치가 치유의 기본이 되기도 하는 것이다.

뜨거운 열이 통증을 가라앉게 하고 몸을 편안하게 하고, 차가움은 어떻게 통증을 만들게 되는지 알아가야 한다.

몸이 차가울 때 혈액의 흐름이 좋지 못하고 몸에서 근육이 빠져나가는 악순환의 고리에 빠진다고 앞에서 언급했는데, 이때 힘을 쓰지 못하는 근육들이 허리에 생기면 허리 디스크, 목에 생기면 목 디스크, 승모근에 생긴다면 승모근이 뻣뻣해지는 것으로 근육은 차가울 때 뻣뻣해지고 따뜻할 때 이완되고 사용하지 않을 때 소멸의 길을 간다.

차가운 날에 몸을 풀지 않고서 운동하면 쉽게 부상이 오는 이유도 추운 날씨에 긴장된 근육이 순간적으로 큰 힘을 받을 때 근육에 충격이 와서 근육이 무리가 오는 것은 평소의 몸 온도보다는 외부의 온도에 의한 충격을 받는 외상이라 할 수 있는 것이다.

그리고 『열 때문이야!』에서 다뤄질 통증의 원인이 되는 몸의 차가움이란 것은 외부의 날씨에 의한 것이 아닌 혈액순환이 되지 못해 그리고 평소에 지방이 많이 쌓임으로 인해 근육의 소멸이 되는 조건을 만드는 몸의 차가움이라 할 수 있다.

천천히 오래도록 몸이 차가워져서 느끼지 못한 상태에서 오는 근육의 손실이기에 통증이 없고 근력이 떨어짐을 느끼는 정도에서 허리에 무리가 가거나 외부의 충격으로 인한 디스크의 탈출이 통증으로 오는 경우가 많다.

"디스크가 터졌어!"

"협착증이야!"

대부분 디스크에 걸리는 힘의 세기를 디스크 주위 근육에서 받아주지 못하고 디스크에서 받는 압력이 커짐으로 인해 터지고 빠져나와 통증이 유발되는 것이고, 뼈마디 마디가 딱딱하고 굳어있는 것은 근육이 유연하지 못하고 근육의 양이 적음을 의미하는 것이다.

몸 안에 있는 근육들을 보지 않고 단지 눈으로 보고도 디스크 탈출, 협착으로 진행될 수 있는 사람들을 예견할 수 있는 것도 피부에서 나타나는 몸 온도이고, 몸에 중요한 근육의 손실이 커짐을 알 수 있고 단지 눈동자의 색깔만으로 혈관병의 종류인 당뇨나 고혈압 고지혈증을 알 수 있는 것이다.

사우나에서 나온 얼굴은 뽀송뽀송 빛이 나고 반대로 몸이 지치고 잠을 못 자고 질병의 늪에 빠진 사람의 경우 얼굴빛이 검은빛이거나 노랗고 피부가 거칠고 메마르다는 것을 확인할 수 있는 것도 몸 온도인 것이다.

우리 몸이 서 있는데 근육이 몸을 지탱할까? 아니면 뼈들이 우리 몸을 지탱할까? 대부분은 뼈가 몸을 바로잡고 지탱한다고 생각한다.

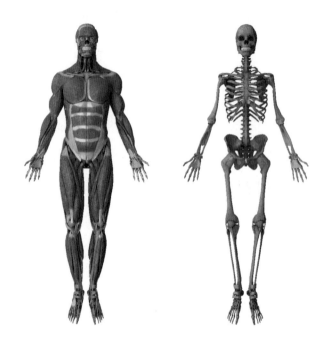

　죽은 사람의 뼈만 남은 그림에서 다리뼈를 들어 올리면 골반이나 무릎뼈가 같이 들어 올려지지 않고 뼈는 하나하나가 독립적으로 떨어지고 결국 뼈만으로는 바로 서지 못하는 것을 알게 되고 독립된 뼈를 근육이 연결하여 잡아주고 뼈가 다시 근육의 지지대가 되어주는 연결고리가 되어 사람의 형체가 되는 것이다.

　몸이 차가워져서 근육의 소멸이 커져 거북목이 오고 허리가 굽어져 디스크가 돌출되는, 결국 근육의 소멸은 몸이 차가워짐으로부터 시작된다. 통증이 오는 것은 근육이 수축과 이완의 역할을 못 하는 것과 탄력성이 떨어짐으로 옆에 있는 신경을 누르고 굽혔던 허리가 펴지지 않게 되는 것이다.

　시작은 통증으로 온 것 같지만 이미 몸이 차가워진 것으로 통증이 시작되었음을 인지하고 통증이 있는 부위를 따뜻하게 하면 통증이 사라지는 것을 증명하는 것이다.

통증은 몸이 차가울 때 심하고, 따뜻하면 통증은 시원하게 느껴지고 사라지는 속도가 빠르게 되는 것이다.

뼈와 신경 이전에 근육이 우리 몸의 균형을 잡아주고 그 균형점을 틀어지게 하는 것이 지방인 것이다.

12. 호흡이 안 되면 몸은 차가워진다

몸이 차가운 것과 숨 쉬는 것이 무슨 상관있을까? 고민하고 생각해보지 않았을 것이다.

"몸이 차갑다!"

"혈액순환이 안 된다."

"영양소 이동이 힘들어지고 산소의 이용이 힘들어진다."

"산소의 공급이 힘들어짐에 세포가 ATP 형성을 못 한다."

"몸이 따뜻해지지 못한다."

호흡이 안 되는 분들의 특징이 밥을 못 먹고 잠을 못 자고 변비가 심한 것이 특징이다. 또한, 한결같이 몸이 차가운 위장장애, 공황장애 환자들을 들 수 있고, 수시로 호흡이 힘들어 고생하고 있는 분이 많다는 사실이다.

공황장애나 위장장애로 고생한다면 먼저 몸을 반듯이 펴고 또 몸이 따뜻할 때 음식물을 먹어야 명치 끝에 걸려 체하는 느낌이 사라지고 소화도 잘되는 것이고, 숨 쉬는 것까지 편해지는 것으로 불안감이 사라지게 된다.

'쉽게 하는 호흡을 왜 위장장애와 공황장애를 겪는 분들은 힘들어할까? 그냥 호흡하고 숨 쉬는 것뿐인데.'라고 생각할 수 있지만, 호흡이 불안해지고 숨이 안 쉬어지는 원인을 알지 못 한데서 질병이 시작된다.

호흡이란 부분은 우리가 특별히 신경 쓰지 않더라도 자연히 되는 부분으로만 생각하고 살아왔기 때문에, 갑자기 호흡이 짧아지고 숨이 가

빠지면 불안에 빠질 수밖에 없고, 호흡이 안 되어 쓰러졌던 경험이 불안증으로 쌓이게 되면 바깥출입을 할 수 없게 되는 것이다.

호흡이란 부분은 일반적으로 폐에서 산소와 이산화탄소의 교환을 이야기하지만 단지 산소가 있다고 해서 이산화탄소가 교환되는 것이 아니고 또한 이산화탄소가 산소로 무작정 교환되는 것이 아니다. 산소를 받아들이는 공간성이 혈액에 먼저 마련되어야 하고, 산소를 받아들이는 적혈구가 많이 내포되어 있어야 한다.

먼저 산소를 담는 폐의 용량이 커야 하는데 폐는 단순히 공기가 있는 곳이 아닌 산소를 받아들이는 주유소와 같이 혈액이 산소를 모으면서 지나가는 곳으로, 호흡에서 폐 공간이 커야 짧은 시간에 많은 혈액이 쉽게 일을 하는 것이다.

폐의 공간성은 횡격막의 역할이 중요하고, 횡격막이 오르고 내리는 것을 골반의 운동으로 호흡이 편해지는 것을 『골반 때문이야!』에서 이야기했었고, 이제는 몸 온도에 따라 호흡이 편해질 수 있는 것을 말하는 것이다.

컨베이어 벨트를 따라가는 기계가 있다면 컨베이어 벨트가 너무 늦으면 전체적으로 속도가 늦어지는 것과 같이 당뇨나 당뇨합병증으로 인한 신장이 좋지 않은 분들의 특징이 곧 컨베이어 벨트가 늦어짐으로 인해 조금만 걸어도 숨쉬기가 힘들어지는 것이다.

외부의 공기가 차가운 것처럼 날씨가 차갑게 되면 컨베이어 벨트 공장이 추움으로 인해 벨트가 느려지고 벨트의 공간이 협소해짐으로 인해 외부의 찬 공기가 폐를 차갑게 하면 폐포가 수축되고 혈액순환이 느려져 호흡이 힘들어지는 것이다.

몸이 차가워지면 혈액의 흐름이 늦어져 대사증후군이 된다.

13. 불면증으로 몸은 차가워진다

불면증이 와서 잠을 못 잘까? 몸이 차가워서 잠을 못 잘까?

필자는 '몸이 차가워서 잠을 못 자면 불면증이 온다!'라고 단정 지어 말한다. 차가워도 잠을 자는 경우는 영원히 깨어나지 못하는 긴 밤을 자는 경우일 것이다.

"잠을 자려고 약을 먹어도 약으로는 잠자는 것이 해결이 안 돼요!"

"잠은 잔다. 그런데 금방 깨버린다. 그리고 다음 날은 너무 피곤하다!"

수면제를 먹고 누구는 죽을 것 같아서 더 먹지 않았다는 분도 계시고, 누구는 꾸준히 먹었는데도 힘들어서 수면제 양이 두 알로 늘었다는 분도 계신다. 수면제 양이 는다는 것은 그만큼 잠이 갈수록 들기 힘들다는 것이고 또한 수면제 없는 양질의 잠을 자기 위해 운동하고 노력해도 힘들다는 것을 의미한다.

"그럼 몸이 춥다는 생각해 보았느냐?"라는 질문에 한결같이 "여름에도 발이 시려서 수면 양말을 신고 자요!"라고 한다.

여름에도 몸이 추워서 수면 양말을 신고 자야 하는 이들은 몸이 춥다는 생각은 하지 않고 단지 발이 차고 시린 것으로 대책을 세우지 않는다.

몸이 추워지면 잠을 잘 수가 없고 잠을 못 자면 다시 다음 날 먹는 것에 영향을 주고 다시 몸이 추워지고 잠을 잘 수 없게 되는 것이다. 추워져서 잠을 자지 못하고 잘 자지 못하면 다시 몸이 추워지는 것이다.

14. 스트레스는 몸을 차갑게 한다

흔히 우울증은 스트레스를 많이 받아서 그리고 심하게 상처를 받은 사람들에게 찾아오는 것으로 생각한다.

스트레스를 받은 몸은 먹으면 체할 것 같아서 배가 고파도 음식을 못 먹게 되고 또한 스트레스는 혈관의 극심한 수축을 가져와 몸을 긴장시키고 몸을 차갑게 한다. 차가운 몸은 잠을 잘 수 없고 다음 날 컨디션이 떨어지고 몸의 동작이 느려지고 사고의 폭이 좁아지게 된다.

우울증이 오는 이유는 수없이 많고 심지어 심리 상담학에서는 20년, 30년 그리고 돌아가신 할아버지의 구타 등의 돌이킬 수 없는 과거의 상처가 우울증으로 오는 경우가 있다고 상담을 받았다는 분도 있다.

우울감이 있으면 먹는 것, 잠자는 것에 영향을 미쳐 몸이 차가워지고 결국 얼굴로 드러나게 된다. 우울감은 스트레스고 삶의 목표까지 잃게 만드는 것이다. 스트레스와 우울감은 밥 먹는 것이 힘들고 몸에 기운이 빠져나가 숙면이 힘들어 다음날이 되더라도 스트레스가 없어지는 것이 아니기에 몸에 흔적을 남기게 된다.

"잠을 자면 훨씬 좋아집니다!"

잠을 자면 좋아진다는 것은 누구나 잘 알지만 잠이 오지 않는 명해진 상태로 살다 보니 우울해지고, 그 우울감이 삶을 마감하고 싶다는 생각까지 이끈다. 이미 필자도 아픈 시기를 지내며 수없이 생각했었기 때문이다. 그래도 잠을 자야 하고, 잠을 청해야 한다.

"추워진 몸을 인식해야 하고, 추워진 몸을 따뜻하게 해야 합니다."

이미 극심한 스트레스로 인해 두통이 오고 우울감이 극에 달하고 예민해질 대로 예민해진 몸은 열불이 날 정도로 화가 넘쳐나기에 그들의 몸이 춥다는 생각은 하지 못하지만, 이미 스트레스에 있다는 것만으로도 몸은 한겨울에 사는 것과 같은 조건이 되는 것이고, 몇 년째 우울감이 있는 분들의 몸은 차갑다 못해 사시나무 떨듯 가슴이 두근거린다.

우울감의 몸은 초기에는 잘 모르지만 결국 몸이 차가운 것으로 나타나게 되는데, 그들이 몸의 차가움을 모르고 대처하지 못해 몸은 더욱 차가워져 잠은 못 자고 못 잔 잠으로 먹는 것, 일상생활에 영향을 미쳐 회사를 그만두게 되고 심지어 응급실을 가는 경우가 많아지고 방 안에 스스로 갇히게 되기도 한다.

15. 감기가 잘 걸리면 몸이 차갑다

몸이 차가워지면 각종 질병이 찾아오게 되는데 우리가 건강의 척도라 할 수 있는 것은 감기에 얼마나 잘 걸리고 걸리지 않는 것으로 평소 건강상태를 이야기할 수 있다.

가을만 되면 병원에 독감 백신을 맞아야 그나마 안심하는 사람들이라면 그만큼 독감에 쉽게 노출되면 위험해질 수 있기 때문인 것이다.

몸이 차가워지는 것은 우리 몸 안이 겨울 나라에 사는 것과 같이 늘 감기와 동행하는 몸이 되는 것을 의미하는 것으로 겨울마다 감기를 달고 살고 가을부터 여름이 오기 전까지는 감기와 동행을 하는 것이다.

몸이 피곤할 때 그리고 추운 날씨에 노출되었을 때 감기에 걸리는 경우가 많지만, 감기에 자주 걸리는 사람의 경우 손발이 차갑든지 늘 몸이 차갑다는 것으로 곧 면역력이 떨어진 것으로 여타의 질병에 쉽게 노출되는 것이다.

16. 대사증후군(고혈압, 당뇨, 고지혈증)은 몸이 차갑게 한다

대사증후군(대표적인 당뇨, 고혈압, 고지혈증) 위험이 있다면 무엇부터 준비해야 하는지 알면 대사증후군이 왜 발병하게 원인을 알게 될 것이다.

당뇨는 평소에 운동을 안 한 대표적인 질병이고, 고혈압, 고지혈증도 마찬가지로 운동을 열심히 하지 못한 생활습관병이라 할 수 있고, '이제부터는 열심히 운동해야 합니다.'라는 것은 국가대표급 운동 개념이 아니며 단지 몸이 춥지 않을 만큼, 근육이 소멸하지 않을 만큼, 지방이 커지지 않을 만큼, 소화가 잘될 수 있을 만큼 정도만 몸을 따뜻하게 하라는 것이다.

운동이 귀찮고 힘들어서 '그냥 당뇨약만 먹을래!'라고 평생 당뇨약이나 고혈압약을 친구처럼 모시고 사는 사람들이 있는데 과연 그들의 몸은 따뜻할까?

"병원에서 약 먹으라고 했어! 평생!"

병원에서 주는 약을 먹지 않기 위해 운동하라는 것이 아니다. 본인이 좋아하는 고기나 술을 나이 먹어서도 편하게 먹고 잠도 편하게 자고 움직이더라도 힘이 떨어지지 않게, 피곤하지 않게 사람 노릇 하면서 살라고 아주 조금씩 운동해서 몸을 따뜻하게 하라는 것이다. 큰 근육을 만들라고 하는 것도 아니고, 몸이 차갑지 않게 혈액이 잘 흐를 수 있을 정도 몸에서 겨우 땀이 날 정도의 운동을 하라고 하는 것이다.

운동하지 않는 것은 몸이 점점 차갑게 하는 것으로 세포들이 살아 움직이지 못하는 공간을 만들어 몸은 천천히 식어갈 것이고 그로 인해 혈액의 흐름이 늦어지고 몸은 차가워지고 다시 몸이 차가워지면 근육이 작아지고 근육이 작아지면 다시 혈액의 흐름이 나빠지고 거기에 약을 먹는 것은 혈액의 흐름에 대해 역행을 하는 것이다.

혈액의 흐름이 나빠졌다	→	혈액이 끈적여진다	= **당뇨**
혈액의 흐름이 나빠졌다	→	혈관 내 압력이 높아진다	= **고혈압**
혈액의 흐름이 나빠진다	→	혈관에 콜레스테롤이 붙는다	= **고지혈증**

질병을 어렵게 생각하니까 어려워지고 고치기 힘든 것으로 인지하고 단지 '운동해라!' 말 한마디에서 힌트를 얻어 실천하는 것, 즉 몸이 차갑지 않게 하는 것이다.

다시 운동을 왜 하는가?

땀내려고

땀은 어떻게 나는가?

몸에서 열이 나서

몸에서 열이 나면 땀이 나는 것이다.

"고혈압, 당뇨, 고지혈증약을 먹어야 할 정도의 수치가 나왔네요. 당장은 아니고 3개월을 지켜보고 그때 결정하죠!"란 이야기를 들을 때 무엇을 해야 하는지 본인들이 선택해야 하고, 특히 약의 기전이 어떻게 몸에 작용하는지 알아야 한다.

'아! 3개월 동안 열심히 몸에 땀을 내보라고 하는 거구나!'의 결과물
은 10년, 20년 삶의 질이 달라지는 것이다. 운동하라는 말은 당신의 몸
에 열이 나도록 해서 혈액의 흐름이 빨라지도록 노력해야 한다는 이야
기고, 운동하지 않은 결과물인 혈액의 흐름이 늦어지면 몸이 차가워지
고 혈액의 흐름이 나빠지는 결과물들이 곧 당뇨병, 고지혈증, 고혈압을
넘어 몸에 치명적인 결과를 초래할 것이다.

그 결과물은 손발 차가워지고 감각들을 무디게 할 것이고, 무릎에 힘
이 빠지고 어깨가 아프고 피곤함에서 벗어나지 못하게 할 것이고, 언제
쓰러져도 이상하지 않은 것을 알 때는 무서운 합병증의 벽에 부딪히게
될 것이다.

17. 당뇨병으로 몸이 차가워진다

"당뇨는 무섭지 않은데 합병증으로 갈까 봐 무서워요!"

당뇨 합병증이 무섭다는 것은 당뇨가 없는 사람의 이야기가 아니라 이미 당뇨로 수년 동안 고생한 사람의 이야기일 것이다. 마치 고등학교 3학년 학생이 코앞에 닥친 수능을 걱정하듯 당뇨가 있는 사람들에게는 언제든지 걱정이 될 수밖에 없는 것이 당뇨 합병증인 것이다.

그럼 당뇨병이 있는 사람에게는 '당뇨합병증은 누구에게 오는가?'라고 했을 때도 평소에 열심히 공부한 학생에게는 수능이 그렇게 부담스럽게 느껴지지 않듯이 준비되지 못한 당뇨병은 준비되지 못한 고3 학생의 경우와 마찬가지로 막막함으로 오게 되는 것이다.

질병은 질병이 다 나아야 몸이 좋아지는 것이 아니다! 먼저 몸이 좋아지다 보면 질병도 사라지게 되는 것으로 당뇨합병증이 걱정된다면 먼저 몸을 건강하게 유지할 생각을, 그리고 건강에 투자해야 하는데도 불구하고 몸을 돌보거나 노력하지 않았다는 것을 의미한다.

당뇨 합병증이 단지 그냥 고혈압으로 고지혈로 가는 것뿐 아니라 더욱 무서운 결과물이 숨을 죽이고 보이지 않게 시간을 두고 기다리고 있기에 당뇨가 무서운 것이다.

다리를 자를 수 있고 눈이 멀 수도 있고 소변을 보지 못해 온몸에 통증이 나타날 수 있다는 것을 먼저 생각해 그것이 오지 않도록 노력해야 함에도 '그냥 오면 오겠지!'라고 하면 무조건 당뇨 합병증은 올 수밖에 없는 것이다.

몸이 추워지면 근육 소모량이 커지고 그로 인해 움직이는 힘이 떨어져 일상생활을 하는데 피곤함이 빨라져 무기력해지고 운동하기 힘들어지고, 누워있는 시간이 길어질 수밖에 없다.

운동하고 싶어도 운동할 기운이 없고 간신히 최소한의 움직임으로 생활만 하게 되는 것이다.

당뇨의 최대 부작용이 무엇인가? 바로 피로함이다. 당뇨이기 때문에 피로함이 오는 것으로 생각하지만, 첫 번째로 당뇨가 될 수밖에 없는 몸의 구조, 즉 근육은 작고 지방이 많아짐으로 인해 무거운 지방을 조그만 근육이 등에 짊어지고 다니는 것만으로 몸은 더욱 힘들어지게 되는 것이다.

두 번째로 몸이 피곤한 것은 몸이 추워짐으로 인해 혈액의 흐름이 늦어지게 되는 것이다.

혈액의 흐름이 늦어지는 것은 피로물질이 밖으로 빨리 빠져나가지 못하고 피부가 시커멓게 변하고 피부호흡이 힘들어지고 몸에는 통증이 유발하고, 심지어 피부 괴사를 만드는 과정이 혈액의 흐름이 나빠짐에 따라 신장이 나빠지는 결과를 만드는 것으로 당뇨가 있다는 것은 세포가 살 수 없는 환경에 처함으로 인해 세포가 죽어가는 환경에 놓인 것이다. 세포가 산소를 받아들이지 못하고 세포 활동이 멈출 수 있다는 것을 말한다.

세포의 활동이 발에서 멈추면 발의 감각이 사라지고, 신장으로 오면 투석을 해야 하고, 눈에 오면 앞길이 보이지 않게 되는 것이다.

고혈압이나 당뇨, 고지혈은 운동할 시간 없이 바쁘게 살다 보면 언제든 생길 수 있지만, 현재의 당뇨나 고혈압, 고지혈을 아무 생각 없이 그전과 같은 생활방식으로 살아가고 약에만 의존한다면 몸은 더욱 차가워지고, 그 차가워짐이 합병증이란 것을 무조건 만들어낼 것이다.

18. 저혈압은 몸을 차갑게 한다

나이를 먹어감에 사람들이 대부분 고혈압일 것 같지만 어렸을 때 저혈압이었고, 지금도 저혈압으로 보인다고 말하면 어떻게 알았냐고 되묻는다.

"저혈압이었네요?"

"제가 저혈압인 것을 어떻게 아세요?"

저혈압이라고 얼굴에 쓰여있는 것은 아니지만, 저혈압인 사람들은 처음 보는 사람일지라도 한눈에 금방 알아볼 수 있다.

저혈압이었던 분들의 특징이 어렸을 때부터 몸이 차가웠다는 것이고, 저혈압이었기에 햇볕이 좋은 날 운동장에서 픽 쓰러지기도 하고 먹고 소화가 안 될 것을 걱정해서 많이 먹지도 못하고 적게 먹어 몸을 유지한다.

저혈압이란 것은 몸에 혈압이 부족하다는 것으로 손끝, 발끝까지 혈액이 전달되는 힘이 부족함을 말하는 것이다. 손과 발에 혈액이 잘 전달되지 못함으로 인해 손과 발이 쉽게 차가워지고 힘이 떨어지는 것이다.

보일러에서 방바닥에 깔린 파이프로 전달되는 따뜻한 물의 양이 적다면 방바닥이 따뜻해지는 시간이 오래 걸릴 것이고, 또 방이 차가워지는 속도는 반대로 빨리 식게 되는 것처럼 저혈압은 몸을 더욱 차갑게 만드는 것이다.

19. 호르몬의 이상으로 몸이 차가워진다

 항상성 유지의 중요한 역할을 하는 호르몬은 몸 온도를 운동과 같이 큰 근육을 사용하는 것과 달리 눈에 보이거나 몸으로 느낄 수는 없지만, 몸이 차가워졌을 때 에너지를 만들게 하는 티록신이라는 신호를 줌으로 티록신을 받은 갑상샘에서는 혈액으로 뿌려지는 갑상샘 호르몬을 받은 근육들이 움직여 열을 내기 위해 혈액 속의 포도당을 사용하여 몸 온도를 올리게 되는데 신호수 역할을 담당하는 호르몬이다.

 항상성 유지에 중요한 갑상선 호르몬은 온도조절 호르몬이라 할 정도로 몸이 차가워졌을 때 갑상선 호르몬이 분비되어 몸 온도를 올리게 하고, 호르몬의 양이 많아지면 호르몬의 분비를 줄임으로 몸 온도를 내려 체온을 조절하게 된다.

 갑상선 항진증의 경우 본인의 의지와 상관없이 대사 관계가 일어나는 것과 같은 호르몬의 이상 반응으로 온도를 올려 땀을 흘리게 하고 몸은 늘 피곤하여 움직임이 떨어지게 되고 상대적으로 몸이 추워질 뿐 아니라 많은 에너지를 사용함으로 인해 수면에도 영향을 미치게 되고 체중이 줄어든다.

 어느 순간 몸이 추워지면 다시 심장박동은 빨라지게 되고 다시금 몸은 따뜻해지기 위해 다시 에너지를 사용하는 것을 반복함으로 인해 갑자기 더워지고 추워지는 것에 에너지가 사용되어 에너지 고갈을 느끼는 것이다.

 갑상선 저하증은 정작 몸의 온도를 올려야 하는 시점에 갑상선 호르몬이 정상적으로 나오지 못함으로 인해 몸은 추워지고 대사활동이 줄어듦으로 인해 소화불량과 불안, 무기력과 활동성이 떨어지는 것이다.

갑상선의 호르몬은 혈액을 타고 흐르면서 혈액의 흐름이 늦은 만큼 반응속도가 느려 그만큼의 갑상선 호르몬을 더 많이 배출할 수밖에 없고, 과도하게 배출한 호르몬이 소모될 때까지 에너지를 사용함으로 심장이나 장기들이 쉬어 줘야 하는데 쉬어주지 못함으로 인해 늘 피곤해 할 수밖에 없다.

"갑상선 항진입니다."

흔히들 갑상선은 화병이라고 불렸을 만큼 스트레스와 연관성이 깊은 것이 스트레스가 심하면 과도한 에너지를 사용하게 되고, 에너지가 고갈되면 몸이 무기력해지고 몸은 더욱 추워지는 것이다.

열을 만들어라!

열을 만들 준비는 다 되어 명령이 떨어져 동작 버튼을 눌렀는데 마치 선이 끊겨있어 신호가 전달이 되지 못해 열을 만들지 못함으로 몸은 더욱 차가워지는 것이다.

20. 물을 못 먹어서 차가워진다

물을 마시지 못한다는 것은 혈액의 양이 부족하다는 것으로 물을 마시더라도 혈액으로 충분히 공급될 혈관이 좁혀져 있다고 말할 수 있다.

컵에 물을 붓고 스펀지에 스며들게 하면 조그만 스펀지는 조금의 물을 큰 스펀지는 상대적으로 많은 양의 물을 빨아들이는 것과 같이 몸에서 물을 받아 낼 수 있는 흡수력이 있어야 하고, 몸에서 필요로 하는 물을 마셔야 하는 것은 중요한데 흡사 물을 흡수시켜 저장하는 스펀지와 같은 몸이 필요한 것이다.

스펀지가 작은 곳에 물을 많이 붓지 못하는 것처럼 물을 먹지 못하는 몸은 이미 수분을 받을 수 없는 상태의 몸으로 자연적으로 물을 적게 마시게 되고 또한 땀이 흐르는 것을 방해하여 몸의 전해질 농도를 맞추는 것으로 몸속에 일정 이상 물이 들어가게 되면 물을 임의로 밖으로 내보내고 혈액의 농도가 떨어지지 않게 유지하는 것이다.

물을 마시는 것은 혈액의 농도를 낮추는 작업임과 동시에 혈액의 흐름을 빠르게 하고 혈액의 정화를 이루는 작업인데 이런 작업은 혈액 내에 추가적으로 물이 들어오면 땀이나 소변을 통해 혈액을 걸러내고 수분을 배출하는 작업이 가능한데 이미 몸에 수분 창고가 부족함으로 인해 수분이 들어오면 몸에서는 전해질이 낮아지는 신호를 받아 몸은 움직일 수 없고 근육이 말을 듣지 않게 되고 소변을 보는 일이 발생한다.

물을 많이 마시지 못하는 분들은 이미 몸이 차가운 분들이 많고 심지어 신장까지 망가져 물을 마시지 못하는 것이다.

신장이 망가지는 요인으로는 혈액이 탁해져서, 즉 혈액이 끈적끈적해지는 대표적인 질병이 당뇨 합병증으로 인한 신장병인 것처럼 우리 몸이 차갑다는 것은 혈액의 농도가 짙어 짐에 따라 신장의 망가짐이 빨라지고, 신장의 부담을 줄이는 것이 곧 몸을 따뜻하게 해서 물을 마실 수 있는 용량을 늘려 혈액순환을 원활히 하는 것이다.

21. 잘못된 습관이 몸을 차갑게 한다

"설탕 먹지 말아야 합니다."

"그럼 반찬은 어떻게 만들어요?"

김장할 때도, 반찬을 만드는 데 중요한 재료가 설탕이 되어 있는 것이 안타까울 정도로 음식에 그리고 몸속에 녹아있는 것이 설탕이다.

"빵도 끊어야 합니다."

"어머, 빵 없이 어떻게 살아요? 제일 좋아하는 것이 빵인데!"

이미 빵에 젖어 살고 있다면 과자나 아이스크림은 말할 것도 없이 최고로 사랑하고 있을 것이고, 엄마가 빵을 좋아하면 아이들도 자연히 빵을 좋아하게 되고 빵이 빵으로 끝나는 것이 아닌 아이스크림으로, 과자로, 설탕보다 더 단것만 찾게 되는 것이다.

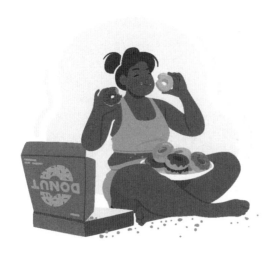

필자가 제일 싫어하는 것을 그림으로 표현한 것인데 양손에 빵을 한가득 때로는 가슴에 한 아름 빵을 품은 분들을 보면 저 뚱뚱한 몸이 빵을 좋아할 것이고, 아이

들에게 맛있게 먹으라고 웃으면서 주겠구나 싶다.

정말 제대로 된 엄마라면 사랑하는 아이들에게 빵을 먹게 하려고 과연 즐거운 마음으로 빵을 집을 수 있을까? 자기 몸을 보면서 빵을 집어들 생각이 있을까?

몸이 차가웠던 분에게 중요한 것이 운동이지만 설탕을 먼저 끊으라고 한다.

"그럼 무엇을 먹고살아요? 먹을 것이 전혀 없는데!"

빵을 먹지 말라고 하는 것도 밀가루의 특성보다는 빵에 첨가되는 설탕의 양이 많기 때문이고, 커피를 마시지 말라고 하는 것도 커피의 설탕 때문이고, 외식하지 말라는 것도 모든 반찬에 섞인 설탕 때문이다.

몸이 좋아지기 위해서는 운동하면 되겠지 생각하지만 먼저 몸에 좋지 않은 것을 단절하는 것이 우선인 것이다. 당뇨에 있어서 설탕은 금지 식품인데 설탕을 지속적으로 찾고 먹으면서 당뇨가 좋아지길 바라는 사람은 없을 것이고, 그만큼 설탕은 몸을 차갑게 한다.

왜 설탕을 먹어도 당장 죽지 않는데 왜 금지할까? 당장 죽지는 않아도 잇몸이 주저앉고 치아의 손상이 쉽게 이뤄지고 썩어가는 것도 설탕이 입안에 녹아있는 것보다 몸속에 흡수되어 혈관을 통해 이동하면서 몸의 칼슘을 소모시켜 뼈를 약하게 만들고, 근육의 무기력을 가져오고, 인슐린을 과도하게 분비시켜 에너지를 세포 안에 집어넣는다. 결국, 과도한 인슐린은 세포막에 가로막아 인슐린 저항성이 커지고 당뇨에 이르게 되는 것으로 기분이 좋아졌다 나빠짐을 반복함에 따라 성격이 변덕스럽고 포악해지는 것도 결국 엄마의 따뜻한 빵의 손길이 아이의 성격을 만드는 것이고, 차가운 엄마의 몸이 아이들에게 전해지는 것이다.

22. 이뇨제는 몸을 차갑게 한다

"저는 몸에 안 좋은 커피는 안 마시고, 몸에 좋은 녹차만 마셔요!"

밀양에 사는 A 씨는 커피 대신에 몸에 좋다고 하는 녹차를 늘 가지고 다니면서 마실 정도로 녹차를 사랑하는 사람이다.

"녹차는 몸에 좋지 않습니다. 녹차를 끊어야 합니다."라는 말을 했을 때 크게 신경 쓰지 않는 표정이었고, 녹차를 굳이 끊으려 하지 않는다는 것을 짐작할 수 있었다.

여태까지 녹차로 건강을 유지하고 있었다는 표정인데, 이미 그녀는 공황장애로 인해 서울살이를 접고 밀양에 터를 잡았다. 몸이 좋았다면 밀양으로 내려가지 않았을 것이다. 공황장애가 있으면서 어떻게 몸을 잘 유지했다고 말 하고 다닐 수 있는지 말문이 막히는 것이다.

"본인은 커피 드시면 안 됩니다."

"카페인 때문에 잠을 못 잘까 봐 그런가요?"

"아뇨. 카페인보다 더 중요한 커피의 이뇨작용 때문입니다."

굳이 커피가 얼만큼 소변을 자주 마렵게 하는지 말하지 않더라도 커피를 마시면 소변을 자주 보게 된다는 것을 몸으로 느낄 것이다.

이뇨작용은 소변을 많이 만들어내는 작용으로, 소변이 많이 만들어진다는 것은 혈액의 양이 줄어드는 것이나 마찬가지다. 혈액 속 수분이 모여서 소변이 되는 것이고, 쉬운 이야기지만 곧 혈액이 끈적끈적해질 것이란 이야기나 마찬가지다.

"그럼 녹차나 차 종류는 어떤가요?"

"녹차나 차 종류를 직접 드셔보세요. 몸에서 어떤 반응이 나오는지."

이뇨작용으로 녹차의 건강의 요소들보다 이뇨작용의 부작용이 더 크게 작용하게 되는 것으로, 한동안 유행했던 다이어트가 차를 가지고 하는 것들이었다. 커피 다이어트도 그중의 하나였을 정도로 차를 가지고 다이어트를 하면 지방이 빠지기 전에 이뇨작용으로 인한 몸무게가 쉽게 빠져 보이는 효과가 나타나는 것이지만 결국 굶는 다이어트를 하게 되면 몸이 나른해지고 무기력증이 오고 음식을 먹지 못하게 되고 가슴이 두근거리고 잠을 자는 것까지 영향을 미치는 것으로 결국 몸속에 혈액이 고갈되어 피가 부족한 증상과 같다. 혈액을 담는 중요한 나트륨을 배출함으로 우리는 커피나 차, 맥주를 마시면서 나트륨이 배출시켜 몸이 차가워지는 것이다.

23. 얕은 지식이 몸을 차갑게 한다

건강한 사람은 노력과 시간을 투자해 오랫동안 건강을 도모하기 위해 결과물이고, 건강이 부럽다면 건강한 사람의 노력을 따라가야 한다.

"시어머니가 당뇨인데…!"

"그냥 그렇게 살라고 하세요!"

당뇨가 온 것이 한두 해가 아닐 텐데 며느리가 시어머니 걱정하고 있는데도 불구하고 정작 본인은 당뇨에 대해 말로만 걱정하고 나쁜 습관은 버리지 못하는 것으로 또 내일 죽는다 할지라도 살아온 것을 바꾸지 않으려 할 것이다.

'운동이 좋고, 뭐가 좋고, 저렇게 하면 좋아진다.'라는 말은 싸움만 일어나는 일이기 때문에 당뇨 있는 본인이 좋아지려고 어떤 노력하기 전까지는 옆에서 도와주려고 해도 말을 듣지 않는다. 건강은 본인이 지켜야 하고 본인의 여정이지, 옆에서 도와주고 신경 쓸 일이 아니다.

"그래도 당뇨인데…!"

"그냥 두세요! 괜한 싸움만 나요! 당뇨면 시어머니가 와서 먼저 물어야지 본인은 아무것도 안 하는데 뭐하러 시어머니 걱정을 해요?"

건강은 본인의 의지가 있어야 한다. 본인의 생각과 결과물이 곧 지금의 건강상태인 것이고, 본인 문제를 본인이 자각하지 못하면 결코 건강은 이루어질 수 없다. 제아무리 옆에서 좋아져라 한들 소용이 없는 것이다.

"미쳤니! 지금도 당뇨 때문에 피곤해 죽겠는데 운동하면 더 피곤하지!"

"지금 몸도 더워 죽겠는데 몸을 따뜻하게 하라고?"

몸이 뜨거우면 당뇨가 남아있을까? 뜨거울 정도로 운동을 했다는 증거가 몸이 따뜻함인데 왜 아직도 당뇨약을 먹고 있는 것일까?

몸이 차가운지 뜨거운지 본인의 상태가 어떤지 알아야 하는데 전혀 알지 못함이 당뇨라고 할 수 있는 것이다.

같은 사람인데 아이들은 몸이 따뜻하고 어른들은 상대적으로 몸이 차가운 것이고, 차가운 몸은 더욱 많은 멍을 만들어낸다. 근육과 뼈의 건강에도 영향을 미치게 되어 어느 순간 넘어졌는데 어른들 고관절 골절 이야기를 많이 듣게 되는 것도 결국 뻣뻣해진 근육 약해진 뼈는 몸이 차가움으로 시작된다 할 것이다.

특히 고지혈증이 있는 분들의 혈관은 약해서 살짝 만지기만 해도 멍이 올라오는 것을 본인들이 알 것이고, 쉽게 만들어진 멍은 빨리 가시지 않고 파란 멍을 오랫동안 머물게 하는 것이 특징이라 할 수 있다.

멍이 오래가는 것, 즉 혈관의 재생이 그만큼 늦어지는 것이다. 자주 멍이 보이는 것으로 결국 몸에서는 콜레스테롤을 통해 멍을 없애려고 하는데 혈관 속 콜레스테롤 수치가 떨어질 수 없는 구조가 되는 것이다.

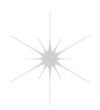

감기는 대표적으로 몸이 차가웠을 때 찾아오는 질병이고,

쉽게 왔다가 쉽게 사라지는 질병이다. 쉽게 왔다 사라지는 감기조차도

몸의 열 때문에 영향을 받는다고 하면 쉽게 이해하지 못하는 사람들이 많다.

4장

몸이 차가울 때 질병이 찾아온다

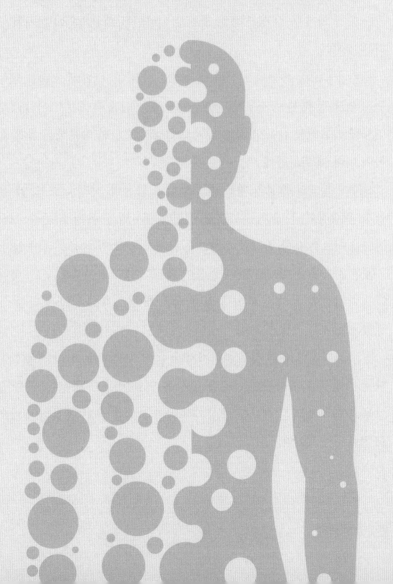

몸이 차가울 때 질병이 찾아온다

"병이 들어와서 몸이 차가운 것이 아니라 몸 차가워지면 병이 든다."

여름보다 겨울에 감기에 자주 걸리는 것도 몸이 추위에 쉽게 노출되어 감기가 쉽게 들어오는 것이고, 심지어 암 환자들의 경우 체온이 언제 36.5도가 되어 볼 수 있을까 할 정도로 일반인들보다 체온이 현저히 낮다는 것이다.

체온이 낮으면 음식을 조심히 먹는데도 잘 체하고, 밤에 소변을 보기 위해 쉽게 잠을 깨는 경우가 다반사이고 또한 쉽게 잠들기가 어려워 수면제를 이용해서 잠을 청하는 일이 빈번해지고 한번 피곤해진 몸은 회복이 더뎌 늘 피곤함에 찌들어 살게 된다.

전장에 칠판의 증상의 내용 중 특별히 소화불량, 허리 디스크, 암, 우울증, 위장장애, 불면증, 수족냉증, 저혈압, 당뇨병, 근육병, 뇌졸중, 기타 질병을 치르는 분들 한결같이 차가운 몸을 가지고 있는 공통점이 있다.

몸이 차가운 상태에서 없던 증상이 만들어지고 고생하게 되고, 몸에 대책을 세우지 못하는 사이 몸의 증상은 계속 증가해 칠판을 가득 채웠었다.

몸은 좋아지면 다른 것도 좋아지지만, 몸이 나쁠 때는 하나의 증상이 다른 증상을 복제하듯이 새로운 증상을 만들어내 그 증상은 원래 증상을 증폭시켜 다른 새로운 증상까지 만들고 점점 크고 복잡한 질병으로 전해지는 것이다.

1. 몸이 차가울 때 감기가 들어온다

감기는 대표적으로 몸이 차가웠을 때 찾아오는 질병이고, 쉽게 왔다가 쉽게 사라지는 질병이다. 쉽게 왔다 사라지는 감기조차도 몸의 열 때문에 영향을 받는다고 하면 쉽게 이해하지 못하는 사람들이 많다.

"40살 넘어서 감기를 늘 달고 살았어요!"

감기는 여름보다 겨울에 쉽게 걸리는 것을 알 수 있는 것은, 겨울에 추운 날씨로 인해 감기가 쉽게 찾아온다는 것을 누구나 아는 사실이지만, 밑의 자료도표를 보면 알 수 있다.

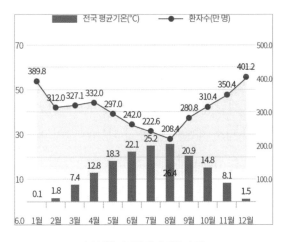

(기상청 건강심사평가원 자료)

빨간 막대가 온도이고, 위에 점들이 환자의 수를 나타내는데 평균온도가 올라가면 환자 수가 줄어들고, 9월부터 5월까지 환자 수가 줄어듦을 알 수 있다.

날씨가 차가워지면 감기에 쉽게 걸리지만 분명한 것은 40살이 넘기 전에는 감기를 모르고 살았는데 40살이 되면서 감기와 함께 약을 달고 살았다는 것은 날씨의 변화보다는 몸의 변화를 살펴야 한다.

같은 날씨인데도 누구는 감기에 걸리고 누구는 걸리지 않고, 같은 사람이 겨울에도 이제껏 감기 없이 살다가 어느 순간부터 겨울만 되면 감기가 일상이 되었다면 그 원인이 무엇인지 고민해야 한다.

심지어 5월이 되어 날씨가 따뜻한데도 패딩을 입고 다니는 분들은 늘 감기 걸릴까 봐 걱정된다고 한다. 두꺼운 옷을 입는데도 감기를 걱정한다는 것은 그만큼 자주 감기에 걸려서 고생을 달고 살기 때문이고, 감기 걸린 사람의 몸은 무조건 따뜻하게 하고 푹 쉬게 한다.

감기는 그냥 차가운 병인 것이고, 감기를 낫게 하는 방법은 몸을 따뜻하게 해주는 것이다. 몸이 따뜻하면 편안해지고 기침이 해소되고 높았던 열도 내리는 것을 알 수 있다.

몸 온도와 감기는 밀접한 관계가 깊어 찬 공기에 노출되더라도 누구는 감기에 걸리고 걸리지 않는 것을 보면 감기 걸리지 않은 사람은 두꺼운 옷을 입었든지 평소 체온이 잘 유지 되는 사람이고, 감기 걸린 사람은 추워진 날씨에 두꺼운 옷을 대비하지 못했든지 날씨에 몸이 미처 대응하지 못해 감기에 걸린다. 어떤 이는 뇌졸중으로 쓰러지기도 하는 것이다.

몸이 일정하게 온도를 유지하는 것은 우리 몸의 항온작용의 기본인 갑상선의 기능적인 부분을 이야기해야 한다.

감기는 몸이 외부의 차가운 온도에 의해 몸 온도가 떨어지는 것, 곧 몸의 면역력이 떨어져서 외부의 바이러스에 대처하지 못하는 것임을 누구나 잘 알고, 몸으로 느끼고 같이 살아가는 이들도 있을 것이다.

즉 몸 온도가 떨어짐으로 인해 모든 세포의 움직임이 덜해지고 또한 혈액순환이 잘 되지 못함으로 인해 외부로 침투한 특히 호흡기로 들어오는 바이러스를 걸러내지 못함으로 오는 질병인 것이다.

감기에 자주 걸리고 질병에 잘 걸린다는 것은 이런 몸의 유기적인 시스템이 작동시간이 늦거나 원활하지 못할 때 제일 먼저 나타나는 것으로, 감기에 잘 걸린다는 것은 잘 걸릴 수밖에 없을 정도로 몸의 체온이 낮다는 것을 의미하고, 몸이 추우면 감기부터 걸리는 것이다.

소화 안 됨, 변비, 두통, 손발이 차가움

2. 비염은 몸이 차가운 것이다

비염이 일반적으로 면역이 떨어짐으로 인해 알레르기 또는 꽃가루, 먼지 등이 콧속에 들어오면 자연적으로 재채기를 하면서 쉴새 없이 코 밖으로 콧물을 쏟아내는 것이 일반적인 특징이다.

비염이 길어지면 콧속이 피부가 벗겨짐으로 인해 더욱 민감해지고, 콧물이 더욱 심해지면서 두통을 동반하고 상처가 난 콧속은 더욱 부풀어 오르게 되어 코로 숨 쉬는 것이 원활하지 못함으로 인해 머릿속이 멍해지는 느낌으로 살아가는 것이다.

비염이 왜 나타나는지도 중요하지만, 비염이 있는 분들의 특징이 무엇인지 먼저 봐야 하고 비염이라고 해서 나오는 증상보다는 그들만의 공통점들은 찾아야 한다. 결국 첫 번째 그들의 몸이 차갑다는 것이고, 이미 그들의 몸이 많이 굽혀져 있고 항상 면역력이 떨어져 있다.

쉬어야 하는데 쉬어주지 못함으로 인해 몸이 피곤하고 상처가 나면 금방 낫지 않아서 콧속의 상처도 잘 낫지 않는 것이다.

"제가 있잖아요! 세상의 방법은 다 써봤어요!"

"비염에 몸속에 열을 넣어보려고 했나요?"

"저는 몸이 춥지 않은데요?"

본인의 몸 상태가 어떤 상태인지 모르고 그냥 비염에만 치중하다 보니 회사까지 그만두고 힘겹게 몸을 버려두는 것으로 결국 본인들 입으로 세상 방법은 다 써봤다는 것이다.

세상 방법을 다 써봤다는 것은 이제는 몸에 아무것도 하기 싫다는 것이고 또 몸이 좋아지는 것을 포기한 말이다. 몸이 좋아질 기회를 본인이 차버리는 것으로 몸이 차가움으로 면역력이 떨어져 호흡기에 먼저 감기부터 자주 오게 되고 비염으로 깊숙이 자리 잡게 되는 것이다.

3. 생리통은 몸이 차가울 때 더 심하다

생리통은 누구나 올 수 있는 통증이어서 특별한 질병이라고 할 수 없지만, 누구는 진통제를 먹고 누구는 진통제 없이 잘 지내는 사람이 있다는 것은 어떤 몸의 상태에 따라 진통제 없이 살 수 있는 건강한 삶을 찾아 삶의 질을 높이는 여정이 될 것이다.

집안 내력처럼 엄마 생리통이 심했던 것을 딸도 생리통이 심하여 여성분들만이 찾은 진통제를 달고 사는 사람이 있다는 것은 겪어본 사람만 아는 통증이라고 할 정도로 심하다는 것이다.

생리통은 사람마다 통증이 다르게 느껴지고, 새우처럼 몸이 굽어 있으면 생리통이 심하다. 학생 때 구부정한 자세로 공부하고 또 요즘은 스마트폰을 하는 자세가 좋지 않아 기존에 허리나 무릎에 통증을 달고 사는데 생리 기간에는 걷지도 못할 정도거나 심지어 토하고 엎드려 있어야 할 정도의 생리통에 대한 고통이 밀려와 매번 진통제를 달고 살았다고 하는 분도 있는데 결국 몸이 차가움으로 생리통은 심해진다.

4. 몸이 차가울 때 변비는 시작된다

배고파서 울었던 아기들은 우유를 먹자마자 기저귀를 갈게 된다. 하루에도 3번에서 6번까지도 변을 자주 보는 것이 정상이고, 점차 유치원에 가면서 하루에 한 번 정도를 보게 되고, 성인이 되면 1일 1변으로 굳혀 가는데 하루가 넘고 이틀에 한 번 정도 화장실을 가게 되면 몸이 무거워지는 현상으로 일반적인 변비라 할 수 있다.

'무슨 변비가 질병이야! 변비를 무슨 책으로 써?'라고 하는 사람이 많지만, 앞에 칠판의 여러 가지 증상을 나열한 것을 다시 살펴보면 한결같이 변비로 고생하는 사람이 많은 만큼 변비약이 TV 광고에 수시로 나올 정도로 변비에 고생하는 사람이 많다. 한 번쯤 고생하고 아침마다 힘들게 앉아있게 하는 질병이 변비인 것이다.

소화가 안 되어 음식을 제대로 못 먹어 죽을 것 같은 고통이 따르는 것처럼 먹었던 음식물이 변으로 제때 나오지 않는다면 또한 죽을 고생을 했다는 분들도 있다.

사력을 다해 힘을 주고 힘을 많이 써 디스크가 심해지는 경우가 있고, 힘을 주다 못해 머리 압력이 순간적으로 높아져 뇌졸중으로 쓰러지기도 한다. 변을 보기 위해 힘을 쓰는 경우들이 생겨나고 아이들이 변기에 앉아서 얼굴이 빨개지도록 울면서 힘을 쓰는 것 또한 변비로 고생하기 때문이다.

"일주일에 한 번 봐요!"

일주일에 한 번 변을 보게 한다면 일반 사람들은 3일만 못 봐도 병원에서 관장하는 것으로 본인의 일을 해결을 못 하는 큰일이 된다.

싼다는 것은 우리가 일상이지만 누구에게는 매일의 고통이고, 그 고통은 결국 먹는 것까지 영향을 받을 뿐 아니라 다시 몸을 차갑게 하고 차가운 몸은 여러 가지 질병의 원인이 되는 것이다.

기쁨이 사라지는 것으로 우울감이 오는 우울증의 경우 기쁨의 호르몬은 장에서 만들어지는 것으로 장의 불편함, 즉 변비가 심해지면 세로토닌의 분비가 되지 않음으로 인해 우울감이 심해지기도 하고 여러 질병이 깊어지는 원인이 되는 것이다.

변비는 변비로써 끝나는 것이 아닌 것은 앞에서 언급한 몸에 중요한 세로토닌의 분비를 저해하고 변비로 인해 독소가 만들어지는 공장 겸 독소 저장 창고가 되어 혈액을 오염시킴으로 인해 무릎에까지 피해를 주고 피부가 검어지고 앞 장에서 중요하게 언급한 우리 몸이 차가워지게 하는 결정적인 혈액순환을 저해하는 역할을 함으로 질병을 이끄는 첨병 역할을 담당하게 된다.

여러 가지 유산균을 가지고 장의 기능을 살린다고 하는 광고는 그냥 광고일 뿐 변비가 생기지 않는 튼튼한 장, 따뜻한 장을 만들지 않으면 죽을 때까지 유산균을 가지고 살아간들 변비에 소용이 없는 것이다.

필자의 프로그램을 진행하는 변비가 심한 분들에게도 기존에 먹고 있는 유산균을 먹을 필요가 없다고 강조하는 것도 기존의 유산균으로 변비에 대한 원인 해결이 되지 못하기 때문이고, 겨우 변비에 집중하는 것이 아니라 변비가 없는 건강한 몸을 만들기 위해 그들의 몸이 차갑다는 것을 인식해야 한다.

거북목이 심할수록 변비는 심해지고 이미 10살 난 아들의 변비를 걱정하는 부모도 아이 몸이 심하게 굽어 있는 것을 알지 못하기에 "00가

옆으로 자고 허리도 아프다고 하고 화장실도 며칠에 한 번 보는 것 같아요!"라고 한다.

요즘에야 학생들도 구부러지고 어른들은 말할 것도 없이 모두 몸이 굽어있어서 반듯이 서있는 모습을 보거나 자세를 취하는 것이 어색해 보이고, 팔자걸음을 하고 심하게 등이 굽은 모습이 자연스럽게 보인다. 그러나 굽어진 몸 상태에서는 몸이 차가워지는 원인이 되는 것을 3장에서 이미 언급했고, 변비가 오는 이유 중 하나가 골반 때문임은 틀림없는 사실이다.

변비는 일상생활 중 운동하는 것, 특히 걷는 자세와 걷는 시간과 변비는 상관관계를 있고, 몸이 차가운 사람들의 특징으로 첫 번째로 몸이 구부러지면 변비가 심해질 수 있다는 것이다. 두 번째로 몸이 차가운 사람이면 더욱 심해지는 것이 변비다.

수원의 A 씨는 7일에 한 번씩 화장실을 가는데 이제는 약으로도 말을 듣지 않아 병원에서 관장을 해야만 한다고 했다.

"몸에서 맨날 땀이 나는데 무슨 몸이 차갑냐!"라고 되레 큰 소리치고 가버리는 사람도 있지만, 그래도 변비의 원인이 몸이 차가워서 오는 것이기에 먼저 차가워진 몸을 더 따뜻하게 해야 한다는 것이 뇌리에 남았으면 좋겠다는 생각이다.

변비가 와서 몸이 차가울까? 몸이 차가워서 변비가 올까?

몸이 따뜻하면 이미 장이 잘 움직이는 상태로 장이 잘 움직인다는 것은 먹은 음식물이 고이지 않고 밑으로 잘 내보내고 있다는 것이다. 이렇지 않기에 변비가 왔다는 것이고, 변비는 이미 몸이 차가워질 대로 차가워진 상태로 장의 움직임이 둔해지고 음식물은 고이고 정체되어 딱딱하게 숙변이 되어 장의 움직임과 변의 흐름을 막아 몸은 더욱 차가워지는 것이다.

"어? 변비는 약으로 고치는 거죠?"

변비약들이 많이 보편화 되어 변비약을 한 번 먹었던 사람들은 매일같이 변비약을 복용해야 하고, 끊으면 다시금 변비가 심해져 결국 변비약으로 변비가 해결책이 되지 못한다는 것을 잘 알 것이다.

몸이 차갑다. 손발이 차갑고 아랫배가 차갑다.

먹어도 소화가 안 된다. 두통이 심하다.

얼굴에 뾰루지가 잘 난다. 물을 잘 먹지 못한다.

아침에 잘 일어나지 못한다. 무릎이 좋지 못하다.

허리가 아프다. 명치 끝이 자주 아프다.

5. 몸이 차가워서 소화불량이 생긴다

몸이 차갑게 되면 소화가 안 되는 것은 잘 아는 사실이지만 몸을 따뜻하게 하려고 하지 않고, 위장의 기능이 떨어져서 또는 어릴 때부터 소화가 안 되는 체질이니 뭐니 하면서 사사로이 넘기기 일쑤다.

'엄마 손이 약손'이었을 때가 있었는데 요즘에는 시절이 좋아져서 엄마 손은 사라지고 소화제, 배 아픈 약을 찾는 것이 빠른 시기가 되었다.

차가운 몸은 식사를 아무리 오래 씹고 삼켜도 위에 들어가기 어렵고, 위에 들어가면 거북하고 답답하고 이미 체한 듯 명치 끝에 싸르르 통증이 시작되고 화장실을 찾게 된다.

찬 데서 밥을 먹으면 잘 체한다는 것과 몸이 찬 상태에서 밥이 들어가면 체하는 것은 당연한 것이다.

"소화가 안 되는 체질이고 유전인 것 같아요!"

"소화 안 되는 것은 절대로 체질도 아니고, 유전도 아닙니다!"

"본인들의 배에 주름이 있는 것을 먼저 확인해 보고, 그리고 몸이 차가운지 확인해야 합니다."

첫째로 소화에 중요한 것은 몸이 굽어있지 않아야 하고, 몸이 굽어있는 증거가 배에 가로로 있는 주름으로 그 주름이 하나둘씩 그리고 깊게 그려질수록 소화는 안 되고 밥을 몇 숟가락을 먹었을 뿐인데 속이 답답한 것을 느낄 것이다.

먹고 싶어도 먹을 수 없는 상태에 대해서는 먼저 저자의 책,『골반 때문이야!』에서 골격에 대한 이해를 먼저 해야 한다고 이야기했지만, 몸이 굽혀져 있다는 것은 위가 눌린 상태를 말하고, 위가 눌린 상태에서 음식을 먹는 것은 생각보다 어렵다는 것을 알게 될 것이다.

나이가 들어서 구부러지거나 또 몸을 심하게 구부려 일할 수밖에 없는 특정 직업을 가지고 있는 분들의 몸을 보면 알 수 있듯이 몸이 굽어 있게 됨은 음식물이 채워질 장이 심하게 짓눌린 상태를 말하는 것으로, 음식물을 받아줘야 할 주머니가 가득 찼다는 것으로 비유해도 될 것이다.

소화에 있어 중요한 두 번째는 몸이 따뜻해야 한다는 것으로 몸이 차갑다는 것은 이미 장의 움직임이 없다고 단정해도 될 것이다.

장의 움직임이 사라졌기에 몸에서 열이 나지 않게 되고 몸이 점점 차가워지는 것으로 몸이 따뜻하지 않다는 것은 장의 움직임이 사라지는 것이고 장이 움직임이 멈추거나 적어진 운동성으로 인해 몸 안에 들어간 음식물은 소화 시킬 수 없고 밑으로 내려보내질 못하는 것이다.

"손발이 차다!"

손발이 차가운 상태에서는 밥을 먹는 것은 스트레스로 가득한 상태에서 밥을 먹는 것과 같아서 음식물을 소화 시킬 수 없기에 음식을 조금만 먹어도 힘든 것이고, 애써 먹더라도 이내 체해 버리는 것이다.

음식물을 못 먹는 것이 특정한 질병이 있는 것이 아니다. 먹기 위해 위도 검사하고 장도 검사해도 소화 기관들은 문제가 없는데 밥 한술 못 먹는 것은, 체질 때문도 아니고 유전 때문에도 아니고 당신의 예민한 성격 때문도 아닌 단지 굽어진 몸과 차가운 몸 때문인 것이다.

밥 먹는 것이 뭐 어렵겠냐만은 정말 밥 한 숟가락 먹지 못하는 사람은 먹지 못한 것으로 힘들고 몸이 지쳐 잠까지 못 자고 우울증을 겪는 것이다.

몸이 굽어있다. 배가 차갑다. 어깨가 자주 아프다.

목이 아프다. 허리가 약하다. 배에 주름이 있다.

오다리다. 다리가 짝짝이다. 치마를 입으면 돌아간다.

가슴이 두근거린다. 먹어도 속이 허하다.

잠을 못 자고 자더라도 금방 깬다. 체력이 약해 항상 무기력하다.

두통이 심하다. 자다가 자주 깬다.

6. 몸이 차가워서 우울증이 온다

우울증이 와서 잠을 못 잘까? 잠이 못 자서 우울증이 올까?

우울증의 원인은 정신적인 스트레스로 인해 신체의 리듬이 깨짐으로 인해 오는 것이지만, 필자가 생각하는 우울증에 있어 크게 작용하는 것은 먹는 것과 잠이다.

아주 작은 스트레스나 국가 재난이나 가정불화와 같은 큰 스트레스는 살아가면서 수없이 밀려오지만 얼마나 밤에 잠을 자느냐 잘 먹느냐에 따라 우울증의 강도가 정해진다고 봐야 한다.

우울증이라면 화가 치밀고 울화통이 터질 듯이 그리고 가슴이 답답해져서 늘 그 생각으로 잡혀있는 것이기에 잠을 자는 것, 먹는 것도 힘들어진다고 봐야 한다.

"그 일을 생각만 해도 체할 것 같다!"

"지금은 울화통이 터져서 먹으면 체할 것 같다!"

"스트레스로 인해 죽을 것 같다."

"스트레스로 인해 밥 먹는 것을 잊어버렸다!"

"화가 치밀어서 한숨도 자지 못했다!"

라는 이야기들은 일반적인 우울증을 겪는 분들이 초기의 증상들이고 그 증상들이 조금 더 진행되면

"우울증이야!"

"잠을 한숨도 못 자!"

"밥을 먹을 수가 없어!"

"나의 우울증은 누구 때문이야!"

로 우울증의 원인을 3자에게 돌리는 것으로 진행된다.

이미 먹지 못하고 잠을 못 잔 상태에서는 정신이 몽롱해지고 또한 체력도 저하되어 집 밖에 나가는 것조차 힘들 수밖에 없다.

우울증에서 '누구 때문이야!'로 전가되면 쉽게 벗어나기 힘들게 되고 갑자기 정신을 잃고 쓰러지고 정신을 차리니 병원이고, 우울증이라는 진단을 받고 열심히 약 먹고 사는 분들이 많지만, 먹는 것, 자는 것, 여러 몸의 통증으로 더욱 우울해지는 것이다.

"우울증이 심리적인 것이 아닌가요?"

"맞아요!"

"일단 못 먹고 못 자는 것은 해결될 것 같은데!"

어떤 상황이 되던 잘 먹고 잘 자야 하는 것은 기본인데 몸이 스트레스를 받는 것은 몸이 차가워지는 것이고 또 그것이 해결되어야 우울증도 해결되는 것이다.

못 먹는다. 못 자고 자다가 깬다.

변비가 있다. 손발이 차다.

소화가 안 된다. 음식만 먹으면 명치끝이 아프다.

힘이 없고 무기력하다. 허리가 아프고 어깨가 뭉친다.

조금만 걸어도 힘이 빠지고 자꾸만 눕고 싶다.

가슴이 답답하고 숨이 잘 안 쉬어진다. 가슴이 두근거린다.

감기약을 먹는 중에도 밥 먹는 것과 잠자는 것을 게을리하지 않듯이 우울증에서도 마찬가지로 감기와 마찬가지로 먹는 것, 잠자는 것에 신경 써야 하는데 먹는 것, 잠자는 것에 대해 원인을 찾지 않고 누구 때문에 우울증을 돌리면 우울증은 깊어지게 된다.

금강산도 식후경

즐거운 일도 일단 먹는 것부터 시작하는데 몸이 아플 때도 마찬가지고 당장 몸이 필요한 것부터 해치우자!

7. 몸이 차가우면 불면증으로 고생한다

불면증은 나이를 먹어서 잠이 없어지는 어른들께만 오고 특별히 신경을 많이 쓴 사람들에게 불면으로 왔다가 며칠 만에 사라지는 것으로 생각하고 질병이라 생각하지 않았다.

"살다 보니 잠만큼 중요한 것이 없네요!"

10일 동안 잠 한숨 못 자고 필자에게 왔다는 분도 잠을 자지 못해 집중력이 떨어지고 불안해져 일하는 것은 물론 집안일조차 하지 못해 아이들이 방치되다시피 한다고 했다.

밤에 잠을 자지 않고 다시 출근하면 몸이 버텨낼 수 있을까?

잠을 자지 않고 다음 날 아침을 먹으면 속이 편할까?

잠을 자지 않고 공부하면 공부가 될까?

학생이 좋은 성적을 올리기 위해서도 매일 잘 자는 것이 우선되어야 하고, 잠을 잘 자야 학교 수업 중에 졸지 않게 되는 것이다.

잠이 부족한 것은 단지 잠으로 끝나지 않아서 책상에서 졸게 되고 집중력이 떨어지고 이해도가 떨어질 수밖에 없고, 성격 또한 예민해져 자칫 민감한 학생, 예민한 학생, 날카로운 학생으로 비칠 수 있고, 먹는 것과 싸는 것에도 영향을 미치게 된다.

만약 매일 운전을 해야 하는 사람이 밤에 잠을 자지 못한다면 어떨까? 그것은 재앙의 시작이고 결국 직업이 운전이라면 심각한 일이 벌어지기 전에 당장 일을 그만두거나 휴식이 필요한 상태인 것이다.

잠은 같은 시간 자더라도 깊게 자야 한다.

A 씨는 집에만 가면 잠에 떨어지는데도 늘 졸리고 피곤하다.

"잠은 잘 자는데 피곤해요!"

"하루에 몇 시간 자는데요?"

"못해도 8시간은 꼬박 자죠! 그런데도 피곤합니다."

이것은 마치 공부는 매일 하는데 성적이 오르지 않는다는 이야기와 같다. 책상에 오래 앉았다고 해서 공부가 잘되는 것도 아니고, 얼마만큼 공부에 집중하느냐에 따라 성적이 달라지듯 잠도 장시간 잤다고 해서 몸의 피로가 회복되는 것이 아니다. 맛있는 잠을 자야 한다.

잠에 대해서도 몸이 옆으로 눕지 않고 자야 한다고 『골반 때문이야!』에서 이야기했는데 역시나 『열 때문이야』에서도 역시 잠을 잘 자기 위한 조건들을 말하게 된다.

첫째로 굽어 있으면 잠이 설칠 수밖에 없는 것을 『골반 때문이야!』에서는 골반의 중요성으로 몸의 구조에 관한 이야기를 했었다.

좋은 잠을 이루는 두 번째 조건은 바로 몸이 따뜻해야 한다는 것이다. 우리 몸의 세포들은 차가운 것을 싫어하고 몸이 차가워지면 세포가 죽을 지경으로 편하게 쉬지 못해 쉬게 해달라고 아우성을 칠 것이고, 교감신경의 흥분으로 상대적으로 잠을 이루게 하고 쉬게 하는 부교감신경은 교감신경이 진정될 때까지, 즉 세포들이 안정화 되는 때까지는 잠을 이룰 수 없게 되는 것이다.

생각이 많아져 혈액이 머리에 모이고 집요한 생각들이 끝을 맺을 줄 모르는 스트레스는 두통을 만들고 잠들 수 없게 되는데 결국 머리에 가득한 혈액을 빨리 몸으로 내려보내야 두통도 사라지고 비로소 잠이 오는 것이다.

스트레스로 가득 찬 몸은 매운 음식이 당긴다거나 늦은 밤이라도 밥통을 끌어안고 밥을 먹는 장면을 생각하면 불난 것 같은 스트레스는 저런 방법으로도 스트레스를 약화시키는 방법이 됨을 알게 될 것이다.

"제발 잠을 잘 자려면 자기 전에 바나나라도 먹어라!"

"중간에 잠을 깨면 밥통째 끌어안고서 밥을 먹어라!"

일산의 L 씨도 병원에서 퇴원하고 필자에게 왔다가 잠도 잘 자고 좋아졌다가 어느 날 스트레스를 받았는지 새벽 2시에 문자로

"선생님 바나나도 먹고 그랬는데 잠자다가 깼어요!"

"그럼 하나 더 먹고 자요!"

"그래도 잠이 안 오면요?"

"그냥 밥을 가득 먹어요!"

다음 날 전화 와서

"정말 바나나 하나 더 먹었는데도 잠이 안 왔는데 3시 넘어서 밥을 먹었더니 많이 잤어요."

잠자는 것은 무조건 먹는 것과 관계가 깊고, 물론 먹는 것도 전날 얼마나 잘 잤는지에 따라 입안의 밥이 돌이 되기도 하는 것이다.

잘 자지 못하는 사람은 항상 몸이 **뻣뻣**해서 쉽게 지치고 피곤해지고 몸이 스트레스를 받는데, 잠을 자는데도 추위라는 스트레스에 쉽게 노출되어 단잠을 자지 못하는 악순환의 연결고리 속에 있는 것이다.

시흥의 k 씨는 원래 먹는 것 때문에 필자를 찾아 왔다.

"넌 다른 곳에서 밤마다 아르바이트하고 다니냐?"

"아닌데요! 집에서 온 건데요?"

"밤마다 다른 곳에서 데서 아르바이트하고 다니는 것처럼 네 얼굴이

아침부터 피곤해 보여서 물어보는 거야!"

물론 소화가 잘 안 되어 잘 먹지 못해서 피곤해 보이는 것도 있지만, k씨의 몸도 이리 틀어지고 저리 틀어지고 몸이 굽어있었기에 밤에 잠을 잤지만, 매일같이 회사 전무님도 잠 좀 자라는 핀잔을 준 것이다.

몸이 차가워지면 잠을 잘 수가 없다.

몸이 차가워지면 몸이 스트레스를 받는다.

몸이 스트레스를 받으면 머리로 혈액이 몰린다.

몸이 차다. 소화가 안 된다. 밥을 잘 못 먹는다.

변비가 있다. 몸이 굽어 있다. 허리가 아프다.

목 디스크, 어깨가 아프다. 오다리이다.

늘 힘이 없다. 무기력하다. 체력이 약하다.

늘 피곤하다. 운동해도 효과가 나타나지 않는다.

늘 피곤해 보인다.

8. 야뇨증은 몸이 차갑다는 증거다

필자는 밤에 화장실을 수시로 가는 것도 나이를 먹어서나 방광이 약해서가 아닌 몸이 차가워진 것을 이유로 찾는다.

그럼 야뇨증은 왜 생기는 것일까?

나이 먹어서?

방광이 약해져서?

방광도 근육이고 근육이 차가워지면, 즉 몸이 차가워지면 방광의 팽창력이 떨어짐으로 인해 소변이 마려워지는 것이다.

여름에는 괜찮다가 겨울에 방광이 약해지나?

그리고 날씨가 추워지면 방광이 그렇게 빨리 약해지나?

추운 날씨 야외활동 중 유난히 화장실을 자주 가게 되는 경우가 있는데, 이런 경우 몇 시간 만에 방광이 약해진 것도 아니고 나이를 먹어서도 아닌, 그냥 차가운 날씨로 인해 화장실을 자주 가게 된 것뿐이다.

소변을 자주 보러 가는 원인은 몸이 차가워졌다는 것만큼 즉 방광이 팽창하지 못하고 방광의 수축 현상으로 소변을 빨리 느끼게 되는 것이다.

소변이 아침에 마려워야 하는데 중간에 잠을 깨서 화장실을 가더라도 많은 양의 소변을 보는 것도 아니고 아주 소량의 소변만 보고 다시 잠을 자는데 금방 다시 소변 때문에 깨고 자다 깨는 것을 한 번도 아닌 6번 이상 하시는 분들도 계신다.

나이 때문이라고 생각하면 계속해서 야뇨로 고생을 하게 될 것이기에 미리 추운 날 밖에서 몸이 어떻게 반응하는지 생각해야 하고, 몸을 따뜻하게 하면 얼마든지 6번에서 3번 그리고 한 번도 화장실을 가지 않고 긴 밤을 잘 수 있는 것이다.

몸이 차갑다. 허리가 아프다. 배에 주름이 있다. 목에 주름이 있다.
어깨가 아프다. 변비가 있다. 소화가 안 된다.
늘 힘이 없다. 피부가 좋지 않다.
아침이 피곤하고 오후에는 더 피곤하다.

9. 위장장애와 공황장애는 무조건 몸이 차다

위장장애와 공황장애는 먼저 책『골반 때문이야!』를 통해 이야기하다 보니 소화가 안 되면 몸을 먼저 펴야 한다는 것을 알아가고 있을 것이고 또 중요한 것이 몸속의 열이다.

위장장애와 공황장애의 증상은 거의 비슷하게 나타나지만, 증상에 집착하다 보니 몸은 좋아지지 않고 먹지 못하고 새로운 증상이 늘고 불안함까지 생겨 밖에 나가는 일조차 힘들어진다.

잠이 안 오면 잠이 오게, 소화가 안 되면 소화가 되게 하면 되는데 그게 쉽지가 않다는 것이다.

이미 병원에 입원해서 어떻게든 밥 한 숟가락 먹지 못한 것을 먹어보려고 노력도 했고, 잠을 자기 위해 노력했는데도 힘들었다.

남들은 어떻게 쉽게 잘 먹고 잠을 잘까? 이미 그들이 너무 쉽게 먹으려 하고 쉽게 잠을 자려고 하는 특성이 있음을 알아야 하고, 처음에 위장장애가 왔을 때, 잠을 자지 못할 때 또 다른 증상이 나타날 때 너무 쉽게 해결하려고 했을 것이다.

"뭐 약 먹는 것이 당연한 거 아냐?"

"병원이 왜 있는데. 힘들 때 가라고 있는 거잖아!"

"다른 사람들도 그렇게 하던데?"

그럼 '본인보다 빨리 약 먹고 병원에 갔던 사람들은 모두 건강한가?' 란 질문을 한번 던져봐야 한다!

시대가 좋아져서 이미 인터넷에 나보다 먼저 병원에 다니고 약을 열심히 먹고 있는 사람들의 모임이 많아져서 간접경험을 가져올 기회가 많다는 것이다.

그럼 10만 명이 넘는 사람들이 비슷한 증상으로 모여있는 공간에 약은 잘 먹고 병원에 잘 다니라고 하고, 심지어 기존의 약이 안 듣는다고 하면 다른 약을 권해주고 또 다른 약을 설명해 주는 사람도 어느 날 증상이 생겼다는 글들이 올라온다. 아픈 사람들의 모임은 왜 모여있는가? 생각해 봐야 하고 약을 잘 먹고 다른 사람들에게도 약을 잘 먹으라고 권하는 사람들조차 10년씩, 20년 이상 단지 먹는 것으로 헤매고 잠자는 것도 힘들어하는지 한 번 정도는 궁금해하고 그 궁금증이 무엇인지 본인들이 해결하려고 노력해야 결국 앞선 사람들이 왜 그토록 오랫동안 아프게 되었는지 알게 될 것이고 본인의 길도 새롭게 열릴 것이다. 약 먹고 병원에 가는 것도 본인들이 어떤 경로를 택해서 가야 하는지 판단해야 한다.

청주의 A 씨도 밥 한번 잘 먹어보겠다고 한 달에 800만 원 하는 병원에 입원했다가 3주 만에 퇴원할 수밖에 없었다고 했다.

많은 사람이 입원하고 다녀가니까 희망이 보여 입원했겠지만 그래도 사람인지라 시간이 조금씩 지남에 따라 궁금증이 생겼는지 주변 사람에게 물어봤다고 한다.

"어떻게 입원하셨어요?"

"자기도 알잖아! 먹으려고 몇 개월 만에 다시 들어온 건데!"

"다시 들어 왔다고요?"

"그래! 몇 개월에 한 번씩 병원에 들어오고 아마 여기 있는 이들 다 그럴걸!"

태연스러운 그 한마디에 3주 입원해 있던 병원을 퇴원할 수밖에 없었다고 했다.

퇴원하고 다시 입원하는 것이 무엇을 의미하는지 이곳저곳 다녀보고, 심지어 굿까지 해본 A 씨는 너무나 잘 알고 있었기 때문이다.

그렇게 A씨가 필자에게 핸들을 틀어 처음 들어 왔을 때 "먼저 골반 위치를 잡아야 한다."라고 했으니 황당하지 않았을까? 먹지 못해서 위장장애를 해결하기 위해서 들어왔는데 위장도 아니고 골반이라니! 아마 그렇게 생각할 A 씨에게 "식사시간 전까지 잠깐 쉬고 계세요! 점심은 고기를 대접해 드릴게요!"라고 했다.

먹지 못해 온 사람과 일부러 닭 다리가 들어간 점심을 먹으면서 "황당하죠? 골반, 닭 다리⋯. 어차피 소화가 안 되고 못 먹는 거니까 일단 힘든 고기를 일부러 먹고 속이 편한지 그리고 잘 먹히는지 봐야겠죠? 그다음은 본인이 판단하시고."

그렇게 A 씨는 맛난 점심을 먹고 그다음 날은 딸과 함께 또다시 닭 다리를 먹으면서 힘겨운 먹기 위한 전쟁을 끝낼 수 있었다.

『골반 때문이야!』에서 다루지 못한 것을 『열 때문이야!』를 통해 알아야 한다. 몸의 온도, 즉 몸속에 열이 들어가야 소화도 잘되고 자기 전에 먹더라도 부담감이 없이 잠을 자는 것이다.

50대 P 씨는 택배 일을 하고 있다. 필자의 사무실에 매일 들르다 보니 한눈에 P 씨의 건강상태를 알게 되었다. 늦은 가을날 날씨가 갑자기 차가워졌는데 불구하고 슬리퍼를 신고 위에는 두꺼운 외투에 몸을 감싼 모습이 보여 지나가는 말로 물었다.

"이 날씨에 웬 슬리퍼?"

"발에서 땀이 나서요!"

"발에 땀 나는 것은 몸이 더워서가 아니라 오히려 몸이 차가워서 그런 것인데."

"겨울 되면 항상 그래요! 발에서 땀이 나고!"

"이미 밥 먹는 것도 힘들고 잠자는 것도 힘들구먼!"

"내가 술을 좋아해서 그런 게 아닐까요?"

"술도 좋아하겠지만, 지금의 술은 잠자기 위해서 먹는 술인데 뭐! 술없이 잠을 잘 수 있어요? 아마도 잠을 한숨도 못 잘걸!"

"이미 먹는 것도 힘들어 병원을 이곳저곳 다녀봤는데 안 돼요!"

영하의 날씨가 아니면 가벼운 옷으로 택배를 하고 열심히 뛰어다닐 텐데! 이미 시커멓게 변하고 부은 얼굴은 안쓰럽기 그지없어서 잠깐만 앉았다 가라고 하는데도 한사코 일이 바쁘다며 내일 온다고 하면서 가버린 P 씨를 보면서 내일 휴무라서 온다는 말을 믿지 않고 바라만 봤었다.

당장 아이들 생계를 위해서 일은 해야 하는데 밥도 먹지 못하고 잘 자지 못하고 뛰어다니면 몸이 견뎌낼 수 있을까?

허리 디스크나 목 디스크는 통증이 심해도 죽는 사람이 없지만, 밥한술 못 먹으면 사람은 살아가지 못하고 잠도 자지 못할 뿐 아니라 한번 먹지 못할 정도의 위는 음식물이 들어가면 토해내게 되어있고, 이미 움직임이 없어진 장들은 더 이상 움직임보다는 설사로 상태를 만들어간다.

'밥 먹는 것이 뭐 그렇게 어렵다고 못 먹어?' 옆에서 지켜보는 사람들은 그렇게 바라볼 수 있지만 먹기 위해 병원을 찾고 또 입원해서 몇 달을 지내고 밥 한 알 먹기 위해 노력하는 사람들은 주위에 너무 많다는 사실이다.

자동차도 기름이 있어야 자동차지, 기름이 바닥나면 자동차의 기능이 마비되는 것과 같이 단지 밥을 먹지 못하는 위장장애의 고통은 삶과 죽음의 갈림길에 서있는 것이다.

단지 겨울에 손과 발에서 땀이 나는 것을 아빠와 남편의 역할 그리고 직장에서 앞으로 어떻게 생활해 나갈 것인가에 대한 고민, 지금 당장 일을 해야 하고 바쁘다는 이유로 미루고 미루다 보면 앞일은 뻔히 보이게 할 정도로 몸이 차가워진다. 몸이 차가움으로 인해 발에서 땀이 나고, 몸이 차가움으로 인해 질병은 슬며시 깊게 자리 잡게 되는 것이다.

공황장애/위장장애의 특징

잠을 못 잔다. 잠을 두 시간마다 깨고 다시 잠들기가 힘들다.

소화가 안 된다. 잘 체한다. 명치 끝이 아프다.

가슴이 두근거린다. 이명이 온다. 어깨가 아프다.

목이 근질거린다. 근육 떨림이 있다.

몸이 뻣뻣하다. 등이 굽었다. 역류성 식도염이 있다.

배에 주름이 있다. 승모근이 아프다. 목이 아프다

똑바로 누워서 못 잔다. 기억력이 떨어진다.

손끝이 저린다. 에어컨이 싫다. 발이 축축하다. 비위가 약하다.

무기력하다. 손이 노랗다. 생리가 불규칙하다.

변비가 심하다. 밤에 소변을 자주 본다. 옆으로 누워 잔다.

고기를 못 먹는다. 술을 먹으면 다음 날 힘들다.

사람이 많은 곳에 가면 답답하다. 머리가 자주 아프다.

건강염려증이 있다. 허리가 아프다. 몸무게가 갑자기 빠졌다.

10. 공황장애는 몸이 차가워서 시작된다

공황장애와 위장장애의 증상이 비슷하다. 위장장애의 증상과 공황장애 증상이 같다고 생각될 정도로 몸에서 나오는 증상은 비슷하고, 그들이 먹는 약만 다를 뿐이지 인터넷 위장장애 카페에서 봤다는 사람을 공황장애 카페에서도 보게 되는 것은 그 둘의 증상이 비슷하기 때문이다.

필자가 그들의 몸을 크게 구분하면 몸이 굽어있다는 사실이고 또 하나는 몸이 차갑다는 것이다.

대부분 나이 먹은 분들은 위장장애, 자율신경실조증 또 젊은 층은 공황장애로 힘들다고 한다.

"선생님, 저 밥 먹을 수 있게 되나요?"

"잠을 10일 동안 한숨도 못 잤는데 잘 수 있나요?"

"공황장애로 몇 년 동안 직장도 못 다니는데 좋아질 수 있나요?"

바로 앞 위장장애의 34가지 증상을 그리고 더 많은 증상을 한 몸에 가지고 있고 또 그런 증상들을 해결하지 못했기에 필자에게 와서 묻는 말이지만 공황장애에 있어서 필자는 단지 잘 먹을 수 있는지 그리고 잘 잘 수 있는지에 대한 기본적인 해결점이 필요한 것을 설명할 뿐이다.

"그럼 공황장애는 언제 고쳐요?"

"잘 먹지 못하고 잘 자지 못하면서 공황장애를 이해할 수 있나요?"

"난 공황장애가 중요한데…!"

일단 몸의 증상들이 어떻게 생성되고 나오게 되었는지 몸에 대해 이해하고 알아야 하고 증상의 뿌리가 몸이 차가워진 것으로, 차가워짐이 여러 몸의 증상들을 끌고 몸속에 깊숙이 자리 잡은 것이다.

공황장애 원인이 무엇인지 찾으려 노력하지 않고 인터넷을 보고, 단지 증상에 매달리다 보니 늘어가는 것은 신경정신과 약뿐이다. 처음에는 금방 좋아질 것 같아서 약을 줄였다가 순간 두 배로 늘어난 약의 양에 몸은 지쳐갈 수밖에 없는 것이다.

단지 소화가 잘되지 못해 몇 년씩 고생하고 심지어 굿판까지 벌였다는 분들도 계실 만큼 공황장애에 있어서 먹는 것은 살아가면서 가장 중요한 과제일 수밖에 없다.

"일주일 새에 몸무게가 5kg 빠져서 지금은 43kg입니다."

165cm 비쩍 마른 몸으로 아이들을 돌보고 살아가는 것은 이미 자기 몸을 가누기도 힘들고 매일 쓰러질 것 같이 어지럽고 가슴이 두근거리고 문 앞에 외출하면 집에 돌아오지 못할까 불안하고 무섭고 두려운데, 밥을 먹는 것은 어지러움을 유발하는 행위가 되고 잠자는 약을 먹고 비상약을 먹어도 두근거림에 잠을 자는 것인지 깨어있어서 움직이고 있는 것인지 구분하기 힘들어지는 것이다.

"스트레스 때문에 공황이 왔어요!"

"그럼 스트레스가 없는 분들은 공황이 없겠네요?"

"당연히 스트레스가 없으니까 공황이 없겠죠! 저는 스트레스 때문에 공황이 온 것인데!"

"어떤 분은 10년 동안 공황장애로 집에만 있다 보니 예전 스트레스도 사라졌다는데 아직도 공황장애라는데?"

"그분은 그분이고."

"음…. 허리가 아프면 공황장애 때문에 허리가 아프다고 할 텐데! 그럼 허리 아픈 분들은 모두 공황장애 때문에 허리가 아플까?"

먹는 것, 체하는 것, 가슴이 두근거리는 것, 허리가 아프고 목이 아픈 것, 몸의 어떤 증상이 나오든지 심지어 다리가 가려운 것도 공황장애 때문이라고 생각해 그때마다 비상약을 털어 입에 넣게 된다.

다른 질병도 마찬가지지만 병명이 있는 것에 집착하다 보면 일반적인 증상도 그 질병에 매몰되고 공황장애와 같이 모든 증상을 공황장애로 인해 더 심해진다고 생각되는 것에 경각심을 갖지 못하면 어느 순간 모든 몸의 증상은 그 질병으로 인해 오는 것으로 생각하므로 스스로 미래를 알 수 없는 길을 갈 것이다.

11. 자율신경실조증은 몸이 차갑다

예전에는 자율신경실조증이란 말이 없었다 할 정도로 생소했지만, 요즘엔 젊은 사람들에게 있어서 공황장애와 같이 자율신경실조증도 흔한 질병이 되었다.

소화 안 됨, 불면증, 변비, 명치끝 아픔, 가슴 두근거림, 잘 체함, 손발 차가움, 목 디스크, 허리 디스크, 체형이 좋지 않음, 우울증, 불안증

자율신경실조증은 공황장애와 같이 몸이 차가움에서 오는 대표적인 질병이고, 이미 몸이 심하게 구부러져 있고 몸이 차가움으로 증상이 찾아오는 것이기에 목 디스크부터 허리 디스크, 어깨 통증 등 몸에서 나오는 통증이란 부분은 다 일어날 수 있다.

특히 심한 변비, 먹는 것, 소화 그리고 불면증으로 무기력한 사람이 되어 겉모습은 멀쩡한 사람처럼 보이지만 성한 곳이 한 곳도 없는 사람이 되는 것이다.

항상 속이 쓰려 내시경 검사를 하고 다른 장기의 검사를 하더라도 몸은 정상적이라고 하는데 계속해서 먹지 못하고 자야 할 때 잠이 오지 못하는 원인으로 우리 신경 중에 자율신경을 맡게 되는 교감신경과 부교감신경이 조화롭게 몸에서 작용하지 못하는 원인으로 몸이 힘들어지는 질병이다.

불편한 증상의 장기들은 병원 검사상으로는 정상적으로 보이고 작동

하는데 몸 안에서는 정상적으로 작동하지 않게 되는 것을 의미하는 것으로, 몸이 맘대로 작동하지 않음에 따라 신경의 부조화로 인해 결국 신경정신과 약을 처방받게 되고 몸은 더욱 차가운 길을 가게 된다.

몸이 차가울 때 먼저 찾아오는 것으로 잠자는 것, 소화가 힘들어 흔히 위장장애로 고생하고 결국은 공황장애, 자율신경실조증의 증상으로 서로 힘든 부분을 공유하고 해결하기 위해 인터넷에 모이다 보면 결국 같은 증상과 같은 약들과 같은 여러 가지 해결안을 가지고 노력해 보지만 결국은 증상의 해결은 요원하다는 것을 알게 되고 더 이상 노력하지 않는 사람이 되기도 한다.

못 먹고 불안하고 못 자는 것 그리고 가슴 두근거림이나 흥분하는 것과 긴장할 때 손에서 땀이 흠뻑 젖는 것은 몸이 차갑다는 것을 먼저 인식해야 하는 것으로 몸이 차가우면 먼저 장기들이 제때 작동해야 할 때 작동하지 못하고, 작동하지 않아야 할 때 가슴 뛰는 것과 같은 증상이 반복됨으로 인해 내 몸을 내가 제어할 수 없게 되는 것이다.

질병이 나를 아프게 하지만
내 몸이 차가운 것은 나를 빨리 죽게 만든다.

12. 화병이라고 했어요!

남자들에게는 없고 여성분들에게, 젊은 사람은 없고 중년이 된 분들에게 우리나라에만 있는 화병은 정말 있는 것일까?

순간 가슴이 터질 듯한 답답함에 숨이 안 쉬어지고 가슴이 조여오는 듯하는 느낌의 화병은 필자는 5분도 안 되어 쉽게 안정이 되는 자연적인 현상이라고 말을 한다.

모든 몸의 증상의 문제들이 그렇지만, 알면 쉬운 것이고 모르면 한없이 어렵기만 하듯이 가슴이 답답한 것이 무슨 10년, 20년 전의 스트레스가 가슴에 뭉쳐있다고 그렇게 먹고 잘 자고 취미생활도 즐겁게 하다가 어느 날 머리에 땀이 나고 잠을 못 자 불편해서 한의원에 갔더니 화병이어서 그렇다고 한다. 20년 전의 맺혔던 화가 속에서 치밀어 올라와 사람을 힘들게 할까?

화는 스트레스로 풀이되기도 하지만 몸의 증상이 어떻게 나타나느냐에 대한 이야기이기 때문에 몸을 이해할 때 화는 특별함 없는 순간 스쳐 지나는 정도 일반적인 몸의 증상이었음을 알게 될 것이다.

스트레스로 공황장애, 우울증이 오고 불면증부터 불안감까지 동반될 수 있지만, 그 스트레스가 몸에 영향을 주는 것이 아닌 시간이 흐름에 따라, 본인의 생활이 몸이 좋지 않은 방식으로 바뀜에 따라 공황장애가 되기도 하고 아무런 병치레로 고생하지 않고 잘 살아가는 사람이 더 많다는 사실이다.

"비가 오면 옷이 흠뻑 젖겠네! 감기 걸리겠네!"

"비가 오면 옷이 젖겠네! 뭐 우비니까 그나마…!"

스트레스가 오더라도 어떻게 대처하느냐에 따라 결과물은 달라지고, 이미 그 이전에 어떤 몸이냐에 따라 걱정거리가 되지 않는 것이다.

아픈 사람의 몸은 어떤가? 전쟁이 나서 못 먹는 것이 아닌 이미 먹지 못하고 잘 자지 못하는 상태가 되어있으면서 마치 전쟁 때문에 더 못 먹게 되고 잠을 더 못 자게 되었다는 것으로, 전쟁을 원망하고 먹지 못하거나 자지 못하는 것에 의미를 부여한다.

그럼 전쟁이 끝나면 과연 어떨까? 밥을 잘 먹어야 함에도 잘 먹지 못하는 것은 전쟁의 기억이 먹지 못하는 사람이 되었다고 할 것이다.

몸이 좋지 않아 소화에 불면에 언제든 문제가 발생할 수 있는 상황에 전쟁이 나고, 끝나더라도 본인의 몸에 이미 구멍이 숭숭 뚫린 상태로 있었기 때문에 힘든 것이고, 몸에 문제들이 해결될 때 잘 먹고 잘 자게 되는 것이다.

몸에 화가 찼다. 스트레스가 찼다는 것을 무시하라는 것이 아닌 그때 나오는 증상들을 해결해 나가는 것이 중요하고, 그 증상들이 없어지면 그 화나 스트레스가 마음에서 몸을 해칠 수는 없는 것을 알게 될 것이다.

단지 숨이 벅차다. 그리고 가슴이 터질듯하다. 가슴이 두근거린다. 자다가도 벌떡 일어서게 된다.

뒤에서 많은 분량으로 갱년기를 다루겠지만 '아, 화병이란 것이 갱년기 증상과 비슷하다!'란 생각을 하게 될 것이다.

몸을 모른다는 것, 즉 몸이 차다는 것을 외면하면 화의 근원이 되고 생각까지도 지배하여 그 질병에서 빠져나오기 힘들게 된다.

화병으로 인한 증상들이 무엇인지 고민하기 전에 이미 그 증상 하나하나를 뜯어보기 전에 몸이 차가운지 생각해 봐야 하고, 몸의 차가움이 화병을 만들고 스트레스에 지쳐 쓰러지게 되는 것이다.

잠을 못 잔다. 못 먹는다. 몸이 차갑다. 두근거린다. 숨이 안 쉬어진다.
몸이 굽었다. 오다리다. 허리가 아프다. 목이 아프다. 어깨가 무겁다.
승모근이 올라왔다. 등이 아프다. 어깨가 아프다. 변비가 심하다.
손발이 차다. 배에 주름살이 가득하다. 근육이 적다. 소화가 안 된다.
설사가 심하다. 두통이 심하다.

13. 암 환자는 항상 몸이 차가웠다

몸이 차가운 분들의 대표적인 것이 암 환자들이다. 항암을 하고 힘이 없어 누워있다가 창문이라도 열려있으면 소스라치고 몸이 추워졌다는 것을 알게 되고, 추운 몸을 따뜻하게 하려고 노력하겠지만 늘 하던 대로 생활하고 생각하고 먼저 암이 완치되기를 바라는 마음이 앞서 있을 것이다.

추우면 먼저 따뜻하게 해보고서 암은 암 대로 수술하든지 항암을 하든지 병원에서 시키는 대로 하면 되는데 추운 몸을 따뜻하게 해볼 생각은 하지 않고 증상인 암에 치중하고 암이 완치되는 5년이라는 시간이 지나면 그때 무엇을 해보겠다고 생각을 한다.

"몸이 좋아지면 그때 찾아뵐게요!"

"일단 항암이 언제 끝날지 모르겠는데 그때 가서…."

어느 순간 허리를 고치기 위해 다닌다고 이야기를 들은 듯하고 또 시간이 지나 물으면 좋은 곳에 가셨다는 이야기도 듣게 된다.

암 환자는 암 발견 전에도 항상 몸이 추웠고 허리도 아팠고 감기에 자주 걸렸었다.

손발이 차가웠다. 잠을 푹 못 잤다. 소화가 잘 안 되었다. 암이 발견된 후 통증이 심하다. 못 먹는다. 잠자기 힘들다. 몸이 춥다. 기력이 떨어진다.

통증이 심해서 고통스럽고 불면증에 시달리고 음식을 먹지 못해 굶어 죽는 질병이 암이고, 곧 암은 굶어서 말라 죽게 되는 것처럼 보이게 마련이다.

통증이 사라지고 가렵지 않거나 밤에 잠을 잘 자고 음식을 먹어도 소화가 잘되어 화장실도 잘 가고 피부도 좋아지면서 일상생활을 잘하는 몸이라면 암 환자라고 할 수 있을까?

암 환자의 경우 소화가 안 되고 깊은 잠을 못 이루고 또 늘 손발이 차가웠는데 평소에 몸이 추웠던 것을 외면하다가 36.5도에 이르지 못하는 체온계를 보면서 몸이 차갑다는 것을 알게 된다.

코로나로 인해 모든 장소에서 체온을 체크 하는 중에 36.5도에 이르지 못함을 알게 되는 것만으로도 몸에 대해 알아가는 기회가 되는 것이다.

본인의 체온이 어떤 상태인지 몰랐기 때문에 감기에 걸리고 먹으면 잘 체하는지 인지하지 못하고, 단지 잘 체하고 잘 못 자고 감기에 잘 걸리는 것이 일반 살아가는 모습이라고 생각했을 것이다.

암이 있기 전에 감기에 잘 걸리는 몸이었을 것이고, 암이 있기 전에 자궁근종이 발생했을 것이고, 암이 있기 전에 피부가 딱딱하고 건조했을 것이며, 암이 있기 전에 늘 소화가 잘 안 되었을 것이다.

몸이 나빠질 때 먼저 전조증상들이 나타나는데 그 전조증상들을 만들어내는 것이 또 몸이 차갑다는 것으로 먼저 표현되는데 무시해 버리는 것이다.

"몸은 춥지만 난 건강해!"

마치 술에 취한 사람이 운전대를 잡는 사람처럼 몸에서 나오는 증상들을 무시함으로 인해 돌이킬 수 없는 상황을 만들어 가는 것처럼, 감기에 잘 걸리고 종양이 있거나 근종이 있는 몸을 무시함으로 더 큰 일을 막지 못하는 것이다.

고드름은 차가운 곳에 열리고 몸이 차가운 사람들이 종양이나 근종이 자주 발견되고 또 근종이 있고 크게 발전하면 암으로 발전할 가능성을 걱정하고 검사하고 다시 떼어 내고 또 검사하는 것이다. 근종이 없다면 그런 검사까지는 가지 않을 것이기에 왜 몸에서 자궁근종과 종양들이 발생했는지는 의심하고 연결고리를 끊으려 노력해야 한다.

"자궁을 왜 들어냈어요?"

"병원에서 들어내자고 해서요!"

"자궁을 들어내기 전에 여러 증상이 있었을 텐데!"

"그렇죠! 자궁근종들이 생겨서 떼어 내고 또 떼고 그렇게 하다가!"

자궁근종을 봄, 가을로 떼어내면서 그냥 떼어내면 된다는 생각에 '자궁근종이 왜 생겼을까?'에 대한 고민은 하지 않음으로 근종의 크기에 따라 자궁까지 없애고 암을 걱정하기에 이르는 것이다.

자신의 몸 온도를 모름으로 사소하고 작은 일이 더욱 큰일을 만드는 것이다.

14. 당뇨병, 고혈압, 고지혈증은 몸이 차가운 사람이 걸린다

"늘 피곤해요. 쓰러질까 봐 늘 고민입니다."

"음식을 맘껏 못 먹어요! 숨이 차면 걱정이 돼요."

"날씨가 차가워지면 걱정이죠. 소화가 잘 안 돼요."

"아픈 곳들이 많아졌어요. 변비가 심해요."

"피부가 거칠어졌어요. 무릎에 힘이 빠졌어요."

"자다가 쥐가 잘 나요."

당뇨병, 고혈압, 고지혈증은 몸이 차가워서 오는 대표적인 질병으로 당뇨병의 합병증은 발가락을 자르는 당뇨발이고, 신장이 망가져서 신장투석 할 수도 있고 또 간에 영향을 주어 늘 피곤함을 안고 살아야 할 정도로 몸의 온도와 밀접한 관계가 깊다 할 수 있다.

당뇨로 발이 썩어 가는 것과 피부가 괴사하는 것은 혈액의 흐름이 끊김으로 인해 세포들이 죽어가는 것으로, 특히 당뇨로 끈적끈적한 혈액이 발끝까지 전해지지 못하는 결과로 발끝의 세포는 산소의 공급을 받지 못함으로 인해 세포가 죽는 것이고 썩는 것이다.

세포가 죽는다는 것은, 세포에 산소를 원활히 전달되는 과정, 즉 혈액순환에 대한 부분으로 우리 몸은 산소를 받지 못하면 5분이면 괴사할 만큼 산소에 영향을 받게 되는데, 산소를 받지 못한 피부나 인체의 조직은 괴사하는 것으로 당뇨는 혈액의 흐름이 늘어지고 끊기는 현상이 벌어져 몸에 상처를 주는 것이다.

당뇨병은 인슐린이 인슐린 저항으로 인해 포도당을 세포 안으로 집어넣지 못해서 당뇨병이 심화 되고, 혈액순환의 느림에서 오는 질병 중 인슐린에 영향을 받게 되는 것이 당뇨병인 것이다.

끈적끈적한 혈액의 흐름이 좋을 수 있을까? 당뇨는 혈액 속의 당이 적당히 사용되지 못하고 혈액에 많아짐에 따라 당을 포함하고 있는 혈액이 되어 혈관을 타고 흐르게 된다. 결국, 설탕물과 같이 끈적한 혈액이 눈의 미세혈관을 지나고 혈관덩어리인 콩팥을 통해야 하고, 멀리 발끝까지 돌아오는 여정을 거친다. 끈적끈적한 혈액이 지나는 혈관들에 심한 압력이 발생해 혈압이 높아지고 혈액 속의 지질이 많아짐에 따라 고지혈증이 되는 것이다.

당뇨 환자들이 아침마다 혈당을 체크 하기 위해 바늘로 손가락을 찔렀을 때 찔러도 피 한 방울 나지 않아 다시 찌르고 또 다른 손가락을 찔러도 혈액이 잘 나오지 않게 되고, 혈액이 흘러내려야 함에도 혈액이 흐르지 않고 시커멓게 맺힌 혈액이 혈관 속에서 좋을 역할을 할 수 없는 것이다.

주르르 흐르지 않는 끈적거림이 심한 혈액은 심장에서 발끝까지 흘러가는 시간이 길어질 수밖에 없고 또한 신장의 사구체를 지나면서 사구체의 길을 막거나 소변으로 걸러지지 못함으로 인해 신장병이 오는 것이고, 끈적임이 많은 혈액이 가늘고 약한 눈의 혈관을 지나가기란 어려울 수밖에 없어서 당뇨에 의한 눈의 질환이 높아질 수밖에 없는 것이다.

당뇨병은 곧 혈액순환이 늦어짐으로 오는 질병이고, 혈액순환이 되지 못하도록 하는 요인은 몸이 차가워지는 것, 즉 혈액이 차가워짐으로 인해 상대적으로 차가운 혈액은 끈적임을 강하게 만들어 혈액순환의 흐름이 늦어진 질병이라 할 것이다.

혈액순환의 흐름이 늦어지게 된 이유는 몸이 차가워지도록 운동을 싫어하고 몸이 차가워지는 것을 자각하지 못한 것이다.

"당뇨약은 평생 먹어야 한다고 해서 끊지 못하고 있어요!"

당뇨약을 평생 먹고 있으면 발은 따뜻하고 피부는 좋아지는가? 약을 끊으라는 이야기가 아니라 약을 먹고 있음에도 몸이 차갑고 발이 시린 부분을 어떻게 감당하고 있는지 묻는 것이다.

손발이 차갑고 늘 피곤함은 당뇨 때문인가? 당뇨가 와서 손발이 차갑고 몸이 늘 피곤해진 것일까? 이런 부분에 대한 질문들을 본인들의 몸에 던져야 건강을 잃지 않게 되는 것이고 곧 그 질문의 끝은 몸이 차가우면 당뇨를 의심할 수 있어야 하고 당뇨가 걸렸다는 것은 동상과 같이 혈액의 흐름이 차단되는 질병에 걸린 것이다.

동상에 걸리지 않게 하기 위해서는 얼음판 위에서는 열심히 뛰어 몸을 따뜻하게 해줘야 하듯이 당뇨란 부분도 몸이 차가워짐으로 오는 질병인 것이다.

15. 몸이 차면 살이 찐다

살은 누구에게 피하고 싶은 덩어리일 뿐이고, 근육의 움직임을 방해하고 혈액의 흐름을 저해하여 몸을 차갑게 하는 원인을 만드는 것으로 몸이 나빠지면서 더욱 지방은 몸에 쌓이고 몸을 피곤하게 하고 통증을 만든다. 미용상으로도 살을 빼기 위해 노력하지만 쉽지 않은 것이 살을 빼는 것으로, 한 번쯤은 살을 빼기 위해 전쟁을 치르고 다이어트에 실패하는 것이 당연히 생각해 봤을 것이다.

살과는 전쟁하는 것이 아니다. 살과 전쟁을 벌이면 몸만 망가지고, 요요로 20% 더해 살이 몸에 붙는다. 그럼 다이어트는 왜 해야 할까?

"당연히 살이 쪄 있으니까 다이어트를 하지!"

"그렇죠! 살이 쪘으니까 다이어트를 하는 것이지만 그럼 살은 왜 찔까요?"

"많이 먹고 움직이지 않으니까!"

"먹지 않아도 어느 순간 옆구리 살부터 살이 차올라요! 나잇살이라고!"

많이 먹고 움직이지 않으면 당연히 살이 오를 것도 같지만, 아이들의 경우를 보면 누워서 잠만 자는 데도 살보다는 키가 더 크고, 어떤 분들은 나이가 들어도 살이 많지 않은 경우가 있으니까 꼭 나잇살이라고 볼 수 없는 것이다.

다이어트를 생각하는 사람들은 먹는 것보다 움직이는 양이 적으면 자연히 살이 찌고 한 번 찐 살은 빠지지 않기 때문에 운동해야 하고 지금까지의 생활습관을 바꾸어야 하기에 어렵다고 생각하고 포기하는 사람이 많은 것이다.

다이어트에 성공하고 지속적인 건강한 삶을 영위하기 위해서는 살이 찌는 환경을 만들지 말아야 살이 붙지 않고 또 다이어트 이후에 흔히들 겪는 요요현상을 막을 수 있다.

시중에 다이어트 방법은 수백 가지가 넘을 정도로 넘쳐난다. 다이어트의 방법이 많다는 것은 다이어트가 어려울 뿐 아니라 실패하는 사람들이 많다는 것이며, 간혹 성공했다는 다이어트 방법까지도 죽을 때까지 해야 한다는 것이다.

단순히 몸무게를 빼기 위한 다이어트는 죽는 날까지 해야 하고, 매 순간순간 맛있는 음식을 앞에 두고 애써 참으며 배고픔에도 먹지 않는 연습과 실천을 한다면 무조건 실패하는 다이어트다. 처음부터 하면 안 되는 세상의 제일 바보 같은 다이어트 방법인 것이다.

대표적으로 실패하는 다이어트 방법들은

1. 식사량을 줄이기

언뜻 다이어트 때 당연히 식사량을 줄이는 것이 첫 번째이고 당연시된다. 다이어트에 있어서 제일 효과적일 수 있는 방법, 즉 무작정 몸무게가 줄어드는 방법이고 굶는 것만큼 몸무게가 줄어드는 방법이라 생각할 것이다.

이는 식사량을 줄이는 데 함정이 있다. 우리 몸은 식사량을 인위적으로 줄이는 것을 싫어하는데 몸을 무시하고 맘대로 식사량을 줄이는 것으로, 몸이 싫어하는 것을 실행하면 스트레스가 올라오게 되고 몸을 이해하지 못함에서 오는 바보 같은 다이어트로 몸을 망가뜨리는 원인이 되고 돌이킬 수 없는 삶을 사는 경우가 생기는 것이다.

식단을 조절해서 하루 굶고 다음에 조금 먹고 또 굶는 방법은 처음 시작하는 사람들은 몸속과 밖의 지방이 없어져서 몸무게가 줄어드는 것이라는 큰 착각 속에 쉽게 접근하고, 당연한 방법이라고 택하게 된다. 그러나 식사량을 극단적으로 줄이거나 굶는 방법은 지방이 연소과정을 거치는 것이 아닌 먼저 몸에 꼭 필요한 근육이 빠지게 되어 힘이 없어지고 나른해지고 또한 몸을 차갑게 되고 호흡이 빨라지거나 가슴이 두근거려지는 현상으로 응급실을 향하는 경우가 발생하게 된다.

잘못 선택한 다이어트의 방법이 극심한 불면증으로 연결되고, 우울증과 심한 스트레스로 인해 대인관계에서 어려움을 겪게 되고, 어느 순간 한 숟가락의 밥조차 못 먹게 되는 거식증으로 발전하여 죽을 것 같았다는 이야기를 할 수도 있는 것이다.

단순히 예뻐지기 위해 선택한 다이어트로 인해 건강을 해치고 돌이킬 수 없는 삶을 살아갈 수밖에 없기에 나쁜 다이어트 방법은 권하지 말아야 한다. 또한, 굶는 방법을 권하는 사람도 다이어트는 평생 죽을 때까지 하는 것이고 항상 관리해야 한다고 말하는 잘못된 다이어트 모순에 빠지는 것이다.

굶음으로 인해 식사량을 줄였지만 결국 죽을 것 같아서 다시 밥을 먹음으로 인해 새로이 들어온 음식물은 지방으로 채우고 오히려 20% 정도 살이 붙은 다음에야 몸은 안정을 찾는 과정이 요요현상인 것이다. 몸무게 60kg에 굶는 다이어트를 하게 되면 70kg이 되고, 70kg에서 굶는 다이어트를 하면 80kg이 훌쩍 넘어서게 되는 것이다.

2. 유산균을 이용하는 방법

유산균을 이용하면 쉽게 몸무게가 줄어드는 것을 볼 수 있다. 초기에 대장에 가득 차있던 숙변이 빠짐으로 인해 일시적으로 5kg의 몸무게가 줄어드는 것은, 묵혀있던 숙변의 무게만큼 몸무게가 줄어든 것으로 어느 정도 빠지고 그 이상 빠지지 않는 것을 볼 수 있다.

유산균을 제조항목들을 보면 쉽게 마실 수 있도록 당이 많이 들어있어 오히려 살이 안에서 찌는 결과를 초래하므로 결국 숙변만 제거해서는 다이어트에 성공했다 할 수 없다.

3. 저탄 고지의 방법

20년 전에도 황제 다이어트라고 해서 일시적으로 유행했다 사라진 방법이지만 어느 순간 전문가라고 하는 사람들이 저탄 고지를 언급해 다시금 고개를 들고 있는 방법이다.

탄수화물을 적게 하고 고지방으로 에너지를 채운다는 것인데, '탄수화물을 줄인다!'라는 것에서 잘못된 방법이다.

고지방으로 몸에 채우기 위해 몸에 최악인 버터를 찾아서 먹는 우매함을 찾는 분들도 계시는데, 고지방을 선택하는 방법은 결국 장내 환경을 헤치는 악순환을 초래하게 된다.

건강을 위한 방법으로 택한 것이 다이어트인데 장내 환경이 무시된 식단이라면 건강을 해치는 제일 빠른 방법을 택해서 다이어트를 한다고 생각하면 될 것이다.

쉽게 생각해서 아이들에게 한 가지 음식만 주거나 탄수화물 없이 고기만 매일 매일 준다면 그 아이가 정상적으로 성장하고 생활할 수 있을까? 한 번쯤 생각해 본다면 저탄 고지 다이어트 방법은 사회생활을 하지 못하게 만드는 제일의 방법이라고 말할 수 있다.

다이어트를 하는 사람 옆에는 가지도 말라고 농담으로 이야기하는 것이 결국 다이어트의 방법이 몸에서 받아들이지 못하는 것으로 다이어트를 하는 중에 쉽게 짜증을 부리고 얼굴에 이미 다이어트를 한다고 티를 내는 것이고, 얼굴이 화가 나 있는 표정이다 보니 '무슨 일 있느냐?'란 말을 듣게 되고 자연히 가까웠던 사람들조차 차츰 멀어지는 것이다.

그렇다면 어떤 다이어트를 해야 할까? 다이어트를 한다는 것은 몸의 균형을 맞추는 것이다. 아무리 먹어도 살이 찌지 않는 몸의 균형감과 한 끼 정도 굶거나 식사시간이 몇 시간 미뤄진다 해도 몸에서 크게 스트레스를 받지 않는 상태를 만드는 몸의 현상 유지를 할 수 있도록 만드는 것이라 필자는 정의한다.

일단 몸을 차지 않도록 해야 한다. 날씨가 차가워지는 가을부터 음식을 당기게 하는 것은 겨울에 얼어 죽지 않는 방향, 즉 지방을 저축해야 하는 몸의 본능적인 반응이다. 입에 음식이 가득 차야 몸에서 즐거워하고 가득 찼을 때 포만감으로 음식을 손을 떼게 하다가 한겨울이 되면 식사한 지 얼마 지나지 않아 자연스럽게 음식물이 입에 들어가는 것을 알 수 있다.

그만큼 몸이 춥게 되면 자연히 몸에서 새로운 음식을 당기고 저축하는 것을 몸에서 감당하는데, 음식이 당기지 않게 먼저 몸을 따뜻하게 하는 것이 최우선이다.

몸이 따뜻하면 당연히 음식은 덜 당기고 덜 저축하게 되어 살이 찔 수가 없는 환경이 되는 것이다.

16. 몸이 차면 호르몬이 균형이 깨진다

호르몬은 눈에 보이지 않을 정도로 미량이 몸에 존재하고, 그 미량의 존재가 사람을 살리고 사람을 만들어내고 몸의 체온을 유지하는 등 몸의 중요한 역할을 하고 있다.

호르몬으로 사춘기가 시작되고, 호르몬의 양에 따라 갱년기가 정해지게 되고, 특히 아이를 갖게 하는 중요한 역할을 하게 된다.

현대병으로 하나가 늦은 나이에 결혼으로 인해 임신이 힘들다는 것으로, 불임치료를 받는다는 뉴스나 어떤 연예인은 몇 번이나 실패와 실패를 거듭해서 겨우 아이를 얻을 수 있었다는 이야기를 접하는 경우가 많다.

몸이 차가운 것과 임신이 힘든 것이 어떤 연관 관계를 갖게 되는지 설명하라면 몸이 차가운 분들, 특히 다이어트를 극심하게 했더니 생리불순이 시작되었다는 분과 몇 달 동안 생리가 없이 지나가는 경우가 많다는 사실이고, 생리가 끊겼다는 40대 여성들은 말할 것도 없이 이미 20대에 생리가 끊겼다는 분들을 볼 수 있다.

몸이 차가운 분들의 경우 생리가 빨리 끊기거나 아직 20대 여성의 몸이 찬 분들의 경우에 이미 겪는 생리불순이나 몇 달씩 끊어진 것은 결국 임신이 호르몬의 작용으로 시작되고, 여러 가지 복합적인 요인들이 있겠지만, 특히 본인들의 몸이 차가운 것에 대해서는 무심하다는 것이다.

생리 없이 아이를 가질 수 있을까? 임신이 되는 것은 엄마의 건강이 좋을 때 이루어지는 복된 일이지만 결국 생리가 불순하다는 것은 아무리 엄마가 되고 싶어도 아이를 가질 수 없는 조건을 가지는 것을 의미하는 것으로 먼저 건강함을 찾아야 하고 몸을 따뜻하게 함으로 건강한 생리 주기를 찾기 위해 노력해야 한다.

엄마가 건강하지 못한 상태에서 임신한다면 아이의 건강을 담보할 수 없을뿐더러 때론 산모의 건강까지 걱정해야 할 것이기에 인체는 몸이 약해지는 순간, 특히 몸이 차가워지면 생리부터 끊기게 해서 건강하지 못함을 먼저 알리는 것이다.

생리는 50대 중반에 끊어진다고 알고 있지만, 몸이 약한 분들의 경우 40대 초반에 생리가 끊겼다는 것은 이미 50대 중반의 몸이 된 것이다. 20대인데 생리가 들쑥날쑥하다면 50대 중반의 몸에 가까워진 것이다. 나이를 먹어서 생리가 끊기는 것이 아니라 생리가 끊길 정도로 몸이 좋지 못한 것이다. 몸이 좋지 못하면 꽃다운 20대도 50대의 몸으로 살아가는 것이다.

17. 몸이 차서 50살에 뇌경색이 왔어요!

얼마 전에 필자의 책, 『골반 때문이야!』를 서점에서 구해서 찾아온 50 대 초반의 여성은 뇌출혈이 있어 운동법을 따라 하다 보니 운동 효과가 좋아 더 운동을 잘해보기 위해 필자를 찾아 왔었다.

목 디스크 허리 디스크, 어깨 통증, 골반 통증, 무릎 통증, 발목 통증, 무지외반, 승모근 통증, 두통, 눈 시력 약화, 소화 안 됨, 역류성 식도염, 위장장애, 뇌경색(50세), 손발 차가움(예전부터 추위 많이 탐), 변비, 불면증, 심장 구멍 간, 혈관종, 혈색 안 좋음(어렸을 때는 뽀얗고 좋았는데 지금은 노란색), 피부 안 좋음, 신장 좋지 못함, 두피 뻣뻣함, 머릿결 푸석푸석, 당뇨, 고혈압, 고지혈증

이렇게 많은 증상을 한 몸이 가지고 살았는데 일단 아프고 통증이 일어나는 부분 때문에 카이로프랙틱을 7, 8년 이상 꾸준히 받았었다고 했다.

"그렇게 오랫동안 허리통증으로 다른 곳에 다니면서 몸을 살폈는데 어떻게 몸을 따뜻하게 할 생각을 하지 못했나요?"라고 물었다.

"아 제가 다녔던 곳에서는 절대로 몸을 따뜻하게 못 하게 해요! 간신히 몸을 펴놨는데 몸이 따뜻하면 쉽게 이완되어 예전의 통증이 더 빨리 올 수 있다고 해서요!" 시키는 대로 잘했다는 것이다.

"허리에 통증이 있으면 찜질방 가서 허리를 지지지 않나요? 그렇게 잘

알면서 따뜻하게 할 생각을 못 했다는 것이 이해가 가지 않네요!"

아무리 시키는 대로 하는 것이라지만 몸이 좋아하는 것을 하지 않는 것으로, 결국 몸 틀어짐에 대해 알아보러 왔지만 위의 20여 가지 넘는 증상들은 해결방법이 몸을 망가뜨리고 있는 것이다.

"위장장애가 있어도 몸이 차가우면 잘 체할까요? 따뜻하면 잘 체할까요? 불면증. 몸이 차가우면 잘 잘까요? 따뜻하면 잘 잘까요? 혈색은?"

여러 가지 질문을 받고서야 잘못된 길을 갔었고, 많은 사람이 드나드는 곳이어서 그냥 하라는 대로 열심히 따라 했다는 것이다.

몸이 어떤 상태를 좋아하고, 어디를 향하고 있는지 판단해야 한다.

몸이 좋아하는 온도를 찾아야 한다. 한국인들이 '시원하다!'라고 말하는 것은 어느 사이 몸이 편하다는 것을 언어적으로 표현한 것이고, 몸이 편하다는 것은 세포들이 좋아하는 온도를 찾은 것이다.

진주에 있는 k 모 씨는 이상한 것을 찾았다고 왔다.

"와이프는 50도 정도에 참 좋다고 해서 내가 누워보면 오히려 어깨가 더 아파서 누워있을 수 없어요!"

단지 여성분이어서 따듯함을 좋아하는 것이 아닌 내 몸이 좋아할 수 있는 온도를 내리거나 올려서 몸이 좋아하는 온도를 찾아보라고 했다.

"와! 50도에서는 어깨가 아팠는데 55도에서는 아팠던 어깨가 시원하네요!"

사람마다 원하는 온도가 다르고, 사람마다 뜨겁거나 차갑다는 온도도 다른 것이다.

18. 치매는 몸이 차가울 때 찾아온다

"선생님! 우리 집 이제 난리 났어요!"

"왜요?"

"저희 엄마가 치매 초기래요! 거기에 뇌경색도 살짝 지나갔대요!"

어머니의 치매 진단 소식에 허둥지둥 온 집안이 정신없어 보이는 것이 전화기 너머 생생하게 전해졌었다.

"어떻게 해야 할까요?"

"이미 전에 이야기 다 해줬었는데…."

"무슨 이야기 했었죠?"

"나이를 먹어가는 것, 치매를 걱정만 하고 있을 것이 아니라 몸이 차가워지는 것에 대한 대책을 세워두라고!"

"그래도 그냥 손발이 늘 따뜻하다고 엄마가 그랬으니까!"

변비, 소화 불량, 어깨 통증, 허리 통증, 잠 못 잠, 기억력 감소, 다리에 힘 풀림, 야뇨증, 근력 감소

그 외 여러 가지 있겠지만 이미 치매 이전에 이런 증상이 있었는데 치매 후에 갑자기 사라질 리가 없다. 치매인 노모가 힘들다고 말씀하실지 모르지만 결국은 가족들이 지켜봐야 하는데 지금까지 살아온 가족에게 위의 문제가 풀리기 전에 치매라는 커다란 짐이 새로이 얹어진 것이다.

치매인데 뭐 변비가 걱정이고? 치매가 우선이지 그리고 잠 못 자는 것 그런 증상도 예전부터 있었던 거잖아! 신경 쓸 거 없다는 생각이 지배

적일 수 있는 것이다.

"건강에 있어서 제일 관심사가 뭔가요?"

"치매 안 걸리는 것이지!"

"그럼 치매의 대비책은 뭔가요?"

"치매는 무조건 피해갔으면 좋겠어!"

치매는 무작정 안 걸리면 좋겠지만, 치매로 인한 가족들과의 불화 그리고 가족들의 부양의무로 인해 경제적인 손실은 물론 부양해야 하는 가족의 상실감으로 인해 크나큰 사회적 문제가 되는 것이 사실이다.

치매는 흔히 자녀들을 알아볼 수 없는 기억에 대한 문제로 인해 딴 세상 사람과 생활한다는 이질감과 잠을 자지 못함으로 인해 돌보는 가족들의 삶에도 영향을 미쳐 가족공동체의 불화를 가져오게 된다. 치매도 힘들지만, 치매로 인한 환경의 변화가 가족들을 힘들게 한다.

언젠가는 필자의 사무실 앞 벤치에 누워있는 할머니를 보고 추운데 밖에 눕지 말고 사무실에 누우시라고 그랬었다.

"할아버지가 치매여서 치매 센터 프로그램이 끝나기를 기다리다 보니…"

"할아버지가 치매면 가족이 힘들죠!"

"그러게 할아버지 때문에 내가 며칠 동안 한숨도 못 잤어! 어떤 날은 3일 동안 한숨도 못 자서 동네 사람에게 할아버지를 대신 맡기고 모텔에 가서 잔 적도 있어!"

"할머니 보니까 자녀들도 예쁘겠네요!"

"그치! 사진 보여줄 테니까 누군지 봐봐!"

"연예인 같은데요! 누구 닮았는데?"

"걔를 모르면 간첩인지 내가 OO 엄마야!"

핸드폰 속 다정한 가족사진 속의 연예인은 누구나 다 알 수 있는 대표 연예인이었지만, 정작 아버지의 치매에 대해서는 대책이 없었는지 얼마 뒤에 TV에 나와 아버지 치매에 대해 걱정했다.

가족이 책임질 수 없을 정도의 정신적인 고통과 심지어 할아버지가 잠을 못 자고 깨어있으면 옆의 할머니도 며칠씩 잠을 이루지 못해 '이러다 내가 먼저 죽을 것 같아!'라고 한다. 아마도 딸에게는 이 말을 못 했겠지만, 길가의 벤치에 잠깐이라도 지친 몸을 쉬어보려는 마음을 이해할 수 있었다.

잠잘 시간에도 잠에서 깨어 돌아다니다 보니 가족들까지 잠을 설치게 되고, 집 밖에 나가면 집을 못 찾고 헤매기가 일쑤고, 걷는 중에도 집을 찾아야 하는지 왜 밖에 나왔는지 무엇을 해야 하는지에 대한 인지 능력이 떨어져 가족들을 힘들게 하는 것이다.

치매는 모두 피해 가는 것이 아닌 치매가 오는 사람들은 이미 정해져 있다. 몸이 약한 사람에게 감기 자주 걸리고 질병에 쉽게 노출되듯 치매 또한 어느 날 갑자기 오는 것이 아닌 치매가 걸릴 수 있는 조건을 가지고 있는 사람에게 오는 것이다. 그런데 문제는 '설마 나한테 치매가 오지는 않겠지?' 많은 사람이 걱정만 하고 있을 뿐 치매에 대한 대비책을 어떻게 세울지 모른다는 것이다.

치매는 술을 많이 먹어서 전날의 기억을 까먹게 되는 알코올성 치매와 고관절 수술과 같은 큰 수술을 받은 직후, 뇌 수술받았거나 뇌졸중과 같은 증상을 겪은 사람에게 나타나는 혈관에 의해 고질적인 치매로 연결되기도 하고, 오랫동안 공황장애와 같이 신경정신과 약을 장기간 먹었던 분들에게서 치매와 같은 일시적 치매 증상이 나타나기도 해서 치매 증상 중 하나인 기억이 쉽게 나지 않고 기억들이 사라지기도 한다.

다만, 몸이 좋아지면 기억력도 되살아나고 건망증들도 사라져 치매라 할 수는 없다.

혈관에 의한 치매는 혈액의 흐름이 늦어짐에 따라오는 것으로, 결국 몸이 차가워서 혈액의 흐름이 늦어짐에 의한 결과물이 치매로 연결되는 것을 알 수 있다.

초기에는 단지 손발이 차가움을 본인들이 먼저 알게 되고 시간이 흘러 몸의 차가움이 뇌에 영향을 준다. 곧 뇌에 혈액이 잘 흐르지 못함에 따라 인지능력이 떨어지거나 기억력의 손실이 커 아내와 자녀를 몰라보거나 집 앞 5분 거리의 마트에 물건을 사서 집에 돌아오는 시간이 1시간이 넘을 정도로 집을 못 찾고 헤매는 날들이 잦아지게 된다.

환자가 잠을 안 자면 지켜보고 있는 보호자도 환자가 잠을 잘 때까지 옆에서 눈을 비비고 있어야 하고, 환자는 잠깐 5분 코 골고 잠시 잔 것으로 잠을 깨어 다시 돌아다니고 보호자는 그냥 뜬 눈으로 지켜보는 것이 일상화되어 환자보다 보호자가 먼저 지치게 되고 보호자의 잠이 절대적으로 부족함으로 인해 지치고 보호자 한 명에 간호가 집중부여 됨에 따라 먼저 죽을 것 같다고 한다. 최소한 2인의 가족이 교대로 치매 환자를 간호함으로 인해 가족의 생활이 깨지고 간병인을 쓸 수밖에 없는 상황이 되어 경제적으로 문제까지 발생하게 된다.

"내가 치매가 오면 아이들에게 부담될까 봐 치매가 무서워!"

말로만 아이들 걱정할 것이 아니라 치매가 오기 전에도 잠을 잘 자는 것이 중요함을 알고 잘 자고 있는지 점검해야 한다.

무릎이 아프고 허리가 아픈 것이 치매가 왔다고 사라지는 것이 아니듯이 잠을 자지 못함으로 인해 나중에 치매가 오면 온 가족의 단잠을 깨우는 것이 본인이 하게 될 것이고, 본인이 소중한 가족의 삶을 깨뜨리는 원인 제공자가 되는 것이다.

치매가 걱정되는 분이라면 먼저 잠을 잘 자는지, 밤에 중간에 소변보러 가지 않는지, 밥을 잘 먹는지, 대변은 매일 잘 보는지, 가리는 음식 없이 골고루 먹는지, 허리 통증·무릎 통증·어깨 통증이 없는지, 손발이 시린 부분은 없는지 이런 부분들을 개선하고 준비해야 하는 것이다.

앞에서의 여러 가지 문제점들을 두고서 치매가 왔다는 판단을 받는다면 치매 때문에 문제가 발생한 것이라고 생각하고 가족들은 치매만 걱정할 뿐 기존의 몸의 문제점들은 크게 생각하지 않을 것이다.

"아휴 우리 엄마는 치매 때문에 모든 곳이 아프다고 하네."

단지 통증도 치매 걸린 사람의 소리로 흘려보낼 것이고 화장실 가는 것도 치매 걸린 사람이 하는 소리로만 흘려보낼 것이다.

"엄마! 치매가 나으면 다 좋아질 거야.!"

치매 때문에 춥다고 하고 치매 때문에 배고프다고 하는 말이고, 치매 노인이 그냥 뱉어내는 말이라고 치부하면 결국 치매로 인해 환자가 힘든 것보다는 치매 이전에 앓고 있었던 사소한 문제들이 환자를 힘들게 하여 가족과의 소통이 힘들어지고 환자와 가족이 다른 곳을 쳐다보고 달려가게 되는 것이다.

가족들이 피곤하지 않으려면 환자를 편하게 잘 수 있게 만들어야 하고, 잘 먹고 잘 쌀 수 있는 편한 몸의 환경을 만들어야 지켜보는 가족들이 지치지 않게 된다.

단지 손발이 차가워서 그리고 뇌에 혈액이 잘 흐르지 못함이 아내와 자녀를 몰라보고 때론 몇 년을 가족들과 떨어져 요양원에서 생을 마감하는 시간을 갖게 되는 것이 무서운 치매인 것이다.

19. 허리 통증보다 몸이 추운 것이 더 큰 문제다

남양주에서 온 A 씨의 어머니는 허리가 아프고 잠을 못 자는 일부터 머리가 아픈 날이 많아져 원인을 알아보기 위해 필자를 찾아 왔었다.

차에서 내리는 모습은 지팡이를 짚고 아들 손을 의지해서 간신히 걷는 모습으로, 이미 골반의 문제로 몸이 틀어진 것이 보였고, 5월 따뜻한 여름날인데 점퍼에 스카프를 목에 걸친 것으로 보아 몸이 차가운 것을 한눈에 알 수 있었다.

잠 못 자고 자더라도 금방 깨고, 소화가 안 되고, 두통, 위장장애, 손발이 차갑고, 변비, 팔에 힘이 없고, 어깨 아프고, 등이 많이 굽었고, 무릎에 힘이 없고, 발바닥이 바닥에 떠있는 느낌, 발목이 시큰거리고, 어렸을 때부터 몸이 차가웠고, 수면 양말을 여름에도 신어야 하고, 치매 증상처럼 자주 까먹고

어머니께서 80이 되다 보니 이곳저곳 아픈 곳들이 생겨나고 심지어 잠자는 것까지 문제가 생겨서 모든 검사를 했더니 몸에는 이상이 없었다는 결과를 얻었는데 그럼 왜 몸에는 아프다는 문제가 발생하는지 알아보기 위해 온 것이다.

6월이지만 여름같이 더운 날 어머니께

"제가 먼저 몸을 따뜻하게 해드리겠습니다.!"

"그럼 너무 좋지요!"

"오래전부터 차가웠던 몸이네요! 꼬마 때부터 몸이 차가웠던 것 같은데요?"

"그것을 어떻게 알았어? 나이 먹어 당연히 몸은 항상 춥지만 지나고 보면 어릴 때 내가 할머니 옆에서 화롯불에 겻불을 쬐고 있으면 할머니가 나한테 이렇게 몸이 차서 어떡하냐? 어린애가 밖에 나가 놀지도 않고 늙은 할미 옆에 붙어 있는 것을 할머니께서 이야기했는데…."

그때 꼬마가 80이 되어 가면서도 아직 몸이 따뜻해져야 하는 것을 찾지 못하고 이렇게 아프기만 했다고 소회를 밝히셨다. 80이 넘은 할머니의 할머니를 소환해서 그 옛날의 이야기는 자연스럽게 몸이 차가운 것으로 연결되고, 할머니를 모시고 온 나이 50 중반의 아들은 어머니의 몸 차가움을 처음 듣는 중이라 지켜보고 있었다.

"몸을 고치기 위해 이곳저곳 다니는데 왜 아픈지 알 수가 없었네요!"

"금방 어머니와 대화를 다 듣고 계셨죠?"

"네, 어머니 할머니 이야기도 처음 듣게 되고."

할머니 이야기만 들었을 뿐 할머니 몸이 좋아지기 위해서 무엇을 해야 하는지에 대한 충고는 아들의 표정을 보고 알 수 있었는데 단지 아픈 사람은 어머니일 뿐이고 아들과는 상관이 없게 되는 것이다.

골반 위치만 잡아 주고 잘 걷고 지팡이 짚었던 분이 잘 걸으면 그것으로 아들은 만족하는 듯 돌아갔고, 몇 주 후에 아들에게 전화 와서 할머니 허리 이야기만 물었었고 몸이 따뜻해져야 한다는 말에 다시는 찾아오거나 전화가 오지 않았다.

운동이 중요하다고 어머니를 운동만 시키는 것은 아닌지 아마도 몸이 차다는 이야기는 잊어버린 것인지 어머니가 고쳐졌으면 좋겠다는 말은 단지 마음이었을 뿐이다.

운동하는 것보다 차가운 몸을 매일 따뜻하게 하는 것이 몸을 부드럽게 하고 통증을 줄이는 효과와 잠자는 것 먹는 것까지 효과가 크다는 것을 아들은 진정 모르고 있을 것이다.

20. 몸이 차면 호흡이 힘들어진다

어느 날부터인가 숨 쉬는 것이 힘들어지면 심장에 이상이 있나 걱정부터 하게 된다. 심장이 이상이 없다고 생각하면 운동량이 부족하다는 것에 운동을 시작하지만 쉽게 숨이 안 쉬어지는 경우가 많다는 것을 알게 된다.

숨이 잘 안 쉬어진다는 것은 몸의 장기 중 폐나 신장의 문제 그리고 심장의 이상을 의심하여 근전도 검사, 24시간 심장의 이상 유무를 체크했어도 장기에 문제가 없다는 결과물들을 얻게 되는 경우가 많다는 사실이다.

검사상으로 이미 몸에 이상은 없는데 여전히 숨이 차고 가슴이 오므라드는 것을 집 안에서도 느끼게 되는 원인이 단지 몸이 춥다는 결론에 도달하면 허탈감까지 느끼게 될 것이다. 몸이 덜덜 떨 정도로 날씨가 추운 것도 아니고 아주 조금, 아주 조금 몸이 찬 것 때문이다.

'설마 몸이 차가워져서 숨쉬기가 힘들다고?'를 처음은 이해하기는 쉽지 않지만, 찬바람으로 추운 겨울날을 떠올려보면 운동하는 것이 힘들고 심지어 차가운 바람을 마주 보면서 걷는 것은 더욱 힘들어지는 것과 같이 단지 날이 차가워서 숨쉬기가 힘든 것이 아닌 날씨로 인해 몸이 차가워진 관계로 숨쉬기가 힘들어진다는 것을 알 수 있다.

날씨가 차가운 날 가슴이 조여오고 숨이 힘들어지는 것은 추운 날씨로 인해 몸을 움츠리면서 흉곽이 좁혀지는 것은 물론 찬 공기의 흡기로 인해 폐포의 수축이 오는 것이다. 누구나 날씨가 추우면 흉곽이 좁혀지기는 하지만 이미 몸이 굽은 분들의 경우 좁혀졌던 흉곽이 찬 공기로 인해 더욱 쪼그라드는 것으로 인해 폐를 억누르는 현상이 발생하는 것이다. 몸이 반듯한 사람이나 운동을 많이 해서 몸이 따뜻한 사람보다 몸이 굽은 분에게 그리고 추위를 더 많이 타는 사람에게 쉽게 나타나는 증상이라 할 수 있다. 특히 몸이 차가운 사람에게는 조금의 폐의 용적률이 줄어드는 것만으로 호흡이 불편하다 할 수 있다.

호흡이 불편해 정년이 되기 전에 교편생활을 접어야 했던 창원의 이모 씨 남편은

"죽지 않고 살아서 이렇게 선생님께 자랑하러 왔습니다!"

"다행입니다."

"내 몸이 날씨에 그렇게 예민한 줄 몰랐어요! 한창 아팠을 때는 태풍이 만들어지기 일주일 전부터 몸이 가라앉고 죽을 것 같아서 보면 일주일 뒤에 일기예보에 남쪽 바다에 이제 태풍이 만들어졌다고 해요!"

몸은 겨울뿐만 아니라 여름에도 춥고 이미 태풍이 오기 전에 그리고 비가 오기 전에 몸이 가라앉고 무릎이 쑤시는 경우가 결국은 날씨와 관계가 깊고, 건강하지 못하다는 것은 곧 날씨에 예민한 몸이 되는 것이다.

30대 서울의 L 씨는 어느 순간부터 바람이 불면 건물 안으로 몸을 숨다시피 할 정도로 바람에 대한 트라우마가 있다고 했었다.

외국 여행에 배를 타고 가다고 바람을 맞았는데 그때부터 바람이 몸에 닿으면 쓰러질 것 같고 숨이 안 쉬어지는 느낌에 건물로 몸을 피하고, 그것을 지켜보는 엄마는 딸의 행동을 이해할 수 없다고 했다.

L 씨의 경우 겨울의 찬바람은 더욱 소스라치게 몸을 웅크리고 숨 쉬는 것이 힘들다고 했지만, 몸에서는 땀이 나고 지하철을 타는 아침은

몸에서 나는 땀으로 인해 본인의 몸이 차갑다고 생각은 전혀 하지 못하고 바람은 최대의 적으로 생각했었다.

　몸에서 땀은 나는데 바람은 싫고….

　땀은 나는데 손발은 차갑고….

　몸을 이해하지 못함으로 인해 질병은 찾아오게 되는 것이다.

　몸이 원하는 방향으로 가지 않고 오히려 몸이 원하는 반대 방향을 향해 가다 보니 몸이 좋아질 수 없고, 질병이 찾아오는 길목에 서서 질병을 찾아 나서는 꼴이 되는 것이다.

21. 통증은 몸이 차가울 때 심해진다

통증으로 잠을 못 자고 심하면 수술을 생각하고 침을 맞아 가면서, 부항을 뜨고 어떻게 해서라도 통증을 물리치려고 노력할 것이다.

그런데 중요한 것을 놓친 게 있다.

사우나, 찜질방, 온찜질, 족욕, 반신욕

몸에 통증이 있었던 사람들은 한 번쯤은 해봤을 방법. 몸에 열을 넣는 것, 즉 몸속에 좋은 열이 들어가야 한다는 것이고, 통증을 없애는 효과적인 방법은 차가운 몸을 빨리 따뜻하게 해줘야 한다는 것이다.

디스크환자들은 비가 오는 날이면 통증이 심해지고, 따뜻한 사우나에 들어가면 몸이 풀어질 정도로 외부의 온도와 날씨와 그리고 몸의 온도에 영향을 받는다.

몸속에 열이 들어가면 아프지 않던 곳은 시원하게 느끼지만, 예전에 아팠던 곳이나 현재 아픈 어깨나 팔 허리는 더욱 심한 통증을 심하게 느끼는 것을 알 수 있다. 이는 우리 몸이 풀리는 현상으로, 필자가 초등학교 어린 시절 추운 날씨에 밖에서 꽁꽁 얼었던 손을 녹이기 위해 교실로 뛰어들어 가 따뜻한 난로에 손을 녹였었다가 손이 떨어져 나갈듯한 통증으로 인해 고통스러웠던 기억이 있다. 손이 얼어있을 때는 혈관이 좁혀진 상태로 통증이 없다가 열에 의해 좁혀졌던 혈관이 열리면서 심한 통증으로 오는 것이다.

이런 따뜻한 열에 의한 통증은 자다가 일어났을 때, 등에 담에 걸렸을 때와는 다른 통증으로 일반적인 담에 의한 통증은 급작스레 움직임으로 인해 근육의 뭉침이 바로 풀리지 못해 통증이 오는 것으로 며칠이 지나가면 풀리는 것이고, 열에 의한 통증은 추위로 좁혀졌던 혈관이 살아 움직이는 것으로 좁혀졌던 혈관이 원래의 모습대로 팽창해지면서 통증이 유발되고 통증이 사라지면 혈관이 건강한 모습으로 힘차게 혈액을 이동시킬 때 비로소 근육통은 사라지는 것이다.

"허리 아플 때 사우나 가면 몸이 편하지요?"
"그렇죠. 아무래도 따뜻하니까?"
"그러면 집에 이미 사우나를 설치하셨겠네요!"
우스갯소리지만 몸이 좋아진다면 모든 것을 다 하셨다는 분이 아플 때 집에서 할 수 있는 사우나는 생각하지 못했다.

허리통증에 따뜻한 찜질방에 가면 시원하다고 하고, 사우나에서 앉아 있으면 그렇게 아프던 허리가 덜 아프고, 사우나를 나오면 다시 아프다는 이야기는 결국 몸이 따뜻할 때 통증이 덜하고 열이 식으면 다시 아파진다는 것이다.

먼저 통증이 있는 허리에 열을 집어넣자!

척추관협착증

척추관협착증은 나이를 먹어가면서 누구나 올 수 있는 질병이다. 몇 걸음만 걸어도 땅바닥에 주저앉고 싶고, 다리가 풀리고, 걷지도 못하고 앉아있는 것도 협착증 때문이다. 척추관협착증이란 것은 척수들을 싸고 있는 관이 좁혀진 상태로, 허리가 아프고 다리가 저리더라도 수술로도 해결되지 못하는 고질적인 질병이다.

80세 k 모 씨는 동창 모임을 하고서 몇 발자국을 걷다가 쉬고 걷다가 쉬고 그 모습이 안타까움에 친구의 소개로 필자를 찾아 왔었다. 친구가 "책도 한번 사서 보고 상담받아 보고 네가 알아서 판단해라!"라고 해서 교보문고에서 책을 찾아 이것저것 확인한 후에 필자를 찾아온 것이다.

"내가 말이우… 조금만 걸어도 다리에 힘이 빠지네! 내 나이 80인데 이젠 사용할 만큼 몸을 써왔고, 그냥 이렇게 몇 발자국 걷는 것이 너무 힘든데 그냥 이렇게 아프면서 살아야 하는지 희망이 없네. 이미 다녀본 다른 곳에서도 지금보다 더 좋아지기 힘들다고 하기도 하고, 80이면 살 만큼 살았지만, 그래도 몸이 좋아질 가망이 있는지 말이지!『골반 때문이야!』책을 교보문고에서 사서 봤는데 그래서 찾아와 본 거유!"

몸이 틀어지고 굽어짐으로 몸의 통증을 만들어내고 심지어 걷는 부분과 무릎에 영향을 주기도 하지만 몇 발자국만 걸어도 다리가 풀려서 주저앉게 만들 정도로 삶의 질을 떨어뜨리는 것이 나이 드신 분들에게서 많이 나오는 척추관협착증이다.

장충동 k 씨는 서있기도 힘들어서 처음에 버스를 타고 필자에게 올 때도 잔뜩 웅크린 자세로, 버스를 타고 오는 것도 힘들어했다.

단지 서서 몸을 지탱하는 시간 3분의 짧은 시간조차도 힘이 드는 몸을 본인들이 더 정확히 판단하고 진단하겠지만, 필자는 이분께 걷는 것보다 중요한 것이 몸을 쉬어 줘야 한다고 말을 했었다. 잘 걷지 못하고 길가에 주저앉게 되는 몸은 통증도 통증이지만 통증이 만들어지는 원리를 알아야 하고, 결국 통증의 꼬리를 따라가고 원인을 찾아가는 끝자락에 말라비틀어진 아주 작은 근육에서 문제를 찾게 되는 것이다.

아무리 걷고 싶고 뛰고 싶어도 마음일 뿐, 마치 바짝 마른 북어처럼 몸 안의 근육들이 뼈와 뼈 사이에 붙어있고, 근육과 근육끼리 붙어있고 또 근육과 신경의 간섭이 많아짐으로 인해 한자리에 오래 있으면 통증이 오고 저리고 걸어서 근육이 풀릴 만하면 인접된 근육과 신경을 건드려 통증으로 인해 길바닥에 주저앉게 되는 것이다.

크고 부드러워야 할 근육이 작고 뻣뻣하게 몸을 버티고 있다면 걷는 것은 굳어진 근육을 움직이는 작업으로 근육에 무리가 되고, 앉아있는 것으로 몸의 통증을 만들고 누워있으면 몸의 저림 증상으로 나오는 것이다. 뻣뻣하게 말라붙어 있는 근육 나이 먹어서가 아니라 움직이지 못하기 때문에 나이 들어 보이는 것이다.

무릎 통증

무릎의 대표적인 통증이 퇴행성 관절염이라 할 정도로 나이 드신 분에게 쉽게 나타날 수 있고, 요즘에는 나이가 젊은 사람들도 무릎이 시다거나 통증으로 오래 걸을 수 없었다는 말을 듣게 된다.

디스크와 마찬가지로 며칠 후에 비가 온다는 예보만 들어도 무릎이 쑤시고 걷는 것에 대한 절망감으로 자연히 움직임이 적어지고 또 통증으로 잠을 이루지 못하게 되거나 발을 이용해 걸어서 이동해야 함에도 무릎의 통증으로 인하여 걷는 것이 통증으로 전달되고 한 걸음 한 걸음이 고난의 걸음걸이가 되어 자연히 이동 거리가 짧아지므로 인해 삶의 질을 떨어뜨리는 요인이 된다.

무릎이 통증 있는 분들에게 있어서 평지를 걷는 것도 고통이 따르게 마련인데 특히 계단을 올라가고 내려가는 것은 죽기보다 싫을 것이다. 통증으로 부어오른 무릎에 물이 차고 퇴행성 관절염이란 진단을 40대에 받기도 할 만큼 꼭 나이를 먹어서 그리고 무릎을 많이 사용해서 아픈 것이 아닌 것은 무릎 통증 이전에 이미 그들이 몸이 차다는 인식을 해야 한다.

'몸이 차가운데 무슨 무릎과 연관성이 있을까?' 생각하겠지만 무릎 아픈 이들이 더 잘 알고 있다는 것은 무릎에 따뜻한 소금 자루를 만들어 대거나 따뜻하게 해주는 의료기기 등을 활용하고 있다는 것이다.

"날씨가 추우면 무릎 통증이 심해지고 비가 오는 날이면 저릿저릿해요!"

"따뜻한 것을 대면 그나마 통증이 가라앉아요!"

날씨에 연관되어 통증이 심해지는 것이 곧 몸이 날씨에 의해 차가워진다는 것이다. 몸이 차갑다는 것은 배가 차갑다는 것으로, 몸에서 열을 만들어내는 곳이 제 역할을 하지 못함이다.

추운 날씨에 무릎에서 소리가 나고 따뜻한 사우나에 들어가면 부드러워지고 뻣뻣했던 몸도 사우나에 들어가면 말랑말랑한 느낌이 드는 것처럼 평소에 우리가 사용하는 무릎이 따뜻해지기 전에 무릎까지 가는 혈액이 따뜻함으로 전해져야 무릎과 연결된 근육도 유연성을 갖게 되는 것이다.

'양쪽 무릎을 수술할 수밖에 없는 사람들은 동시에 무릎이 못쓰게 되었을까?'라는 질문의 답은 '결코 그렇지 않다'는 것이다.

무릎이 아파지는 것은 먼저 골반의 위치에 따른 무게중심이 쏠림으로 인해 무릎에 통증이 전달될 수밖에 없고, 무릎의 각도에 영향을 미쳐 통증이 올 수밖에 없음을 『골반 때문이야!』에서 몸의 구조적인 부분을 설명했었다.

그리고 열 때문이다!

허리 디스크, 목 디스크, 어깨 통증에까지 중요하게 영향을 미치는 것은 몸의 열 때문이다!

몸이 차가울 때 통증으로 오게 되고 무릎도 마찬가지로 몸이 얼 만큼 따뜻하냐에 따라 통증 강도가 다르게 느껴지는 것이다.

서울의 T 씨는 딸들의 손에 이끌려 필자에게 왔을 때 이미 무릎 수술을 해야만 한다고 생각을 굳게 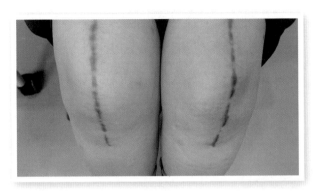 하고 있었다. 무릎주사를 맞으면 맞을 땐 편한데 시간이 지나면 다시금 아프고 다리 운동조차도 이제는 한계점에 봉착된 것 같아서 수술을 결심한 터였다.

'무릎에 통증이 나타나는 것은 연골이 닳아서 염증이 심하다!'라는 것인데 필자는 그런 말을 잘 믿지 않는다.

먼저 자세를 바르게 하는 것, 즉 무릎에 힘이 덜 실릴 수 있게 몸의 구조를 다시금 세우는 것이 첫 번째이고, 그리고 무릎에 혈액순환이 잘 될 수 있게 만들어야 한다.

몸의 구조적인 각도, 골반의 틀어짐으로 인해 무릎에 통증이 시작되고 그 통증이 심해지면 운동력이 떨어질 수밖에 없는 무한 쳇바퀴와 같은 것이기에 먼저 몸을 반듯이 해서 무릎에 체중이 실리지 않게 해야 한다.

아무리 좋은 수술을 했더라도 다시금 예전의 각도로 몸이 틀어지면 결국 수술한 무릎에 통증이 시작되고 영영 무릎을 사용하지 못하게 되는 결과를 얻을 것이 뻔한 것이다.

"무릎에 통증이 심하지요? 그럼 무릎을 따뜻하게 해봅시다! 비 오는 날이 무릎이 편하던가요? 햇볕이 좋은 날이 무릎이 편하던가요?"

필자가 너무 바보 같은 질문을 하는 것 같지만, 이 책의 처음도 열이고, 끝도 열이고, 열을 빼놓고서는 무릎도 편해질 수 없는 것이다.

비 오는 날에도 햇볕 좋은 날같이 먼저 무릎을 따뜻하게 해보자!

22. 몸이 차가워서 질병이 들어온다

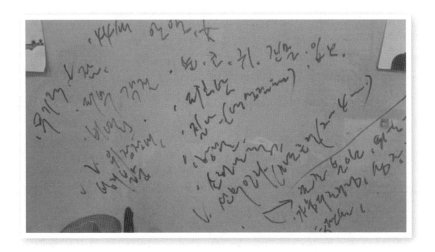

44세

잠 좀 잤으면, 무기력, 피부, 각질, 비염, 위장장애, 생리불순(6개월 이
상 안 한 적도 있음), 눈·코·입·귀 가렵고 진물, 피곤함, 여성 질환, 초
조·불안, 위장장애, 항문, 가슴 두근거림, 심장 조임, 소화 안 됨,
등판 통증, 신장, 배가 딱딱함, 어깨 통증, 승모근, 온몸에 기름이
붙어있는 느낌

한 사람 안에 이렇게 많은 증상이 있는데 직장을 맘대로 갈 수 있을
까? 직장은커녕 어느 순간 문밖에 나가는 것이 무서울 것이다.

예쁘던 얼굴이 항상 부어있는 듯한 얼굴로 변해버린 딸을 본 노모는
항상 우신다고 했다. 어디가 부러졌으면 그냥 나이 먹어서 부러지고, 암

이면 암 때문에 아픈 것이라 그럴 것이라 하겠지만 가려워 생각 없이 긁다 보니 얼굴에 상처도 나고 남편에게 그런 것을 말해도 남편도 답답할 것이라고 했다. 그래서 남편과 같이 오라고 했었고, 오자마자 티슈를 옆에 두고 계속 눈물을 닦아냈다. 힘들었으니까 울 것이고, 남편도 연신 티슈로 닦아준다.

그래도 결혼은 잘한 것이지요!

아프다고 동행해 주는 남편도 대단합니다.

'왜 아파? 운동해! 병원 가봐!' 하고 쏘아붙이는 경우도 많아서 일부러 꼭 같이 와서 왜 힘들어하는지 같이 알게 한다.

남편에게 3개월만 빨래하고 밥하고 청소하라고 했다. 비염 있는 사람들은 청소기 돌리는 것도 무섭다. 아내가 몸이 좋아지면 알아서 할 것이고, 남편에게 고마워할 것이다.

아내가 아프면 남편도 힘들고, 본인 몸과 같이 아내를 살피고 돌봐야 한다. 아픈 아내들이 많은 것은 남편들이 조금 미련하기 때문이다. 아내의 아픔을 몰라라 하는 남편은 결국 자기 발등을 찍는 것과 같고, 아내가 건강해야 집 안도 건강하고 물론 남편이 건강해야 아내가 편하다. 그래서 오시는 분들에게 농담조로 "마당쇠가 건강해야 마님이 편합니다!"라고 한다. 가족 구성원이 편해야 걱정거리가 사라지는 것이다.

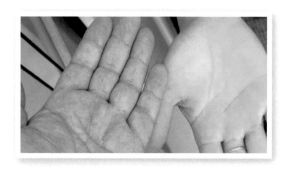

차가운 몸은 사진상으로는 잘 티가 나지 않지만 이미 지문이 사라져 보일 정도로 거칠고, 손이 부드러움이 없이 뻣뻣하다.

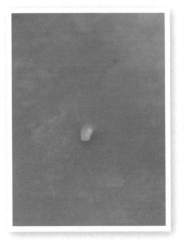 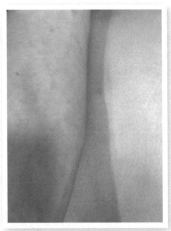

필자의 피부보다 노랗고 핏기가 없어 보여 나이도 먹게 보인다. 젊게 예쁘게 보이려면 화장품보다 몸의 혈액순환이 잘될 때 피부도 젊어지고 예뻐지는 것이다.

몸이 차가우면 피부에 저런 것이 솟아나고 피부도 거칠게 보인다.

오른발, 왼발 모두 마디마디가 저렇다. 발이 고생하고 엄지발가락 그리고 새끼발가락은 힘이 없이 그냥 장식으로 달고 다니는 듯하고 발가락에

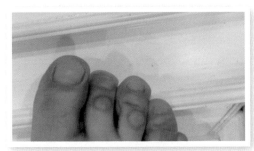

힘을 쓰지 못하고 살아왔음을 표시한다. 이미 발의 형태만으로 허리, 목, 어깨, 등, 골반, 무릎, 관절에서 통증들이 만들어질 수밖에 없다. 물론 유전은 절대로 아니다.

"하루에 사이다를 6개 이상 마셨어요! 그래야 속이 시원해져서."

순환이 안 되어 몸이 갑갑한 마음에 음료를 마시는 것은 몸을 더욱 구렁텅이로 밀어 넣는 것이다.

평상시 잠을 못 자서 새벽 5시 정도에나 잠이 든다는 분이 1시 조금 넘어서 자서 11시에 깼다고 했다. 시킨 대로 기존의 먹던 약들, 보조식품들, 사이다도 다 버리고…. 그다음 날은 12시간 넘게 잤다고 했다.

"미쳤나 봐! 선생님 너무 많이 자는 것 아닌가요?"

남편 잠잘 때 코 고는 소리 때문이라도 잠을 못 자고 잠 못 자는 것이 무섭다고 해놓고서 아침마다 양말까지 챙겨줘야 출근한다는 남편이 나가는 것도 모르고 그냥 잤다고 한다.

남편은 맨발로 출근했을까?

몸이 차가울 때 질병이 찾아오고 몸이 차가운 것을 모르고 살다 보니 피부가 나빠지고, 잠자는 것까지 힘들어지고, 모든 질병이 찾아오는 것이다.

23. 몸이 차면 갱년기도 심하다

갱년기는 생리의 주기가 끝나는 폐경기 여성들 몸에서 나타나며, 증상으로는 우울증, 안면홍조, 몸의 열감으로 인한 다한증, 불면증과 함께 폐경으로 인한 골다공증 심지어 요실금과 같은 증상으로 심리적인 불안감 증가 등이 있다. 이러한 증상은 일상생활에 영향을 가져온다.

예전에는 폐경은 50대 초반으로 이야기했었는데 요즘에는 40대가 되기도 전에 이미 폐경과 함께 갱년기를 겪는 분들이 많다.

"아들! 너는 사춘기지? 엄마는 사춘기보다 빡센 갱년기야! 건들지 마!"

물론 20대에도 이미 폐경과 비슷하게 생리가 끊기고 이미 몸에서 열불이 나고 몸이 더워졌다, 추워졌다 하는 일을 겪는 이들도 있다. 이미 폐경의 몸이 되었기에 그런 증상이 몸에서 나오는 것이다.

특히 지금의 시대가 미용에 관심이 살을 빼야 한다는 생각에 극단적인 다이어트로 인해 우울감이 높아가고 불면증과 소화력이 급격히 떨어지고 호르몬의 변화가 생겨 더욱 연령대가 낮아졌다고 볼 수 있다. 생리불순이 빨리 시작되므로, 나이는 20대일지라도 이미 50대와 같은 몸으로 접어들게 되는 것이다.

운동했던 사람들에게서 갱년기 증상들이 덜 나타나고 또한 아무런 갱년기 증상 없이 그 시기를 보냈다는 분들도 많고, 나이를 먹어 갑자기 몸에 열이 나고 수면의 불편을 겪는 분들도 있다. 이런 분들에게 일반적인 몸의 현상으로 설명해 드리면 자연스럽게 몸에 대해 이해하고 또 운동하면서 갱년기 증상들을 극복해 나가는 것을 보게 된다.

청소년기에 접어들면서 생리를 하게 되는 것처럼 또한 나이를 먹음에 따라 자연스럽게 사는 것 같지만, 여성들의 몸은 호르몬에 의해 반응하고 그 호르몬의 주기에 따라 세포들이 반응하고 세포의 주기에 따라 생리 주기도 결정된다.

결국, 갱년기를 지나는 시점에서의 몸은 호르몬이 어떻게 몸에 반응할지를 알아야 하고 그 호르몬은 근육에서 그리고 따뜻한 몸으로 결정되는 부분으로 근육의 손실을 막아야 한다. 운동하고 몸을 따뜻하게 해야 하는 새로운 개념을 만들어야 할 시기고, 앞으로의 50년의 건강을 새롭게 만드는 시점으로 생각해야 한다.

1) 생리량이 줄어들기 시작한다

호르몬 변화에 40대에 접어들면서 생리 양이 줄어드는 것은 당연하지만, 20대에 생리불순을 겪거나 생리가 끊겼던 분이라면 그때는 몸이 약했었음을 알 것이다.

생리 양이 줄어드는 것은 생리가 끊어질 날이 머지않았다는 것이고, 끊어질 날이 온다는 것은 그만큼 몸이 약해졌음을 의미하는 것이고, 몸이 차가워졌음을 의미하는 것이다.

"아, 생리를 정상적으로 할 수 없을 정도의 몸 상태가 되었구나!"

50대까지는 열심히 몸을 건강하게 유지할 수 있도록 먼저 건강에 대한 이해도를 높여야 한다.

2) 자꾸 살이 찌고 빠지지 않는다

"지금 살은 갑자기 찐 거예요!"

40대 초반부터 여성들의 복부에 살이 오르는 것은 몸이 차가워짐으로 인해 집중적으로 하복부부터 엉덩이 주위로 살이 오르는 것이 나잇살이 되고, 한 번 찌면 잘 빠지지 않는 경향이 있다.

"북극의 북극곰이 지방이 필요할까요? 근육이 필요할까요?"

"당연히 지방이 필요하겠죠?"

지방은 쓸모없는 것이 몸에 붙어있다는 우리의 생각과 달리 차가운 것을 덮는 것과 같이 근육이 없는 곳에 집중적으로 지방이 붙게 되고 또한 '없어져라!' 해서 없어지거나 함부로 없애서는 안 되는 것이 북극곰의 지방처럼 40대가 접어들면서 자연스럽게 필요한 것이 지방이기에 지방을 붙이기 싫다면 근육량을 더욱 많이 늘려야 한다.

"생리 양이 줄어들기 시작하면서 지방이 붙는다!"

즉, 우리 몸은 근육량이 줄고 몸이 추워짐에 따라 생리를 지속적으로 끌고 가기 위해, 여성호르몬 생성 중단을 방지하기 위해 지방을 모아서 지속적인 생리 활동을 이어가고자 지방을 모으는 것으로, 몸이 추워짐으로 여성호르몬을 만드는 것이 힘들어지는 것을 감지하여 몸은 여성호르몬을 생산하는 세포들의 요구에 몸이 가고자 하는 방향, 즉 몸이 원하는 방향을 추구하고 살을 찌우는 것이다.

실상은 어떤가? 자꾸 살이 찌니까 몇 개월의 목표를 세우고 마지막 수영복을 입을 셈인지 다이어트에 계획을 세우고, 언제 굶어봤다고 며칠씩 굶고 닭가슴살을 먹고, 운동을 해봤다고 허리띠를 졸라매고 이를 악물어 가다 보니 죽을 것 같았다는 소리까지 하는 것은 결국 몸이 원하는 반대 방향을 향했기 때문이다.

"살이 찌는 것은 환경이 추워진 것이기에 따뜻하게 하라고 한 것이지 굶으니 오히려 죽을 것 같은 거지!"

목숨까지 걸고 한 몇 개월의 다이어트는 몸이 가고자 하는 방향과 역행하는 것이고, 결국 살을 빠지지 않고 건강을 심하게 해쳐 오히려 몸이 나이를 먹어 죽을 때와 같은 시기를 당기는 결과를 초래하는 것이다.

남부지방에 살이 붙는다. → 근육량이 부족하구나! 몸이 차가워졌구나! → 몸을 따뜻하게 해줘야 하는구나!

다이어트를 할 것이 아니라 몸을 따뜻하게 하는 방법을 선택해야 하고, 갱년기에 좋은 음식을 먹으라는 것도 평소에 먹지 않았던 음식까지 섭취하면서 건강관리에 힘써야 함에도 오히려 굶는 다이어트로 인해 몸을 망가지게 하는 것이다.

"왜? 북극곰처럼 당장 필요한 것은 지방이지 근육이 아니거든요!"

"왜? 사냥을 며칠 못 해도 되지만, 지방이 없어 당장 얼어 죽기는 싫거든요!"

"그럼 지방은 왜 붙어요?"

"몸이 따뜻하면 지방이 붙을까요?"

쉽게 살을 빼는 방법 중 굶는 방법으로 몸을 혹사하는 것은 갱년기에 쉽게 찾아올 수 있는 우울증을 만들어내는 기억력 감퇴는 물론 생활에 지장이 올 정도의 혼돈에 빠지는 것이다. TV 프로그램에 나오는 10대, 20대 청소년들도 죽을 것 같았다고 하는 것을 보고서도

"그 친구들은 약에 의존해서 아마도"

"약을 의존하든 그냥 굶든 똑같이 굶는 것이고, 둘 다 신경정신

과 약을 먹는 지름길이 열리는 것이다!"

운동을 멀리하고 쉽게 굶어서 다이어트로 살을 빼다 보면 몸에 문제가 생겨 안면홍조가 생기고, 얼굴에서는 땀이 쉴새 없이 흐르는 경험을 하게 될 것이고, 어느 순간 응급실에서 눈을 뜨게 되고, 신경정신과 진료를 받게 될 것이고, 우울증, 불안증, 불면증을 얻게 될 것이다.

3) 안면홍조, 열감

갱년기가 되면 한겨울에도 부채를 들고 얼음물을 마셔야 속이 시원할 정도로 몸이 따뜻하면 좋은데 오히려 몸은 춥고 약해져 있다는 것이다.

붙어있는 살을 잘못 이해하고 빼다 보면 두 배로 살이 붙게 되고, 식단을 조절하는 것은 영양의 불균형을 초래해 심한 골다공증을 유발하기도 하지만, 흔히들 보는 안면홍조나 모공이 모두 열린 듯 쉴새 없이 흐르는 땀을 닦는 수고를 넘어 죽을 수 있는 경험까지 하게 된다는 사실이다.

지방에 지방이 붙어 발과 손은 차가워지고 몸에서 열을 내기 시작하면 곧 열은 위로만 솟구치고 땀은 흐르고 얼굴은 빨개지고 가슴은 갑갑해진다.

복부에 지방이 많이 붙게 됨에 따라 혈액순환이 안 되고 지방이 붙게 되고 더 단단해짐에 따라 정작 몸에서 원했던 배꼽 부분에 따뜻함은 점점 멀어지게 되고 얼굴에 열이 올라오면서 땀이 나는 현상을 겪게 되는 것이다.

4) 갱년기 우울증

갱년기의 우울증의 특징들이 일반적인 20대와 30대의 스트레스로 인한 우울증과 비슷하고 자신이 우울증을 직접 만들어낸다.

지방이 몸에 들어오기 시작하고 몸이 차가워지는 것은 불면증을 불러오고 그 불면증은 우울감을 동반하게 위장장애 먹는 것에 영향을 주어 기억력, 주의력이 떨어지게 되는 것이다.

일반적인 우울증이 스트레스를 받고 시간이 지남에 우울감도 사라지고 집착성도 사라지지만 갱년기 우울증의 증상은 본인 스스로가 증상들을 만들어내고, 증상이 나오는데도 본인에게 문제가 없다고 생각하는 것이기에 어디 가서 하소연도 못 하고 특히 본인 스스로가 계속 증상을 키우고 만들어냈다는 사실을 부정하는 것으로 본인 몸을 망가지게 한다는 것이다.

"담배 끊고 있는 사람이랑 다이어트 하는 사람 건들지 마!"

단지 다이어트를 했는데 우울증이 왔다는 사실이 믿어지지 않을 뿐더러 다이어트를 했는데 실패하여 더욱 몸을 힘들게 하는 두툼한 살이 더 싫어지고 자기 부정이 되는 것이다.

5) 갱년기 불면증

갱년기 불면증은 갑자기 찾아오는 것같이 보이지만 살과의 전쟁으로 잘못된 다이어트를 했고 몸을 망침으로 인해 불면증이 심해지는 것이다.

불면증 약을 먹는 것은 오히려 다음 날 멍하게 하고 정상적인 생활이 불가능할 것 같아서 받아놓은 약을 억지로 끊었다는 분도 있을 정도다.

갱년기의 불면증은 먹지 않음으로 인해 몸이 떨리고 심장이 두근거리고 또한 그것으로 대증요법을 시행함으로 인해 초조, 불안, 좌불안석, 생리불순, 성감을 못 느끼는 현상까지 초래하는 것이다.

다이어트를 하지 않아도 40대가 되면 근육량이 줄고 몸이 차가워짐으로 인해 소화력이 떨어져 자연적으로 불면증이 찾아오기도 하는데 일부러 불면증을 더 심화시키기 위해 애쓰는 사람처럼 다이어트에 집중하고 먹지 말아야 할 설탕이나 빵을 먹으며 살다 보면 우울증까지 찾아오는 것이다.

'내가 불면증이라고 그냥 갱년기 때문에 오는 것이겠지!'라는 무책임한 생각이 불면증을 몇 년씩 달고 살아가게 되고 나중에는 '나이 때문에 그렇다네요!', '갱년기 때는 다들 그렇다고 하네요!'라고 한다.

갱년기를 따뜻하고 건강하게 넘어가지 못하면 절대로 그다음의 삶은 갱년기보다 힘든 삶이 기다리고 있고, 치매라는 장벽에 마주 서게 될 것이다.

6) 기억력 감소

나이 먹으면 뇌의 혈류량이 줄어듦에 따라 자연스럽게 기억력도 떨어지지만, 필자가 다시 한 번 강조하는 것은 일반 사람들이 쉽게 생각하는 갱년기로 우울증, 불면증으로 전날의 기억이 또렷하지 않고 아른거리는 것은 심각하게 다시 한 번 고민해 볼 필요가 있는 것이다.

잠을 충분히 자지 못함으로 인해 컨디션의 난조로 인해 기억력과 집중력은 떨어질 수밖에 없는 것이다.

집중력과 잠은 연관성이 있고, 잠은 먹는 것과 연관성이 있고, 먹는 것은 다시 잠과 연관성이 있고 계속 돌고 도는 것이기에 어느 순간 고리를 이를 악물고서라도 끊어주어야 한다.

그 원수 같은 고리를 끊지 못하면 또 다른 증상 골다공증과 근력 감소가 앞을 막고 있다는 것을 이내 알 것이다.

그래서 앞에서 이야기한 갱년기를 잘 벗어나야 나머지 삶도 영향을 미친다는 것이 결국 갱년기를 잘 벗어나지 못하면 막 바로 다음 장의 근력감소와 골다공증의 공포가 밀려오는 것이다.

7) 근력감소, 골다공증이 빨라진다

갱년기가 되면 호르몬의 변화로 골다공증이 심화된다고 하지만, 호르몬의 변화보다는 먹지 못해서 오는 몸의 변화라 할 수 있다.

앞에서 언급했지만, 불면증에 자지 못하고 금방이라도 나는 땀에 운동도 못 하고 그렇다고 잘 먹는 것도 아닌 상태에서 운동량은 더더욱 떨어질 수밖에 없고, 먹지 않고서 건강을 바란다는 것은 있을 수 없는 것이다.

몸이 허약한 상태가 되면 먹는 것이 어려울 것인데 살을 빼겠노라고 다이어트를 결심하고 오히려 먹지 않고 굶음을 유지하므로 인해 결국 몸의 골격을 약하게 하고, 근육의 소멸을 빨리하게 하는 최악의 방법을 본인이 선택하게 된 것이다.

골다공증은 운동할 때 예방이 되고, 운동은 잘 먹을 때 근육이 빠져나가지 않고 유지할 수 있고, 근육이 유지되어야 골다공증의 공포에서 벗어날 수 있는 것이다.

24. 몸이 차면 30대에 50대 신체의 삶을 산다

"제 딸이 손에서 땀이 너무 많이 나요!"

"그러면 거의 갱년기와 같은 증상들이 나올 텐데! 소화 안 되고 얼굴에 땀이 흠뻑 흘러내릴 정도일 것 같고…!"

"예! 맞아요. 생리는 하지만 마치 갱년기 증상이 막 나오네요!"

갱년기 증상이 나오는데 생리는 하면서 나이는 아직 30대 초반이다! 이분이 정말 갱년기일까? 아니면 갱년기와 같은 나이를 먹을 것일까?

갱년기 증상은 일반적으로 폐경이 가까워지거나 폐경에 이르는 시점에서 여러 증상이 복합적으로 나오는 것인데, 30대 전후 그리고 20대 초반에서 갱년기와 같은 소화가 안 되고 불면증이 일어나고 갑자기 몸에서 땀이 나는 것은 갱년기 때문이 아니라 갱년기와 같은 몸의 상태가 되었음을 의미하고, 아직 한창 젊은 20대 30대인데도 그리고 40대 초반에서도 갱년기를 겪을 50대 몸이 되었다고 신호를 보내는 것이다.

앞장에서 갱년기 증상에 대해서 그리고 몸이 그렇게 반응하는 부분을 설명했지만, 이미 20대에서도 몸이 차가워지면 호르몬의 정상화를 위해 살이 붙게 되는 것이고 또 살을 빼기 위해 절식하거나 잘못된 다이어트가 50대의 몸으로 가는 것을 재촉하고 만 것이다.

25. 본인의 몸을 모르면 질병이 찾아온다

50대 A 씨는 심리 상담가로 다른 분의 소개로 필자를 찾아왔었다. 이미 본인이 심리 상담가고 아픈 사람들을 고통을 덜어주는데 무슨 상담이 필요할까 했지만 결국 본인의 몸에 대해 전혀 모르고 있었다.

"어렸을 때는 고기를 잘 먹고 누구보다 밥을 많이 먹었는데, 제 체질이 그렇게 많이 먹으면 안 된다고 해서 요즘은 조금씩만 먹고 고기는 전혀 먹지 않아요!"

"체질을 알게 되었으면 고기도 잘 먹고 밥도 더 잘 먹어야 하는 것 아닌가?"

"원래 체질이 약해서 다른 사람들은 서울에서 부산까지 에너지가 있다면 저는 대전까지 갈 에너지여서 일주일에 3일만 일해요!"

"그럼 부산까지 갈 수 있게 해주면 되겠네!"

"제 체질이 대전까지만 이어서 저는 이대로 만족해요"

그러면서 정형외과에 간다고 시간이 없다고 하면서 가버렸다. A 씨 본인이 심리치료를 하면서 왜 본인의 잠자는 것에 대해 그리고 먹는 것에 대해서는 심리적인 치료가 안 되었는지 본인의 모습은 보지 못하는 듯하다.

"고기를 먹으면 소화가 안 되고, 낮에 자면 밤에 잠을 못 잘까 봐 낮에 자면 안 돼요!"

이미 심리상담을 받으러 오는 분들은 심리적인 부분도 있지만, 그들이 제일 갈구하는 것 왜 잠을 못 자고 못 먹고 불안감과 우울증에 대한 해소를 위해 상담받으러 오는 것일 텐데 상담을 해주면 모든 문제가 다

풀린다고 하면서 정형외과는 왜 찾아가며, 못 먹는 것에 왜 한의사를 찾아가는지, 그리고 기껏 받았다는 것이 체질 때문이라는 이상한 논리를 가지고 다른 사람들에게는 심리상담으로 몸이 좋아진다니… 이해하려고 해도 이해할 수 없는 것이다.

본인 몸의 살찌는 것, 먹는 것, 잠자는 것을 상담으로 해결하지 못하면서 어떻게 우울증에 걸린 사람들의 불면증, 먹는 것, 위장장애, 불안증을 해결한다는 것인지 도무지 이해할 수 없는 것이다.

아무리 전문적인 공부를 많이 했다 할지라도 결국 본인의 몸에 대해 알지 못하면 타인의 몸에 대해서도 전혀 알 수 없게 되는 것이고, 단지 무엇을 배웠노라고 자랑하는 지식자랑만 하게 되는 것으로, 그분들을 따라 몸을 고치겠노라고 열심히 상담받는 이들만 더 많은 고통을 받게 되는 것이다.

본인의 몸의 상태를 알아야 건강할 수 있고, 질병은 멀어지는 것이다.

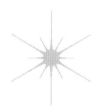

질병의 증상이 힘들게 짓눌렀던 세상이 물러나고

그 많던 몸의 증상이 사라지고 건강함을 알아가는 기쁨은

『열 때문이야!』가 주는 최고의 선물이다.

5장

몸이 따뜻해진 사람들

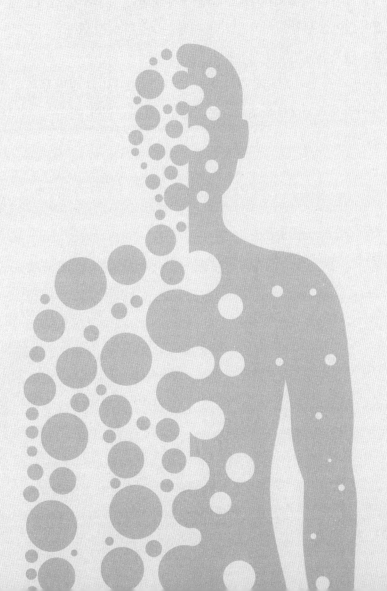

몸이 따뜻해진 사람들

　이유도 없이 쓰러지고 아팠던 사람은 어느 날 갑자기 건강이 무너진 것 같지만, 전부터 몸의 증상을 달고 살았고 몸이 차갑다는 신호를 무시함에 따라 통증이나 먹는 것, 잘 자지 못하는 사소한 것 같지만 삶의 질이 떨어진 생활을 하고 있었다. 이제는 그들의 몸이 변하고 차갑던 세상도 따뜻하게 변하기 시작했다.

　질병의 증상이 힘들게 짓눌렀던 세상이 물러나고 그 많던 몸의 증상이 사라지고 건강함을 알아가는 기쁨은 『열 때문이야!』가 주는 최고의 선물이다.

1. 얼굴 마비가 풀렸어요!

서울의 62세 K 씨는 목수 일을 하는데 어느 날 갑자기 얼굴 마비가 오고 혀가 굳어지고 눈이 굳어지는 일이 벌어져서 병원에 검사를 마치고 필자를 찾았었다.

물론 검사를 하고 물리치료를 얼마를 더 받아야 하고 침을 얼마나 받아야 할지 막막한 상태였지만, 일단 집에 누워있는 시간만이라도 열심히 열을 넣어보기로 했었다.

처음에 몸을 따뜻하게 하고 누워있으니 열을 넣고자 하는 마음이 통했는지 바가지로 물을 부어놓은 듯이 마비된 얼굴에 땀이 쏟아져 내려 수건으로 닦고 또 닦아내는 것으로 몸이 풀리는 것을 알 수 있었다.

"간호사인 아내가 빨리 좋아지려면 침을 맞으라고 했는데 침은 한 번 맞았는데 아닌 것 같아서 그냥 집에서 열심히 얼굴에 열을 넣고 있어요! 다행인 게 빨리 풀려서 아침에 휘파람을 아내에게 불러주고 그랬는데 침을 맞았다면 아마도 침 때문에 좋아졌다고 그랬을 듯해요! 열 때문에 좋아진 것인데."

몸에 열을 넣고 1주일이 되기 전에 다시 전화했더니 목소리부터 밝아 있었다.

"교회 사람들이 완전 많이 좋아 보인다고 사우나에서 금방 나온 사람처럼 때깔이 좋아 보인다네요!"

"휘파람도 정상적으로 나오고요!"

"그리고 마비된 왼쪽 목 부분 근육이 움직임이 살아났어요!"

"잠자는 것도 편하게 자고, 평소에 3시에 일어나서 소변보러 갔는데 푹 자고 일어나서 소변 보고…."

"20년 전에 척추 수술하면서 왼쪽에 하반신 마비가 와서 2차 수술하고서 발목 밑으로 마비가 왔는데 그 이상은 병원에서 진전이 없다고 그랬던 것이 20년 동안 새끼발가락 쪽으로 발가락 3개가 감각이 전혀 없었고 발이 의도적으로 움직이지 않았었는데 이제는 내 의지대로 움직여지는 것 같아요!"

"이제는 제가 발등을 밟으면 아파요!. 전에는 감각이 없었는데! 신기하죠!"

열 때문에 좋지 않았던 몸의 증상들이 『열 때문이야!』를 만나 일주일이 되기 전에 이미 하나둘씩 사라지고 좋은 현상을 만드는 것이다.

일주일 만에 열 때문에 벌어진 일들이고, 증상은 하나만 좋아지는 것이 아닌 여러 곳에서 동시에 좋아지고 나빴던 것은 동시에 사라진다.

가을부터 찜질방을 그렇게 가고 싶어서 이틀마다 한 번씩 시간만 나면 찜질 갔다 와서 출근하고 또 목욕탕에서 몇 시간 푹 쉬고 개운하니까 찾아다니고 때론 흙집에 들어가서 자기도 하고 그래도 몸은 시원치 않았다.

23년 설날에 큰아이 집에 갔다가 유성온천에 들러 새벽 5시 반 정도에 들어가서 10시에 나와서 11시 정도에 아침 먹고 계속 잤는데 그때 면역력이 떨어진 것인지 설이 끝나고서 몸에서 문제가 발생했다.

K 씨는 23년 설 끝나고 1월 27일 날 얼굴이 변한 것을 아내가 발견하고 28일 내과 병원에 11시 정도에 갔다가 안면 마비는 큰 병원 가라는 소견서 받고 대학병원 응급실로 갔더니 얼굴이 마비가 온 것은 일시

적인 바이러스에 의한 마비인데 만약 자연적으로 풀리는 것은 운이 좋은 것이고 운이 없으면 오랫동안 고생할 수 있어서 약으로 풀어야 하는데 약도 처방이 한 번밖에 처방할 수 없고 약을 처방받아 다음 날부터 먹고 한 번 먹으라는 약이 너무 많아서 한 번에 한 알 먹어도 힘든 약을 12알을 받았기에 전화를 해서 물어보니 벨성마비 한 번에 먹어야 한다고 해서 먹었다.

약 먹고 이틀 지나서 침 한번 맞고 한약을 먹어야 한다고 해서 안 한다고 하고 눈 때문에 대학병원 안과에서는 수술할 정도로 각막 손상이 돼서 일단 마비가 회복된 후에 눈은 수술해야 한다고 결정은 마비가 풀리면 그때 가서 다시 보자고 했는데 눈도 좋아질 것 같다고 몸이 빨리 좋아질 수 있을 것 같다는 말을 전해줬다.

2. 감기 걸리지 않고 겨울을 지났어요!

감기에 걸리는 것이 일상이 되는 이들에겐 몸이 날씨에 연동되고 바이러스와 싸울 능력의 차이를 가진 세포들의 능력이 떨어짐에 따라 쉽게 바이러스에 감염되고 감기에 걸리는 것이다.

감기에 걸리고 언제 감기 걸렸는지 모르게 감기를 달고 살아가는 사람이 겨울에 감기 한 번 없이 지나갔다는 것은 그만큼 감기에 대응할 수 있는 세포들의 능력이 배양된 것으로, 어느 정도 추위에 그리고 바이러스에 노출되더라도 이미 싸우고 이겨내는 세포들이 많아짐으로 감기 걸리지 않는 건강한 몸으로 바뀌었다는 것이다.

감기에 걸렸다는 것은 호흡기로 들어오는 바이러스를 막아낼 힘이 떨어졌다는 것이고, 면역 방어막이 쉽게 뚫리는 것으로 바이러스에 몸이 지배를 당하고 바이러스와 본격적인 싸움이 벌어짐으로 몸에서 열이 나고 외부의 바이러스가 침투하지 못하도록 코가 막히고 이미 들어온 바이러스를 콧물로, 재채기로 몰리 몸에서 뱉어내는 작업을 하게 된다.

추운 날씨에도 감기에 걸리지 않는 것은 바이러스를 막아낼 방어막이 두꺼워졌다는 것을 의미하는 것으로, 바이러스가 몸 안에 들어오더라도 쉽게 바이러스를 물리쳐서 바이러스에 노출되더라도 감기에 걸리지 않는 것이다.

필자도 꼬마 때 감기가 많았는지 초등학교 입학식 때 손수건을 가슴에 달고 다녔었고, 코를 훌쩍이고 옷 소매는 콧물로 닦아 늘 뻣뻣하고 반질거렸던 것 같다.

필자야 워낙 침도 많이 흘리고 코도 훌쩍거리기도 했지만 감기는 그렇게 걸리지 않았던 것으로 생각이 드는 것은 날씨가 추워짐에 따라 이미 몸에서는 콧물을 만들어 바이러스가 콧물로 인해 몸에서 벗어나게 하려는 작용이었을 것이다.

날이 추워지면 몸은 코가 마르고 입이 마르는 것부터 시작하게 되고, 바이러스가 몸에 들어오기 좋은 조건이 된다. 콧속의 점막이 마르지 않아야 건강의 상징이고, 말 못 하는 강아지도 코가 마르면 건강이 좋지 못할 것을 짐작하는 것을 강아지를 키우는 분들도 알고 있을 것이다.

콧속의 점막이 마른다는 것은 건조한 바람에 그리고 차가워진 바람에 코까지 마르는 것으로, 약간의 찬 바람에 코가 마르면 바이러스 통로가 열린다. 반대로 콧속이 마르지 않게 하려면 마스크를 사용하던지 따뜻한 곳을 찾아 코가 마르지 않게 함으로 감기를 피하는 길이다.

"야! 숙주! 찬 바람이 불면 밖에 나가지 말라고!"

"야, 큰일이다! 숙주 코가 추위에 노출되어 이미 마르기 시작하는데 어떡하지?"

"바이러스 공격이 시작되면 콧물 부대로 일차저지선을 만들어 싸움을 벌여!"

콧물이 흘러내리고 훌쩍훌쩍 재채기를 한다. 숙주가 감기 눈치를 채고 옷을 입고 따뜻한 곳으로 들어가고 이것이 마지막이면 괜찮은데

"아까 추위 때 숙주를 얼어 죽지 않기 위해 종종거리게 하고 몸을 마구 움직이게 한 세포들이 기진맥진해 있어! 일단 그 세포들이 휴식이 끝나야 바이러스와 큰 전쟁을 벌일 것 같은데 숙주가 지금은 너무 많은 활동을 하고 있어서…."

"제발 숙주야 좀 쉬어라!"

"숙주가 드디어 쉰다. 조금 쉬었다가 전투 준비해!"

"위에 음식이 있더라도 일단 잠시 쉬어 다리에 세포들도 쉬고 일단 바이러스에 총력을 벌일 준비를 하고 바이러스가 집중적으로 모이는 상체로 집합!"

감기와 싸우는 중에 입맛이 사라지고 힘이 없고 단지 열이 나는 것은 모든 에너지를 감기와 싸우는 것에 집중합니다. 마치 벌꿀이 말벌 한 마리를 잡기 위해 에워싸고 또 에워싸 벌들의 뜨거움으로 큰 말벌을 잡듯이 감기 때 바이러스와 싸움이 일어나면 몸에서 열이 난다.

어떻게 싸울까?

예전에 꿀 벌통을 볼 기회가 있었는데 원래 꿀을 벌이 가져오면 수분이 많아서 그 수분을 벌들이 밤새 수 천마리의 벌이 날갯짓으로 뜨거워지고 바람을 일으켜 수분을 없애는 방식으로 우리 몸은 바이러스와 그렇게 싸운다. 모든 에너지를 바이러스와 전쟁을 벌이는 통에 소화가 안 되고 입맛이 사라지고 다리에 힘이 풀리고 졸리게 된다.

"밥 먹고 자! 그래야 약이라도 먹지!"

약을 먹기 위해 밥을 먹으라고 하지만 에너지를 많이 쓴 몸에 에너지를 보충하는 것이다. 열이 나는 것은 3일 만에 5kg 정도 몸무게가 빠지기도 할 정도 큰 에너지를 사용하게 되고 바이러스와 전쟁을 벌이는 동안 모든 시스템은 정지 상태로 몸은 춥고 열은 나는데 너무 높은 열은 몸의 세포까지도 문제를 일으켜 큰일이 되지만, 초기의 열은 감기와의 싸움에 도움이 되고 또 몸이 추울 때 따뜻하게 함으로 인해 몸의 에너지 사용을 효율적으로 도와주는 역할을 한다. 그래서 감기 막판에 땀으로 흠뻑 이불을 적시고 기운이 없는 상태지만 몸은 가벼움을 느끼게 되는 것이다.

"감기 걸렸으니까! 따뜻하게 하고 사우나라도 갔다 와!"

몸에서 일어나는 현상이고, 바이러스가 끈적이는 점막에 쌓이고 붙어 기침과 가래를 통해 몸 밖으로 강제적으로 나가게 함으로 바이러스가 입안이나 폐로 바이러스가 침투하지 못하는 것이다.

어렸을 때 코에서 입에서 콧물이 줄줄줄 흘러 발끝까지 내려오는 것이 결코 나쁜 것이 아닌 바이러스 배출통로이고, 이미 추워짐에 따라 바이러스가 들어와 싸웠던 경험은 추운 날이 되거나 몸이 추워지면 바이러스와 전쟁 걱정에 기억을 살려 미리 예방 차원으로 콧물부터 흘려보내는 것으로 방어막을 형성하는 싸움의 기술이 늘어난 것입니다.

요즘에 코로나 백신을 맞은 기억은 몸이 차가워지고 몸살감기가 오는 듯 뼈마디가 아프고 평소보다 몸이 춥다는 것을 경험했었다. 필자도 9월 초에 코로나 19 백신 주사 이후에 통증과 몸살 기운에 한기를 느껴 평소 50도의 열보다 높은 60도의 온도에 누워있었는데도 불구하고 50도일 때보다 몸이 춥게 느껴질 정도로 백신을 맞고서는 몸이 추위에 노출된 양상이었다.

코로나19 백신을 맞은 왼쪽 어깨는 통증이 얼마나 심한지 따뜻하게 하면 덜 아프고 열에서 떨어지면 통증으로 잠을 잘 수가 없고, 그나마 높은 열로 통증이 덜 했다. 춥게만 느끼던 몸에서 땀을 흘리고 다음 날 컨디션이 빨리 좋아졌다가 다시 찬바람이 잠깐이라도 몸에 들어오면 컨디션이 떨어져서 다시 뜨거운 것으로 몸 온도를 올려 백신 컨디션 조절을 했었다. 백신 1차의 경험이 2차, 3차를 맞은 이후에는 무조건 처음부터 찜질하듯이 높은 온도에 몸을 데워 따뜻하게 하여 흠뻑 땀을 흘리고 24시간 이내에 코로나19 백신의 통증에서 벗어날 수 있었다.

감기 걸리거나 백신을 맞으면 몸에서 열이 나고 그로 인해 오한이 오는 것을 코로나 19 백신을 단시간 내에 전 국민이 맞으면서 다시금 열에 대해 그리고 몸의 면역력에 대해 알아가는 중요한 시기였을 것이다.

기저질환이 있는 사람의 경우 먼저 백신을 맞아라!
왜 그만큼 위험에 노출되어 있으니까!
백신 맞고 사망자가 나왔는데 기저질환 환자였습니다.
기저질환 환자는 백신 맞고 사망해도 이상하지 않다! 기저질환이 있었으니까!

기저질환은 무섭다! 감기에 자주 걸리는 사람은 언제든지 기저질환을 가질 수 있는 조건을 이미 갖추고 있는 것이고, 감기가 잘 걸리지 않는 것은 반대로 기저질환의 가능성에서 멀어지고 있다는 것을 말하는 것이다.

핫팩을 사서 몸이 찬 수녀님들께 나눠드리고 또 발바닥에서부터 온몸에 핫팩을 붙이고 다녔던 서울의 K 씨는 어느 날부터 핫팩을 사는 일을 잊어버렸다고 했다.

추위를 유난히 많이 타고 감기가 쉽게 걸리고 디스크 통증으로 몸이 처음에 열을 접하고 통증이 사라지고 굽었던 허리까지 펴지고 몸이 따뜻해짐으로 인해 긴 밤을 자고 그 추운 날에도 무겁고 두꺼운 옷보다 이제는 멋을 부리기 위해 좀 더 얇고 예쁜 옷이 눈에 먼저 들어와 입고 나왔다고 했다.

"그러고 보니 내가 감기에 걸리지 않고 겨울을 지났네! 감기 걸릴까 무서워서 수영장도 못 갔었는데 수영장도 열심히 다니는데도 감기는 이젠 추위 걱정 안 하고 살아요!"

몸이 추웠을 때는 찬물이 잠깐이라도 몸에 닿을까 찬바람이 옷깃으로 들어올까 늘 걱정하는 것이지만 몸이 따뜻해짐으로 인해 한겨울에도 열심히 수영장을 다니고 두꺼운 옷보다 한층 가볍고 예쁜 옷을 입을 수 있는 것은 열 때문이다.

3. 머리가 맑아졌어요!

58세 a 씨는 23년 중학교를 졸업하고 고등학교에 입학하는 나이 먹은 학생이다. 필자가 처음 봤을 때의 모습은 고개를 들지 못하고 낯을 가리고 말하는 것도 별로 없이 멍하니 하는 말만 주워 담고 깊은 상실감을 가지고 있음이 눈에 보였었다.

몸은 추워 옷을 두껍게 걸치고 또 걸쳐도 춥다는 것이 표현되고, 몸이 힘들어 일주일에 며칠 일하는 것도 줄이고 줄여 최소한의 일하는 것도 몸이 받아주지 못해 힘들고, 책상에 앉아서도 집중력을 잃은 몸으로 귀에 들어오지 않고 눈에 늘어오지 않는 학교생활을 했었다.

우여곡절 끝에 가족 품을 떠나 홀로 단신의 몸이 되어 일하느라 학교 다니는 것보다 무거운 몸을 이끌고 살아가는 것이 힘든 몸이었다.

"일단 사람 몸을 만들고 보죠!"

신장 안 좋음, 불면, 손가락 통증, 손목 통증, 어깨 통증, 허리 통증 골반 통증, 무릎 통증, 위장장애, 두통, 어지럼, 손발, 차가움, 숨쉬기 힘듦, 피부 안 좋음, 몸이 무거움, 우울증, 기억력이 없음, 시력, 잇몸, 집중력 떨어짐, 밤에 소변, 변비, 쉽게 지침, 늘 피곤함, 무기력

몸에 좋은 것이란 찾아볼 수 없는 걸어 다니니까 사람이고 숨 쉬니까 사람이지 조금만 걸어도 숨소리 때문에 옆에 사람이 "언니 숨소리가 거칠어!"라고 해도 그냥 그런 줄 알고 일하다가 힘들고 지쳐 쓰러져 자고,

일어나는 것이 천근만근이고 학교에서 누워서 자는 시간이 많았었다고 했다.

"선생님! 머리가 맑아졌어요! 안개처럼 뿌옇던 게 사라져서 세상이 맑게 보여요."

머리가 맑아지고 몸이 가벼워짐에 따라 수업시간에 무슨 말을 했는지 기억해 "오늘 학교에서 이런 일이 있었다요!" 수다쟁이가 되고 몸이 가벼워짐에 따라 자신의 의견을 이야기하고 얼굴에 생기가 돌고 "몸이 좋아지니까 옷도 가볍게 입어도 춥지 않고, 일하고 걸어서 집에까지 가고, 숨도 안 차고 그리고 있잖아요! 변이 변이 이렇게 … 몸도 요래요래 나올 곳은 나오고 들어갈 곳은 요래요래…." 자신의 몸을 손으로 그리며 즐거움이 얼굴과 손의 표현에 묻어 나왔다.

춥다 보니 나름 따뜻하게 하려고 열심히 노력했지만, 몸에서 원하는 열을 찾기까지는 열을 찾은 것이 아니었기에 숨 쉬는 것부터 잠자는 것 모든 것이 힘든 삶을 살았던 것이다.

"따뜻하기만 하면 되는 것 아닌가요?"

"열은 열인데 몸에서 원하는 열이 있어요!"

몸이 좋아지는 열을 찾아 나서야 한다. 몸이 좋아지면서 멍했던 머리가 맑아지고 한 달 정도가 지나 두 벌 입었던 내의를 하나로, 두 켤레 신었던 양말을 한 켤레씩 벗어 던짐으로 옷이 얇아짐과 동시에 몸이 가벼워진 것은 열 때문이야!

4. 변비가 사라졌어요!

변비가 무슨 질병이냐고 변비가 없는 사람들은 별스럽지 않게 생각하지만 결국 나오지 못하면 먹지 못하게 되고, 먹지 못함으로 인해 다른 질병들의 원인이 되기도 하지만, 독한 냄새를 뿜고 부패하는 쓰레기가 몸속에 오랫동안 넣고 다니는 것으로 몸을 해치는 도구가 된다.

건강한 사람에게는 없는 증상이고 아픈 사람들에게, 특히 필자를 찾아와 칠판에 증상을 쓰다 보면 당연히 쓰게 되는 것이 변비일 정도로 일상화된 것을 넘어 이미 몸이 좋지 않기에 변비가 심하고 또 심한 변비가 몸을 더 힘들게 한다. 질병과 싸우게 된다면 무조건 변비부터 해결해야 질병에서 벗어나는 길을 찾는 것일 정도로 변비는 질병과 관계가 깊다.

부여의 P 씨는 80을 살아가면서 변을 편하게 보는 게 소원일 정도로 싸는 게 문제고 잘 걷지 못하고 기타 질병으로 인해 누워있는 생활이 길어 3일에 한 번씩 도우미의 손길에 의해 볼일을 봤다.

"이틀까지는 그래도 살겠는데 사흘째는 죽을 것 같아!"

여름에도 몸이 추워 에어컨은 켤 수 없어서 도와주는 분이 더워 죽겠다 할 정도로 창문은 모두 닫은 채로 조금이라도 몸이 추워질까 고민하다가 허리 아픈 것으로 필자의 '열 때문이야!' 프로그램을 시작했다.

"허, 이제는 창문도 열어놓고 살고 있네!"

몸이 따뜻해짐에 따라 창문도 열어 환기도 시키고 한여름에도 발이 시려 신었던 양말도 벗어 던졌을 뿐 아니라 이제는 이틀에 한 번씩 변이 잘 나오고 있고 허리가 편해지고 잠자는 것까지 좋아진 것이다.

"허! 내가 내 몸을 고치려고 별의별 것을 먹어보고 돈을 안 써봤겠어?"

돈을 많이 쓴다고 해서 몸이 좋아지는 것은 절대로 아니다. 물론 전혀 안 쓰는 경우보다 겨우 하루에 몇천 원씩 들여 몸이 낫겠다고 생각하는 사람도 있지만 어떤 방법으로 몸을 좋게 할까? 먼저 생각해야 한다.

"요즘에도 어떤 방법으로 했는데 너무 많이 좋아졌어요!"

필자가 봤을 때 아직도 멀었는데 좋아졌다는 분들이 의외로 많다는 것은 그 방법이 선택하고 시간을 투자하고 돈 들인 것이 아깝지 않게 하려면 본인의 방법의 정당성을 찾기 위함이겠지만 때론 무모함에 할 말을 잃을 때가 많다.

"그 방법으로는 어림도 없겠는데요?"

"왜요? 걸어갈 때보다 훨씬 편하고 빠른데!"

경운기 타고 서울에서 부산까지? 물론 걷는 것보다 편하겠지만 경운기로?

"KTX도 서울에서 부산까지 갑니다."

"여태 다녔는데요 뭐! 경운기가 제일 빠른 것 같아요!"

할 말을 잃게 만드는 그들의 방법, 방식이 제일 낫다고 자부하는 사람에게 해줄 말이 없는 것이다.

매일 부산을 거쳐 집으로 돌아오는 일을 밥 먹듯이 하겠다고 하는 사람이

"그래도 서울에서 천안까지 왔잖아요! 걸어서는 절대로 못 오는 거리인데 저도 다른 사람에게 배워서 이렇게 하니까 좋아요!"

해 떨어지려고 하니 다시 집으로 돌아오면서

"내일은 좀 더 빨리 출발해 봐야지!"

경험해 보지 않은 것은 무시하고 경험했던 것만이 최고로 알게 되면 본인만 힘들다.

우울증, 불면증, 위장장애, 허리 통증, 못 걸음, 무릎 통증, 위장장애, 변비, 호흡, 어깨 통증, 목 통증, 등 아픔, 기억력, 몸 차가움, 변비, 소변

5. 손발이 따뜻해졌어요!

"선생님 신기하게도 제가 손녀 손보다도 따뜻해졌어요!"

K 여사는 허리가 굽어져 필자에게 왔지만, 밤에 화장실 가는 것과 몸이 차가운 것이 문제였다.

늘 손이 차가워서 타인과 악수라도 할 때면 손이 어찌나 차가운지 악수하는 것이 민망해서 겨드랑이 속에 손을 넣어 손을 데웠다가 악수를 할 정도였기에 주머니에는 늘 따뜻한 핫팩이 준비되어 있어야 했는데 이제는 차갑기만 했던 K 여사의 손과 발이 어느덧 어린 손주보다 손이 따뜻해졌다는 것이다.

몸이 좋아지는 것은 몇십 년 동안 얼음처럼 차갑던 손이 따뜻해졌다는 것으로 끝나는 것이 아닌 사철 감기에 시달리고 밤마다 소변 때문에 몇 번이고 잠에서 깨어 화장실을 가야 했는데 이제는 소변으로 밤에 깨는 일이 없어 긴 밤을 잤다는 것이다.

"평생 밤마다 소변보느라 잠을 못 잤는데 이제는 한번 자면 아침입니다!"

손발이 차갑다는 것은 배꼽 아래 배 속이 차갑다는 것으로, 이는 몸온도를 올리는 역할을 하는 몸의 보일러가 멈추었다 할 정도로 몸의 온도작동 시스템 작동이 약하다는 것이다.

몸의 보일러가 꺼짐으로 인해 제일 먼저 찾아오는 것으로 밤에 자다가 화장실을 가게 되고 손발이 차가워지고 소화가 안 되는 문제들이 나타나게 된다.

손발이 다시 따뜻해졌다는 것은 몸의 보일러가 다시 잘 작동하는 것으로, 손발이 따뜻해져서 감기를 걱정하지 않고 중간에 깨지 않는 긴 단잠을 자고, 시작해 늘어졌던 피부도 좋아지고, 먹는 것까지 해결되어 피곤함까지 덜하게 되는 것도 열 때문이야!

6. 손가락 마디 통증이 사라졌다!

시장을 보다가도 아픈 사람이 보이면 그 사람을 만지고 건드려주고 손가락이 쉬임이 없었고, 늘 다른 사람을 만지던 필자의 손가락 마디마디에 통증이 일어나 큰일 났다 싶고 겨우 세수하는 물이 닿는 순간 손가락 마디마디에 통증이 몰려오고 다음 날에도 화장실에서 손을 씻기라도 하면 손마디가 쑤시고 손가락을 사용해서 어떤 일도 할 수 없겠다는 손가락 마디마디가 욱신거리기 시작했기에 사무실 고주파를 집으로 끌고 가 손가락을 마사지했었다.

손가락 때문에 일을 더 못 하겠다! 손가락을 고치지 못하면 일을 바꿔야 한다.

처음에 손가락을 마사지할 때는 손가락 마디마디에 성냥불을 지지는 느낌으로 고통스럽고 잠깐 마사지하고 떼고 또다시 마디마디를 마치 성냥불로 지지는듯한 통증이 느껴지면 조금 쉬었다가 다시 고통을 참으면서 마사지할 수밖에 없었다.

그렇게 3일 정도 만에 물도 대지 못할 손가락 통증들은 감쪽같이 사라져서 몇 년이 지난 지금도 다른 분들을 만져가고 또 골프를 하는 데도 문제가 전혀 없는 손이 되었다.

이 정도의 불가능할 정도의 통증을 가시게 한다면 얼마든지 몸에 통증이 있는 사람들에게 유용하게 사용될 수 있겠구나! 생각이 들어 다방면에 활용하는 방법들을 모색하는 시간이 되기도 했었다.

내가 했던 방법대로

"집에서 매일 각자 통증을 관리하면 좋겠다!"

"어떻게 마사지하는지 방법을 알려주면 되겠다!"

"통증이 일어날 때 혼자서 해결할 수 있겠다!"

"온 가족이 사용할 수 있겠다!"

"통증 관리나 건강은 본인들이 직접 한다!"

시간을 내서 필자에게 올 것이 아니라 본인들이 직접 전문가가 되게 하면 된다.

같은 열 같은데 다른 열로 인해 손가락을 다시 사용하게 된 것은 열 때문이야!

손가락이 아프니 차를 바꿔야 하나?

손가락이 아파서 자동차 핸들이 무겁게 생각되었던 부산의 a 씨는 물론 손가락 때문에 필자를 찾아온 것이 아니었지만, 그래도 이곳저곳 몸의 불편한 곳을 이야기 중에 핸들을 돌리기 힘들 정도로 손가락 통증을 느꼈었다.

"손가락이 아파 운전하기 힘들어서 자동차를 바꾸려고 했어요!"

손가락이나 발가락 아픈 부분들은 이미 손가락이나 발가락에 문제보다는 다른 부분에 문제가 있다는 것이다.

일하면서 손가락을 많이 사용하므로 운전을 하지 못할 것이라 생각해 일을 그만두고 단지 자동차 핸들을 돌리는 것으로도 아픈 손가락에 자동차를 바꿀 생각이었다.

손가락 아픈 사람들의 특징이 있다. 손가락을 남들보다 많이 사용하지 않음에도 불구하고 마치 류마티스 증상처럼 손가락 마디가 아프고 손에 힘이 없고 또한 늘 손이 차갑다는 것이다.

"손가락 정도는 신경 쓰지 않아도 된다! 단지 몸이 차가운 것만 신경 쓰면 된다!"

몸이 따뜻해짐에 따라 잠도 잘 자고 또한 어느 순간 손가락도 아프지 않게 되는 것은, 구멍 뚫린 항아리를 막는 것과 같이 우리 몸에 열이 빠져나가는 것을 막음으로 인해 근육의 손실이 적어지고 근육량이 유지됨에 따라 손가락의 통증이 사라지는 것이다.

"손가락에도 그렇게 열이 필요한가요?"

손가락에 직접적인 열도 중요하지만, 몸의 전체적인 혈액순환에 대한 부분이 큰 것으로, 몸이 따뜻하다는 것은 혈액순환이 잘 되었다는 것이고, 그 증거가 날씨가 차가워져 가는 시기에도 몸이 춥지 않다는 것을 느끼는 것이고 잠을 잘 자게 되는 것은 열 때문이야!

7. 겨울에도 보일러를 끄고 살아요

62세 여 유방암 환자

유방암으로 고생하고 있던 이 여사는 바깥출입으로 인해 행여나 감기나 코로나 19에 걸릴까 미루고 미루던 발걸음을 떼어 필자에게 11월에 왔다. 두꺼운 옷으로 온몸을 감싸고 또 감싸서 추위를 막기 위한 그녀만의 사투였다.

그렇게 추운 날씨와 온도에 민감했던 그녀가 어느 날은 "오늘 날씨 따뜻한가요?" 하고 물었다. 전화로 물었을 때는 서울에 갑자기 한파가 몰아쳐서 한낮 온도가 영하를 밑돌 정도의 매서운 추위가 맹위를 떨치던 때였다.

"오늘 날씨 따뜻한가요? 집의 보일러도 켜지 않았는데 괜찮아서 물어보는 겁니다."

"오늘 날씨는 올해 들어 제일 추운 날인데요? 집의 온도계를 보세요!"

"평소 집 안의 온도가 20도만 떨어져도 보일러를 켜고 살아도 추워서 동동 그랬었는데 오늘같이 낮 온도가 영하로 떨어진 날에도 집이 춥지가 않네요!"

외부의 온도와 상관없이 몸이 추우면 늘 보일러를 켜야 했지만, 몸이 따뜻해짐으로 인해 그만큼 온도에 둔감해지고 추위를 더 느끼게 되는 것이다.

그 후에도 은행에 들어갈 때마다 36.5도에 미치지 못했던 자신의 체온이 36.5도를 찍었다고 즐거워하고 또 영하의 날씨에도 보일러를 켜지 않아도 춥지 않고 단지 추운 날씨로 집의 보일러가 동파될까 봐 살짝 돌리는 여유까지 생겼음에 즐거워했다.

암으로 고생하는 사람들은 몸이 차다. 그런데 그들의 몸이 차다는 것은 본인들이나 가족들이 인지하지 못함에 암으로부터 탈출하는 시간이 길어질 수밖에 없다는 사실을 모른다.

암에 걸려서 몸이 찰까?

몸이 차서 암에 걸렸을까?

따뜻한 몸이 암이 잘 걸릴까?

암에 걸린 사람 중에 몸이 따뜻한 사람이 있을까?

암이라면 결국 몸의 면역력을 염두에 두고 말하는 것이다.

앞에서 날씨와 감기와의 상관관계를 이야기했지만 결국 몸은 외부의 온도에 따라 그리고 몸 자체적으로 면역력이 떨어지지 않는 체온을 유지할 수 있느냐의 싸움으로 건강상태는 외부의 온도와 체온으로 결정되는 것이다.

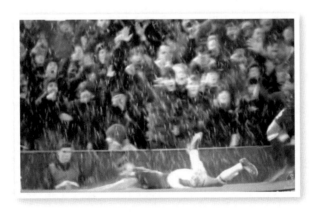

(EPL 경기장면)

예전 영국 프리미엄 축구경기를 보는 중에 한겨울 눈밭에서 반팔, 반바지 차림으로 그리고 심지어 슬라이딩으로 넘어지고 땀에 젖고 넘어져서 몸이 흠뻑 젖도록 열심히 뛰는 선수들에 비해 그들을 열심히 응원하는 관중들은 두꺼운 옷으로 중무장한 채 열정적으로 경기를 응원하는 모습이다.

같은 날씨에 누구는 반팔 상의에 반바지, 누구는 두꺼운 겨울 외투를 입고 있어도 이상하지 않은 것은, 아무리 날씨가 추워도 몸에서 열을 만들어내면 그 이상 견디고 좋은 경기력까지 만들어내는 것이고 상대적으로 관중들은 옷차림은 두꺼울 수밖에 없는 것이다.

겨울은 춥다!

그러면 선수들처럼 몸을 움직이던지 관중들처럼 옷을 두껍게 해서 체온을 유지해라!

항암 하면서 춥다고 하면서 왜 아무것도 하지 않을까?

춥다는 환자의 말에 보호자는 두꺼운 이불을 몇 채씩 몸에 얹어 드리고 때론 애꿎은 보일러만 연신 돌릴 뿐이다.

"우리 동생은 암에 걸리고부터는 얼마나 운동을 하는지 종일 운동만 해요! 그런데도 이번에 또 전이되었어요!"

운동했는데도 전이되었다면 운동하지 말아야 할까? 아니면 그 운동이 충분하지 못해서일까? 혹자는 운동을 통해 빨라진 혈액의 흐름을 타고 전이가 빨라졌다는 우매한 답을 하는 이도 있다.

몸은 혈액의 흐름이 느려진 곳에 질병이 생기고, 혈액의 흐름이 없는 곳에는 괴사가 발생한다. 암은 혈액의 흐름이 늦어짐에 따라 세포들이 공격을 당하고 전자를 잃은 조직은 변성이 되고 조직이 커지는 것으로,

결국 전자를 dna에서 활성산소에 잃지 않게 하려면 혈액순환이 잘되어야 하고 몸이 스트레스에 놓이지 않아야 하는 것이다.

암 환자들이 억지로 운동하는 것은 몸에 지속적인 스트레스를 받는 일이고, 쉬어주고 편안해야 할 몸을 무조건 운동을 해야 한다는 것에 얽매여 운동하는 것은 활성산소가 정상 세포의 전자를 갈취함으로 인해 세포는 힘을 잃는다.

일도 쉬어가면서 해야 하는 것처럼 몸속에 암이 들어와서 자리를 잡았다면 감기에 걸렸을 때 우리 몸을 쉬어 줘서 모든 세포가 감기에 집중하고 열을 올려 감기를 물리치고 몰아내듯이 암에 걸리면 일단은 쉬어줘야 한다.

감기약을 먹지 말라고 하거나 항암을 하지 말라고 하는 것이 아니다. 감기약 먹어가면서 감기를 다스리고 또 항암 하면서 몸을 다스려야 한다.

암 환자들이 암과 싸우기에 바쁘다!.

첫 번째로 따뜻하게 유지해 줘야 암 환자가 암은 암 대로 항암을 하든 암 덩어리 제거 수술하고 방사능 치료만 신경 쓸 뿐 먼저 몸을 따뜻하게 해 보려 하지 않는다는 사실이다.

"잘 먹지 못해서 힘든데 항암이 끝나면 한 번 사무실에 들러 볼게요!"

누가 인사하러 오라고 했나. 마치 마지 못해 '그래, 내가 인사차 한번 찾아가마.' 그런 말투로 "암이 다 끝나면 한 번쯤 사무실에 가볼게요!"라고 말하는 사람 중 한 사람도 찾아온 사람이 없지만, 설령 사무실에 찾아온들 필자도 그렇게 반기지 않는 것은 오지 않겠다는 것으로 해석하는 것이고, 그렇게 해석하는 것은 절대로 암이란 것이 끝나지 않는 싸움이 될 것이기에 오지 못할 것이기 때문이다.

"항암 하세요!"

"암 덩어리는 떼어 내세요!"

굳이 필자가 이야기하지 않더라도 가족들이 이미 결정해서 하는 것이고 하지 말라고 해도 하는 시대가 되었기 때문에 암 환자로 판정되었다면

"앞으로 밥 먹는 것이 힘들어질 텐데!"

"잠자는 것이 힘들어질 텐데!"

"추위를 많이 타게 될 텐데!"

그에 대한 대비책을 세워놓으면 좀 더 편해질 수 있다는 말만 할 뿐이다.

모든 것은 본인들이 판단하고 본인들이 결정하고 본인들이 결과를 수긍하기 때문이다.

8. 먹고 자도 배고파요!

몸이 차가운 분들은 밥을 먹기 전부터 이미 밥을 어떻게 소화를 시킬까 걱정부터 하게 될 정도로 늘 소화하는 데 걱정을 하고 또 잘 못 먹으면 체할까 걱정에 천천히 먹게 되고, 음식을 먹고 나서 역류성 식도염 걱정에 피곤하고 졸려도 바로 잠자리에 들어가지 못한다.

"지금까지의 모든 방법은 무시하고 밥 먹고 졸리면 그냥 누워서 자라!"

"자다가 잠에서 깨면 바나나 먹고 또 누워라!"

"그럼 역류성 식도염이 심해질 텐데요?"

"괜찮아요! 이제는 새벽에 깨어서 밥을 먹더라도 아침이 되면 이미 소화가 다 되어있을 것이고, 잠자리에 들어가기 전에 무조건 식사를 하고 주무세요!"

이런 이야기들을 처음에는 잘 따라 하지 못하지만, 어느 순간 시키는 대로 따라서 하다 보면 습관이 되고 우유를 먹고 자고 또 깨서 우유를 입에 물고 자고 또 전혀 소화에 대해 걱정을 하지 않고 또한 역류성 식도염 걱정을 하지 않는 어린아이뿐 아니라 '열 때문이야!' 프로그램을 하는 분에게

"점심 먹고 제발 잠 좀 주무세요!"

"다른 곳에서 절대로 먹고 나서 두 시간은 눕지 말라고 해서…!"

"그 사람들은 안 되는 시스템을 달고 다니는 사람이 하는 이야기고요!"

"역류성 식도염이 밥 먹고 누우면 위산이 식도를 녹인대요!"

이렇게 말했던 분이 어느 순간 밥을 먹자마자 잠이 들고 역류성 식도

염에 대한 걱정을 떨치게 하는 것은 역류성 식도염보다 순간적인 잠이 더 중요한 것이고, 잠을 잘 자고 이미 역류하지 않도록 소화 시스템이 잘 이루어지면 역류성 식도염에 대한 걱정은 자연히 사라지게 된다.

저녁을 먹자마자 잠을 자면 소화를 어떻게 시킬까? 걱정하던 분도 "더 잘 수 있었는데 아침에 허기가 져서 잠에 깼어요!"라고 한다.

우리 몸은 기초대사량, 즉 잠을 자는 동안에도 심장이나 장의 움직임 그리고 혈액의 이동에 따라 에너지를 사용하게 된다. 그것이 기초대사 량으로 평소에 밥을 먹고 운동하면 운동으로 그 에너지를 모두 사용할 것 같지만, 몸은 겨우 30% 정도의 에너지를 운동하면서 사용하고 나머 지는 그냥 숨 쉬고 몸을 따뜻하게 하고 소화 시키는 데 나머지 에너지 를 사용한다.

밤에 잔다고 하더라도 밤에 먹었던 모든 에너지를 사용하고 몸이 따 뜻하게 되면 오히려 부족함을 느끼게 되어 배고픔이 찾아오고, 아침에 기운이 없는 것도 밤에 저녁을 먹고 긴 시간을 버텨낸 결과이고, 아침 을 먹고 출근한 사람보다 아침을 먹지 않고 출근한 사람이 점심시간에 배고픈 것을 덜 느끼는 것은 이미 밥 먹는 시간을 지나침으로 인해 허 기를 못 느끼는 것이다.

기초대사량이 높다는 것은 나도 모르게 내 몸의 에너지를 많이 소비 하는 일이다.

엄마 밥 줘

반포의 Y 씨는 30세 된 딸 걱정이 많다.

"딸이 영국 유학 갔다 왔잖아요! 그런데 집이 춥다고 아이가 힘들어 해요!"

"아침에 밥 먹으라고 깨워도 못 일어나고, 창문 열고 환기라도 시키려면 추운데 창문 연다고 난리예요!"

구반포의 아파트는 평당 1억을 넘지만 70년대 지어진 아파트라서 춥기도 하고 딸 방이 북쪽을 향하고 있어서 부부가 사용하는 비싸게 주고 샀던 따뜻한 기능성 의료매트를 딸에게 주었는데도 여전히 춥다는 것이었다.

"우리 몸속에 전달되는 열은 따로 있습니다!"

지금까지 사용하던 것은 버려야 하고. 물론 사용하지 않는 것보다 낫겠지만, 그것으로는 안 되니까 추위를 느끼는 것이기에 버리고 며칠 만에

"선생님 대박! 우리 아이가 내가 일어나기도 전인데도 밥 달라고 하네요! 자고 있는데 밥 달라는 소리에 깼는데 아직 새벽인데 이 녀석이 먼저 일어나서 밥 달라고! 평소에 밥 먹어라! 그렇게 깨워도 못 일어나던 녀석이었는데!"

"그리고 그렇게 싫어하던 환기도 그 녀석이 알아서 하고."

"'엄마! 왜 우리 집이 갑자기 따뜻해진 거지? 그렇게 차갑던 벽도 차갑지 않고!' 그러는 거예요!"

차갑던 집과 벽이 따뜻해졌을까? 몸이 따뜻해 짐으로 인해 밤새 깊은 잠을 자면서 이미 소화가 잘되었기에 새벽에 허기를 못 참고 엄마를 깨운 것이다.

버릴 것을 빨리 버려야 몸이 산다.

"여보! 아이가 아침에 나갔어! 조금이라도 누웠다가 출근해!"

열 때문에 벌어지는 일이고 이제는 60이 된 Y 씨에게

"선생님 제가 아이랑 위생용품을 같이 쓰고 있어요! 분명히 6년 전에 이미 생리가 끝났다고 했는데!"

"아저씨에게 떡 해오라고 하세요!"

우울증, 호흡, 위장장애, 불면증, 목 통증, 허리 통증, 승모근, 거북목, 변비, 피부 거칠음, 두통, 신장병, 손발 부종

9. 암 환자 몸이 36.5도가 되었어요!

3년 차 암과 사는 A 씨는 가을이 한창일 때도 이미 찬 바람이 불어오는 겨울 추위를 어떻게 이겨낼까? 고민이 된 것이 3년 전 암에 걸리기 전에도 가을부터 추었던 몸은 암에 걸리고 나서는 감기도 무서워 바깥 출입이 점점 줄어들게 되고, 여름 끝자락부터 보일러만 껴안고 살아가다 필자에게 왔었다.

"정말 몸이 따뜻해질 수 있을까요? 오늘도 감기 걸릴까 봐 간신히 왔는데!"

"오늘은 그렇게 춥지 않은 날인데요?"

"암에 걸리고 나서 몸을 따뜻하게 하려고 근적외선이며 몸에 좋다고 하는 것은 다 해봤는데 안 돼요! 암 환자 몸은 따뜻해지지 않아서 감기라도 걸릴까 봐 얼마나 노심초사하는데요!"

A 씨가 그렇게 필자의 프로그램을 가져간 후 겨울이 오고 12월 추위에도 집에 보일러도 켜지 않고 살아가고 있다.

필자에게 올 때 11월에 보일러를 켜고 살았는데 12월에 보일러를 끄고 생활한다는 것은 보일러 없이도 생활할 만큼 몸이 따뜻해졌다는 것이고 또한 보일러 없이도 추위에 걱정 없이 잘 자고 생활한다는 것이다.

"집이 따뜻하고 날씨도 따뜻하고 보일러를 끄고 잠도 잘 자고 따뜻하게 지내고 있어요.!"

"대박 사건! 제가 은행을 갔는데 36.5도가 나왔어요! 어떻게 이럴 수 있죠?"

"세상에 제가 36.5도가 언제 적 이야기인지 모르게 항상 체온을 측정하면 35도 밑으로 나와서 늘 걱정했었고, 이래서 암이 왔나 싶고…. 나도 다른 사람들처럼 36.5도가 언제 되나 했었는데 오늘 정상체온이 되었네요!"

암 환자의 체온이 36.5도가 되어 기쁜 것은 암 환자만의 놀라는 사건이고, 일반 사람들의 체온은 36.5도로 유지됨에 따라 몸이 차갑거나 몸이 힘들다고 생각하지 못하지만 암 환자의 경우 창문만 열어도 금방 몸이 경직될 정도로 추위에 민감해지고 몸은 추위에 힘이 쉽게 빠지는 것으로 36.5도에 신경이 쓰이는 것이다.

암 환자가 되면서 더욱 추위에 민감해져 꼭 집에만 누워있어야 하고 밥을 못 먹고 못 자고 기운이 없고 통증으로 살아야 하는 것은 아니다.

암이 전이되는 것은 항암 등으로 암이 사멸되었다 할지라도 처음 암이 몸에서 조용히 발생하듯 기존의 부위와 새로운 곳에 둥지를 틀고 몸에 퍼져가는 것으로, 암을 이겨낸다는 것은 5년의 기계적인 시간이 보내는 생존의 기간이 아니라 암이 몸에서 살아가지 못하는 환경을 만드는 것을 생각해야 한다.

10. 눈 오는 날도 춥지 않아요!

산본에 사는 S 씨는 늘 몸이 차가워서 겨울은 물론 더운 한여름에도 장갑을 끼고 살았었고, 필자에게 처음 왔을 때도 손에 장갑은 물론 목에 두르고 두꺼운 옷으로 몸을 감싸고 살았었다.

22년 겨울 매우 추운 날씨 눈이 펑펑 내려온 세상이 하얗게 덮인 날

"어머 눈이 오는데도 춥지가 않네요!"

장갑을 끼지 않더라도 이제는 춥지 않고, 추운 날씨 예보가 되면 밖에 외출하지 못했던 몸이 눈을 맞으면서 추위를 느끼기보다 오히려 눈을 맞는 것에 대한 즐거움으로 통화했다.

눈이 내리지 않는 봄에 필자를 처음 만났을 때 온몸이 추위에 사시사철 떨 듯하고, 계절에 맞지 않는 장갑을 여름에도 끼고 살았다 하고 다른 사람들이 날씨에 어울리는 하늘하늘한 가벼운 봄옷을 걸치고 있을 때도 본인은 두꺼운 패딩으로 온몸을 감싸고 살아온 날이 6년이라고 했었다.

"제발 저 좀 데려가 주세요! 하나님, 엉엉엉."

아팠을 때 눈 내리는 세상은 온몸을 칼로 옥죄는 추운 날씨였는데, 몸이 따뜻해짐에 따라 하늘에서 눈이 뿌려지는 세상은 너무나 아름답게 보인다고 했었다.

"하나님! 제발 죽게 해주세요!"

매일 죽는 것이 나을 것 같고 혼자서는 집 밖에 나가지 못하고 하루하루 살아가는 것이 힘들었기에 밖에 눈이 내리든 꽃이 피는 세상이

눈에 들어올 수가 없는 것이다.

몸이 좋아져서 보는 꽃들과 새들이 울음소리와 아이들 뛰어노는 소리가 그리고 하늘에서 내리는 눈은 죽음만을 기다렸던 분에게 다시금 들리는 새들의 재잘재잘 지저귀는 소리와 말없이 피어나 세상을 밝히는 꽃들의 세상을 다시 볼 수 있게 하는 것은 몸속의 열이 세상을 바꾸는 도구가 되었다.

S 씨는 6년의 긴 아픔을 털어내고 열심히 일도 하고 다른 부가적인 일도 하면서 잘 살고 있다.

11. 신장이 좋아졌어요!

두통, 어깨통증, 목 통증, 허리 통증, 무릎, 발목, 위장장애, 불면증,
우울증, 무기력, 몸 무거움, 소변, 손발 부종, 아침에 손가락이 굽어
지지 않음

심한 두통이 올 때마다 목을 잘라내고 싶을 정도로 고통이어서 베개
로 머리를 두드리고 벽에 머리를 박고 아침이면 손발이 퉁퉁 부어 통증
이 일어 쌀 씻기도 힘들고 조금만 걸어도 숨이 차서 고생했던 날들.

"선생님, 제가 뛸 수 있겠다는 생각이 들어서 뛰어봤더니 잘 뛰어져요!"

신장병이 뛴다는 것은 동생들이 병원에서 일하고 해박한 지식을 가
지고 병을 고치기 위해 몇십 년을 이곳저곳 다녀서 모든 것을 해봤기에
뛰어볼 생각이 나고, 숨이 수월하게 쉬어진다는 것은 얼마나 놀라운 일
이 몸에서 일어나고 몸이 좋아지는 것을 느끼는 것이다.

"뛰어보세요! 얼마나 잘 뛰는지 보게."

"선생님 저 아시잖아요! 걷는 것도 숨이 차는데 뛰어도 될까요?"

"네 옆에서 지켜볼게요! 뛰어보세요!"

그렇게 Y 씨는 뛰어볼 맘이 생기면서 뛰어보았다.

숨이 잘 쉬어지고 달리기를 하는 것은 오랫동안 신장병을 앓고 있었
던 사람에게 있을 수 없는 놀라운 일이고, 달리기가 되는 것은 혈액의
흐름이 폐에 그리고 온몸에 원활하게 순환되어 달리기 정도는 신장에
서 무리가 없음을 몸에서 신호를 보내는 것이다.

"세상에! 달리기가 며칠 만에 되네요! 내가!"

조금만 걸어도 숨쉬기 힘든 것이 심장이 좋지 않아서라고 생각할 텐데 신장이 좋지 못한 분도 마찬가지로 폐에 영향을 크게 미쳐 숨이 차서 뛰지 못하고 오래 걷거나 오르막에서 쉴 수밖에 없다.

우리가 뛴다는 것은 폐의 기능적인 부분이기도 하지만 그 폐를 통과하는 혈액의 이동이 원활해야 폐도 역할을 하는 것이고, 폐에서 산소의 공급과 이산화탄소의 배출은 곧 혈액순환이고 그 계통에 심장이 있고 폐가 그리고 신장과 간이 있는 것이다.

또 신장이 좋지 않을 때 피부도 좋아지지 않는데 신장이 소변을 배출하듯 피부호흡, 즉 땀이 나는 것도 소변과 같은 역할을 담당한다 할 것이다.

달리기를 잘한다는 피부호흡이 얼마나 잘 되느냐에 귀결되는 문제이다.

땀구멍이 닫힌 사람은 달리기할 수 없고, 숨구멍이 막힌 압력밥솥에 열을 가하면 폭발의 위험이 있듯이 피부가 막힌 사람이 운동하면 당연히 갑갑하고 가슴이 터질듯한 느낌으로 운동을 할 수 없는 것이다.

그래서 평소에 땀을 흘려본 사람이 운동이 쉽게 되는 것이고, 사우나에서 갑갑하고 가슴이 터질 듯한 사람들은 운동이 오히려 독이 될 수 있는 것이다.

이런 분들은 몸에서 땀이 흐를 수 있도록 피부를 다시 만들어야 하는 것으로, 거칠어진 피부가 매끄러운 피부로 좋아진 이후에 운동해야 효과가 나고 운동 중에 쓰러지지 않는 기본 체력이 되는 것이다.

나무껍질처럼 딱딱했던 피부도 어느덧 예쁜 피부로 돌아오고 잠자는 것, 먹는 것, 소변이 쉬어지고 몇 년이 지난 지금은 다시금 열심히 일하게 하는 것은 열 때문이야!

12. 신장병에 항암을 하면서도 좋은 세상이 열리네요!

"여보세요!"

"네, 안녕하세요? 기억하실지 모르겠는데 저희 엄마가 코로나 19 백신을 맞으시고 많이 안 좋으셔서요!"

"그럼 언제 한번 오셔서 이야기하죠!"

노량진의 L 여사는 5년 전 큰딸 건강문제로 필자를 찾아 왔었고 어느날은 "딸은 많이 좋아졌는데 제가 건강검진을 받았는데 신장에서 단백뇨가 나오고 신장을 검사하니 좋지 않다네요."란 검사 결과에 따라 병원의 방법대로 열심히 건강을 관리하겠노라고 연락이 끊겼는데 이제는 둘째 딸이 엄마의 문제를 가지고 필자를 찾은 것이다.

"코로나 19 백신을 맞으시고 체력이 많이 떨어졌고 또 5년 동안 병원방법대로 했었는데 이제는 신장에 약도 없는 것 같고 어떻게 하면 좋을까요? 그리고 다음 주 혈액암에 대한 검사가 나오는데…."

"엄마는 앞으로 신장은 어떤 대책을 세우고 있나요?

"신장을 이식해야겠죠?"

그럼 가족 중에서 신장이식을 받아야 하는데…

첫째는 지금도 몸이 약해서 안 될 것 같고

둘째는 지금은 임신해서 안 되고

아들은 아들이어서 안 되고… 아빠는….

"신장을 투석하고 때론 투석하기 전에 이미 이식하시는 분들이 이식하면 몸이 좋아질 기대를 하면서 수술을 하는데 과연 신장 이식한 분이나 투석하고 있는 분들도 그렇게 생각하고 있을까요? 그분들의 생각이 지금은 어떤지 들어보셨습니까?"

필자가 봤었던 사람들은 이식한 분이 말하기를 신장이식을 하기 전에 투석하는 시기가 훨씬 좋았다. 그리고 투석하는 사람들은 투석하기 전이 훨씬 좋은 때였다고 한결같이 말한다.

그런데도 신장이 좋지 않은 분들은 투석하면 되지!

투석하는 분들은 이식하면 되지!

신장이식을 쉽게 생각하고 있다.

신장이식은 본인은 물론 이식을 해주는 가족의 건강에 영향을 미침으로 무작정 수술하고 무작정 그것만이 최선일 것이라 생각을 하기 전에 지금이라도 어떻게 몸을 살펴 더욱 나빠지지 않게 보호하고 지키는 것이 우선시 되어야 한다.

코로나19 백신으로 인해 체력이 떨어지고 신장이 좋지 못함으로 걱정거리에 일주일 뒤 나올 혈액암 결과까지 해결할 문제가 첩첩산중이었다.

"일단 엄마 컨디션이 좋아지는 것에 집중하시죠?"

"어떻게요?"

"먼저 몸을 따뜻하게 해서 엄마가 잠을 잘 자고 잘 먹는다면 아무래도 지금보다 컨디션이 올라올 것입니다. 지금의 컨디션으론 신장은 고사하고 하루 세끼 밥 먹는 것도 버거울 것이기 때문이고 그로 인해 신장에 악영향이 오고 기다리는 검사 결과에 따라 항암까지 해야 한다면 더더욱 지금의 몸으로는 힘들 것입니다."

"그럼 일단 선생님 말씀대로 해볼게요!"

그렇게 해서 몸을 따뜻하게 하는 프로그램이 시작되고, 일주일 뒤에 나온 검사는 혈액암으로 판단되어 병원에서 진행하는 것을 따라 하게 되었다.

5년 전에는 병원에서 하자는 대로 열심히 따라 했었고, 이번은 몸을 따뜻하게 하면서 기력이 떨어지지 않게 하는 방식을 밑에 깔아놓고 병원에서는 병원의 방식을 따라가는 것이다.

그냥 열심히 자고 잘 먹고 운동하면서 병원의 일정을 따라 검사하고 항암하면서 신장에 대한 것도 기존대로 병원에 주기적으로 가기로 했다.

"어떠신가요?"

"항암 받으면 힘들다고 했는데 잘 자고 잘 먹고 있어요!"

매일 전화통화 때마다 웃으면서 받고 중간에 오미크론에 걸려 몸이 힘들 때도 "세상에! 신장문제, 힘들다고 하는 항암에, 오미크론에 어떻게 이렇게 한꺼번에 겹치는데도 몸이 확 나빠지지 않아서 감사하고 좋네요!"

얼마 전 영화배우 안성기 씨가 얼굴이 바뀐 듯이 힘들 정도로 대중들 앞에 가발을 쓰고 나온 모습에 혈액암으로 인해 항암 중이라는 소식이 전해졌었다.

항암을 하는 것은 머리카락도 빠지게 할 만큼 몸을 힘들게 하고 진을 빼므로 인해 스테로이드제에 의존하게 되어 몸이 부어서 얼굴을 알아보기 힘들게 하고 잠자는 것, 먹는 것까지 영향을 미친다.

결국, 같은 항암을 하는 A 씨는 잠도 잘 자고 먹는 것도 예전보다 잘 먹고 항암을 하면 힘들다는 이야기를 들었지만, 항암 전보다 얼굴 혈색도 좋아져 친구도 놀라서 나중에 친구가 필자를 찾아와 어떤 프로그램을 진행했느냐고 물을 정도였다.

"신장이 좋아졌대요! 그 선생님은 몇 년 동안 한 번도 신장이 좋아졌다는 이야기를 하지 않는 분인데 벌써 두 번이나 들었고, 감사하게도 혈액 수치가 많이 좋아졌대요!"

항암하면서 또 코로나19도 겹치고 신장도 좋지 않은 상태에서 좋다는 결과물을 얻고서 전해지는 기쁜 소식이다.

"정말 몸을 따뜻하게 하는 것이 신의 한 수였던 것 같아요!"

"지금 어떤 것을 하고 있으니까 나중에 갈게요!" 하는 사람이 있고, 누구는 먼저 찾아와 이야기라도 들어본 사람이 있는 것으로 결과는 많이 차이가 나지만 결국 찾아오지 않는 그들이 말은 "최선을 다했으니까!" 말을 할 것이다.

최선을 다한 그들의 선택의 폭이 얼마나 넓으냐에 따라 결과물들을 수치로 받아들이게 되고, 컨디션으로 대변되는 것으로 가족이 아프면 결국 옆에 가족들까지 힘들다는 것을 알아가야 한다.

단지 잠자고 잘 먹고 덜 피곤하게 만드는 것인데 이 책을 쓰면서도 어쩌면 너무 쉬운 이야기이고, 답이 나오는 이야기를 책으로 만든다는 것이 현실적으로 어렵지만 결국 몸을 따뜻하게 해야 한다는 것을 무심코 넘기는 경우가 많다는 것이다.

필자의 프로그램을 시작한 3개월이 둘째 딸은 건강한 엄마로 아이에게 세상을 보게 하였고, L 씨는 처음으로 할머니가 되어 손주를 보느라 정신이 없는 생활을 하고 있다.

허리가 굽은 사람은 이미 목이나 어깨까지 그리고 위장장애를 앓고 있거나 수면에 영향을 받게 됨을 아는 것과 같이 신장도 심하게 나쁠 때와 심하지 않은 경우들이 몸에 특징들로 나타나는 것들을 본인들이 파악하고 나는 어떤 상태인지 알고는 있어야 한다.

몸이 반란을 일으킨 것을 해결책은 열 때문이야!

13. 진통제 없이 잘 자요!

태국에 있는 j 씨는 온몸에 종양이, 배에는 가득 찬 복수를 24차 뺄즈음에 필자와 연결이 되었었다.

통증이 너무 심해 말하는 것이 고통이고, 급한 전화라도 1분 통화하는 것조차 힘들고 복수가 온몸을 짓누르는 통증 때문에 힘들어했다.

몸은 따뜻하면 부드러워지고 통증도 사라진다는 것은 j 씨가 본격적으로 필자의 프로그램을 진행하면서 좋아지기 시작했다.

누워도 통증이고 서있어도 통증인데 잠도 쉽게 못 자고 태국의 따뜻한 여름도 복수가 찬 배는 늘 차갑게만 느껴지고 온몸에 퍼진 암과 복수로 인해 코끼리 발목처럼 부어올라 걷는 것도 통증이고 숨 쉬는 것이 통증으로, 매 순간이 통증과 싸움이던 몸에 우여곡절 끝이 드디어 열이 들어가기 시작했다.

"선생님, 너무 자는 것 아닐까요? 한번 잠을 자면 12시간씩 자는 것 같아요!"

통증이 심하면 잠은 절대로 잘 수가 없다는 것은 통증으로 고통스러운 삶을 살아본 사람들이나 암 환자들을 옆에서 지켜본 사람들은 알 것이다.

이미 암의 통증으로 인해 일반 진통제를 넘어 마약성 진통제 패치까지 붙여도 잠을 잘 수가 없을 정도로 심한 고통이 따르는 것이 암인데 그런 암 환자가 12시간씩 자고 또 자고 또 잔다는 것은 그만큼 몸이 따뜻해짐으로 인해 통증의 강도가 줄고 심지어 진통제 없이 잘 수 있다는 것이다.

진통이 심하면 잠자는 것이 힘들겠지만, 그 통증이 있는 곳에 따뜻한 것으로 몸을 살펴보자! 통증이 있는 곳에 열이 들어가면 진통제를 맞는 느낌보다는 낫다는 것을 J 씨는 입증이라도 하듯 통증이 없다고 했다.

"병원에서 마약성 진통제 이야기를 했는데 괜찮다고 했어요!"

몸이 따뜻해지면서 통증조차 완화되어

"신기하네요! 몸이 따뜻해지니까 통증이 덜 하네요!"

통증이 덜 하다고 해서 암이 사라진 것은 아니고 암이 좋아진 것도 아니지만, 암이 있는 상태에서 통증이 있는 것과 없는 것은 앞으로 암과 싸움을 하는 데 자세가 달라지고 몸의 방향이 달라지게 된다.

암이 아무리 크고 몸을 힘들게 하더라도 통증이 없으므로 잠을 잘 자고 생활하고 잘 먹는 것은 암 환자에게 큰 축복이라 할 것이다.

매일 매일 통증 때문에 얼굴 찡그리고 돌아누울 때, 일어설 때 잠을 자더라도 매 순간 통증으로 깊은 잠을 이루지 못하고 결국 진통제를 넘어 마약성 진통제를 찾게 되는 것이 암 환자들이고, 옆에서 지켜보는 가족들의 애간장을 태우는 일이 곧 통증이고 그 통증이 없는 하루하루는 기쁨이 되는 날인 것이다.

암의 고통을 기쁨으로 남기고 간 목사님도 그러셨다.

"여보세요! 서울인데요!"

"아! 선생님 제가 경황이 없어서 전화 못 받았었는데 얼마 전에 목사님은 소천하셨어요!"

"네! 그러셨군요"

"그런데 목사님께서 항상 고맙다고 하셨어요! 따뜻해서 좋다고! 그렇게 좋다! 좋다! 하시면서 아주 편안하게 가셨어요!"

80세가 넘어 갑자기 암 진단을 받고 입원하고 수술하고 병원에서 퇴원하고 집에서는 오히려 진통제양이 절반으로 줄어도 통증이 덜 하시니 교회 일도 매일 다닐 정도로 좋아하고 한 달 남짓 열심히 모든 일을 마무리 지으시고 아주 편안하게 가셨다고 전해주셨었다.

남은 가족에게 고맙다고 하고 힘든 모습을 보이지 않고 감사함을 전해주셨기에 가족의 마음이 한결 가벼워지는 것이다.

통증을 피하는 것이 아닌 통증이 약해지면 마음도 편해진다.

14. 호흡도 편해지고 다시 살아났어요!

창원에 사는 김 모 씨는 교편을 잡고 있다가 정년을 채우지 못할 몸이 되어 명예퇴직을 신청했었다.

필자에게 김 모 씨 아내가 전화한 것은 필자의 프로그램을 하기 2년 전, 코로나가 시작되기 전으로 남편이 많이 불편하다는 것이었다. 그러나 정작 이런저런 핑계 속에 오지 못하고, 그동안에 이런저런 방법을 통해 남편의 몸을 고치려 하다가 이제는 이 씨 본인의 무릎까지 아파져서 결국 필자에게 문의가 왔었다.

"선생님, 2년 전에 전화했었던 OOO인데요! 이제는 제 무릎이 너무 아파요! 어떻게 하면 좋을까요?"

마침 필자의 『골반 때문이야』 책이 나온 시기여서 책을 사서 보라고 하고 운전하면서도 무릎이 편해질 운동방법을 알려주고 다시 사무실에 도착해서 전화했더니 아팠던 무릎이 편해졌고 이제는 "남편을 위해 어떻게 하면 좋을까요?"라고 물었었다.

필자의 프로그램이 창원에 도착하던 날 목소리를 잠깐 들었고, 며칠 후에 다시금 L 씨와 통화 중에 전화기 멀리 남편의 목소리가 들려서

"남편의 목소리가 많이 바뀌었네요!"라고 말했더니

"남편 목소리는 바로 좋아졌어요!"

몸이 따뜻하다는 것은 사람의 목소리가 쉽게 바뀌는 것으로, 그만큼 호흡의 양이 커짐으로 인해 목소리조차 바뀌는 것이다.

호흡의 양이 늘었다는 것은 폐활량이 좋아졌다는 것이고, 그로 인해

몸속에 공기의 들고 나가는 양이 커짐을 의미함과 동시에 폐의 수축량, 즉 폐가 공기의 유입에 따라 커지고 공기를 내보낼 때 압축되는 힘이 커짐을 의미하는 것으로 폐가 커지고 압축되는 것으로 인해 다시금 혈액 속 산소의 이동을 활발하게 해줌으로 인해 미토콘도리아 에서 ATP 생산을 하고 다시금 폐로 이산화탄소 이동이 원활하게 됨을 이야기하는 것이다.

힘이 없다가 힘이 있다!

목소리는 건강과 나이를 말해주는 지표이다.

15. 공황장애가 사라졌어요!

2020년 여름 즈음에 산본에서 전화가 왔었다.

"선생님, 저는 공황장애 6년째인데 너무 몸이 힘들어요. 제가 아프니까 엄마가 저를 병원에 입원시키려고 해도 제가 엄마가 옆에 없으면 안되고 병원에서 받아주지 않아요!"

산본에 사는 그녀는 매일 기도하는 것이

"하나님! 저를 빨리 데려가 주세요."를 몇 년째 울면서 외치고 있었고, 아는 언니와 통화가 "언니, 이제는 정말 가야 할 것 같아! 그동안 고마웠어요!" 작별의 인사가 일상이 되었다고 했었다.

80대 노모를 모셔야 할 50대 딸이 도리어 노모의 도움을 받고 있었고, 이제는 마지막 희망을 찾아 필자에게 전화가 온 것이다.

산본에서 필자의 사무실까지 30분 정도면 쉽게 찾아올 거리인데도 아는 목사님의 차를 빌려 타고 온 처음 모습은 두꺼운 옷에 날씨에 어울리지 않는 장갑을 끼고 손에 무엇인가를 쥐고 가방을 둘러매고 손바닥에 온몸에 쇠붙이를 붙였었다.

그런 모습은 병마와 싸우기 위해 해볼 것은 이미 다 해보고 지금도 열심히 하고 있다는 표식이기도 했다.

물론 필자는 그런 것들이 몸에 붙어있으면 마구 떼어버리고 쓰레기통에 집어 던져버리곤 하지만 아까워하고 몸의 방패를 잃어버린 표정을 짓기도 한다.

옆에 동행한 목사님께 "일단 몸을 따뜻하게 할 것입니다!" 그날의 목사님은 그 말을 믿는 듯이 고개를 끄덕였지만, 며칠 후에 오히려 "왜 그걸 해야 하는데?"라고 몸이 따뜻해져야 하는 것과 공황이 좋아져야 하는 것에 여느 사람들과 같이 전혀 이해하지 못하고 반대의 길로 돌아섰었다.

그래도 본인의 몸이 찬 것을 알았기에 필자의 의견대로 일단 몸을 따뜻하게 하는 것으로 생각을 굳히고 필자의 생각을 반대하는 동행했던 목사님 몰래 프로그램을 시작했었다.

통증으로 인해 누워서 밥 먹고 불안함에 혼자 집 밖을 나가지 못했기에 필자가 전화할 때는 딸을 지키던 산본의 80대 노모는 "선생님, 전화상이라도 저희 딸을 잡아주고 계세요! 잠깐 시장 갔다 오렵니다." 할 정도였고, 잠을 자고 먹기 시작하고 한날은 필자가 산본에게

"이제 밖으로 나가봅시다!"란 말에

"선생님, 제가 어떻게 혼자 밖에 나가요?"

"전화로 붙들어 줄 테니까 일단 밖으로 나가봅시다."

혼자 밖에 나간다는 것이 두려웠을 테지만 그렇게 전화를 붙들고, 그리고 걸어보고 집에 들어오고 그렇게 일주일 정도 시간이 지나 노모와 둘이서 지하철을 타고 필자에게 왔었다.

지하철을 못 탔었는데 지하철을 타고 온 것이고 또 일주일이 지나 밖에서 엉엉 여성분이 우는 소리가 나더니 산본에서 혼자 지하철을 타고 온 기쁨인지 힘듦인지 동네가 떠내가듯이 엉엉 소리를 내면서 필자에게 혼자 온 모습을 볼 수 있었다.

그리고 그 후로 달라진 모습으로 버스를 타고 멀리 두 시간 넘는 거리도 갈 수 있었고, 평소에 못 하던 설거지도 그리고 요리했다는 자랑이 필자에게 들려왔었다.

1년여 시간이 지나 지인의 식당 일을 할 정도의 체력으로 그리고 아팠을 때의 모습을 버리고 생생하고 예쁜 본인의 모습에 기뻐하고 있다.

공황장애의 많은 증상(호흡곤란, 가슴 두근거림, 불안증, 위장장애, 목·허리 통증, 손가락 통증, 명치 아픔, 무기력, 불면증, 몸 따가움)이 하나하나씩 몸으로 표출되어 나왔기에 집 안에 온통 의료기기로 가득 찼을 것이고, 보건소에서 주기적으로 잘 살고 있는지 검사하러 집에 찾아오고, 공황장애약을 끊고서 병원에 갔을 때도 병원에서 그녀가 들었던 말은 "죽고 싶어서 약을 끊었냐!"란 말을 오히려 들을 정도였다.

약을 먹다가 끊어서 좋아서 오랜만에 병원에 갔는데 그동안 약을 먹지 않았던 것이 뻔하고 새롭게 약을 타가야 하는 약은 달라지 않고 오히려 약을 끊었다는 이야기가 공황장애에서는 이상하게만 들렸을 것이고, 환자가 약을 끊었다고 하면 좋아할 줄 알았는데 다시 약을 먹어야 한다는 말이 이상한 것이다.

공황장애약은 그만큼 본인들이 쉽게 약을 끊고 싶어도 여러 증상으로 끊기 어렵고 설사 끊었다 할지라도 전보다 더 많은 약을 찾게 되는 것이다.

그녀의 몸은 이미 어렸을 때부터 차가웠고 아프고 더욱 차가운 몸이 되었다는 사실이고, 건강히 잘 지내고 일하면서 사는 것은 열 때문이야!

가슴 두근거림, 위장장애, 불면증, 초조, 좌불안석, 변비, 통증, 허리 통증, 목 통증, 어깨 통증, 손목 통증, 근력 없음, 무기력

16. 에어컨이 무섭지 않아요!

    김포 55세 A 씨는 늘 몸이 차가워서 뼛속까지 시리다고 할 정도로 몸이 시려서 선풍기는 물론 에어컨은 쳐다보지도 않았었는데, 한날은 몸이 너무 따뜻해져서 자신도 모르게 남편보다 먼저 자동차 에어컨을 켜고 있다는 것이다.

    A 씨가 에어컨을 싫어하는 관계로 운전대를 잡은 남편은 땀을 뻘뻘 흘리면서 창문도 못 열었는데 이제는 여름도 아니고 꽃이 날리는 봄날에 자동차 에어컨으로 손이 저절로 가더라는 것이다.

    세상은 항상 똑같다.

    날이 따뜻하고 꽃이 피고 더워짐에 따라 에어컨으로 살아가면 편한데 결국 본인의 몸이 그 세상을 따라가지 못해서 세상의 이기인 에어컨의 시원함을 멀리했고, 허리 아파 싱크대에 팔을 기대고 간신히 설거지하고, 목 아파서 쩔쩔매고, 소화 안 되고, 아파서 못 자고 불면증에, 우울증에, 무기력함의 연속이었다.

    어떻게 하면 좋아질 수 있을까요?

    "허리 아픈 것 목 아픈 것보다 더 중요한 것을 생각해야 한다!"

    "당장 아픈 것이 중요하지 더 중요한 것이 있어요?"

    "허리 아픈 것은 통증에 관한 것이고, 못 자고 못 먹는 그런 것들이 더 중요하다! 허리 아픈 것 때문에 죽는 사람은 하나도 없지만 못 자서 못 먹어서 죽는 사람은 많다."

    "어려운데요!"

통증으로 오는 것만 생각할 뿐이지 그 통증조차도 잠을 못 자게 만드는 요인이 되고 못 먹게 하는 요인이 되기도 하지만, 결국 통증을 만들어내는 것도 몸이 차가움에서 시작하는 것이기에 먼저 몸을 따뜻하게 해야 한다.

물론 뼈까지 시릴 정도여서 집에 의료기기로 가득 차있었지만, 몸이 원하는 온도를 만들어 주지 못함에 따라 몸이 시리고 에어컨 앞에서 혼자만 추위에 벌벌 떨었었다.

단지 몸만 따뜻하게 했을 뿐인데 어느 날부터 허리 아프다는 이야기도 없어지고 잠도 쿨쿨 너무나 잘 자고 명랑한 사람이 되고 자동차 에어컨을 남편보다 먼저 켜는 자신의 손을 본 것이다.

"어머나! 내가 미쳤나 봐! 에어컨을 내가 켜고 있으니 내가 얼마나 따뜻해진 거야!"

세상이 따뜻하게 바뀌는 것, 열 때문이야!

불면증, 위장장애, 변비, 뼈가 시림, 허리 디스크, 목 디스크, 어깨 통증, 무릎 통증, 우울증

17. 종일 걸어도 몸이 가벼워요

교사인 J 씨는 몸을 만들기 위해 근무 휴년제를 이용해 제주도에서 한 달을 머물면서 제주 둘레길을 코스대로 완주하는 것이 목표였다.

제주 올레길의 코스의 길이가 15km에서 25km인 것을 매일 매일 걷는다는 것은 몇 년 전에 도전한 것으로 쉽지 않았을 것은 전에도 제주 올레길을 매일 걸었을 때 쉽지 않았었던 기억 때문일 것이다.

그래서 일부러 "자동차에 모든 도구를 가득 싣고 서울에서 목포항까지 이동하고 배로 제주도에 들어가시죠!" 했었다.

제주도 가는데 집 안에 쓰던 것을 자동차에 싣고서 가는 것이 유난스럽다 하겠지만 제주 올레길을 정해진 목표대로 매일 긴 거리를 걸음으로 인해 몸에 무리가 가고 피곤함이 쌓이게 되고 지칠 수밖에 없는 것이다.

전날의 피곤한 몸이 빨리 풀려야 다음 날 가벼운 발걸음으로 다음 코스 올레길을 걸어야 하는 여정이기에 집에서 사용하던 기기들을 자동차에 가득 싣고 제주도에 들어가라고 했었다.

제주도에 들어가 하루에 20km 정도의 코스를 매일 걷는 것이 이루어지고 있다고 했었고, 제주도 한 달 살이 마치고서는 전에도 제주도 올레길을 그렇게 걸었었는데 매일 걷는 것이 너무 힘이 들었었고, 피곤함과 지침의 연속이었었는데, 이번에 제주 올레길 걷는 걸음은 너무나 편하게 진행되었다고 했었다.

"그렇게 이삿짐을 싸듯 차에 싣고 갔던 보람이 있었어요!"

우리가 등산하면 1주일 정도는 몸살을 앓게 되지만 매일 매일 등산의 피로를 풀어준다면 다음 날에도 등산하고 또 매일 등산을 할 수 있게 될 것이다.

제주도 올레길에 지친 발과 몸을 밤새 잠자는 동안 몸을 따뜻하게 자연스럽게 풀어줌으로 인해 다음 날 새롭게 걸을 수 있는 에너지를 충전받는 것이나 마찬가지의 원리로 걸어서 지친 몸을 밤사이에 편하게 풀어주고 다음 날 다시 걷고 또 풀고 몸의 지침을 회복시키는 것도 열 때문이야!

위장장애, 어깨 통증, 허리 통증, 골반 뼈, 손발 차가움

18. 협착증, 무릎도 좀 되나? 잘 걷고 싶은데!

　지치고 힘든 근육을 쉬게 한다는 것은 근육을 다시 유연하게 하는 작업이다. 일단 근육들이 없어지지 않게 몸을 따뜻하게 해야 하는데 당연히 돌침대가 집에 있을 것이지만 대문 밖으로 버리라고 했다.

　"그 무거운 것을 어떻게 가져다 버려. 그리고 그것도 좋은 것이라고 해서 전자파도 차단해 주고 좋은 것이라고 했는데…"

　기존의 생각과 방법을 버려야 건강도 찾을 수 있기에 좀 더 잘 잘 수 있는 시스템을 준비하고 천천히 몸을 만들어가는 것이다.

　잠을 좀 더 자고 몸이 쉬는 상태에서 근육 손실이 크게 일어나지 않고 빨리 걷는 것보다 천천히 그리고 침대에서 할 수 있는 운동들로 걷고 몸을 펴는 방법을 알려드렸다.

　"요즘은 어떠세요?"

　"요즘엔 공원도 10바퀴 이상 돌고 괜찮아요!"

　6개월이 지난 시점에서 통화한 내용은 '좋아졌다! 그리고 몸이 많이 편해졌다.'라는 긍정적인 답변이었다.

　몸에 열을 넣어서 북어처럼 말랐던 근육을 부드럽게 하면 눌렸던 신경들도 조금씩 덜 눌리는 현상으로, 순간에 주저앉을 정도로 풀렸던 다리가 이제는 운동장을 몇 바퀴를 돌아도 단단히 지탱해 주고 비틀거리지 않고 안정적으로 걸을 수 있게 되는 것이다.

　협착증이 오기 전에 이미 잠을 못 자서 수면제를 의지하고 낮에는 몽롱함에 어느 순간 운전하다 차가 뒤집혀 있었던 경험은 그냥 일반적인 노령으로 인해 운전 미숙이라 생각을 했었다.

"이제는 운전대 잡으시면 안 됩니다!"

필자가 그런 말을 처음 했을 때는 이해하지 못했지만, 차츰 수면제 없이 잠을 자게 되고 변비가 사라지고 몸에 근력이 생겨 자주 걷고 활기를 찾게 되면서 자동차 운전 이야기를 다시 할 기회가 있었다.

"그래, 맞어. 분명 반듯하게 가고 있다고 생각했는데 어느 순간 반대에서 차가 와서 뒤집혀 있더라고!"

잘 걷지 못해 통증으로 못 자고 그러다 보니 수면제가 손에 들어오고 그 몸으로 운전을 하다 보니 결국 사고가 날 수밖에 없었던 것이다.

처음에 P 씨는 "책을 봤는데 무릎도 봐주나요? 걷는 것이 좀 힘든데!" 열 때문이야!.

우울증, 불면증, 협착증, 무릎, 걷는 것이 힘들다. 소화장애, 위장장애, 변비. 발이 시림

19. 수면제 없이 잘 자요!

"그야 난 너무 바라는 것이지 안 되니까 문제지!"

1주일은 큰 계약 건이 있다고 해서 10일 후에 본격적으로 수면제 없는 삶을 살아보자고 했었고, 실제로 몸이 따뜻해짐으로 인해 큰 무리 없이 수면제 없이 잘 자는 본인의 모습에 아내를 고치려 했는데 옆에 있던 남편의 몸이 먼저 좋아졌다고 했었다.

귀가 플라스틱처럼 보인다는 것, 발의 실핏줄이 보인다는 것은 그만큼 몸이 차갑다는 것으로 평소에도 귀가 얼어서 동상 걸린 것처럼 딱딱하다는 것은 귀에 혈액의 흐름이 좋지 않은 것을 의미하는 것이기에 귀뿐만 아니라 온몸에 혈액의 흐름이 나빠지고, 교감신경은 늘 흥분되고 자연히 잠을 잘 수 없었던 것이다.

귀가 플라스틱처럼 딱딱하고 차갑지만, 귀를 따뜻하게 하려고 하지 않는다. 단지 몸을 따뜻하게 하는 것을 우선으로 해서 몸에서 땀이 날 수 있도록 하는 것이 중요하다.

기존에 본인이 몸을 따뜻하게 하려고 매일 열심히 운동도 했지만 차가운 귀까지 그리고 발끝까지 몸이 따뜻하게 할 수 없었기에 점점 귀가 딱딱해지고 발끝이 시렸기에 여름에도 수면 양말을 신고 잠을 청하고 어느 사이 수면제도 2알로 늘었던 것이다.

"집에 있는 것들을 일단 가져다 버립시다!"

뭐 다른 아픈 사람들에 비하면 의료용품들이 많은 쌓인 것도 아니고 눈으로 본 것도 아니지만 우리가 잠을 자는 8시간을 어떻게 활용하게 할 것이냐에 대한 것이다.

그냥 잘 것이냐!

자는 동안 내 몸에 도움이 되도록 잘 것이냐!

결과를 먼저 이야기하면 수면제 없이 잠을 자고 귀가 부드러워지고 피부가 좋아지고 시리던 발끝도 따뜻해지고 아침이면 배가 고프다.

본인이 그렇게 수면제를 끊기 위해 별의별 노력을 다해도 힘들었던 것이 단 며칠 만에 끊겼다는 사실이다.

"참 이상하지! 그렇게 잠을 자려고 해도 잠을 잘 수가 없어서 어쩔 수 없이 수면제를 의지하고 잠을 청했었는데 말이지! 이렇게 쉽게 끊길 줄 알았으면 진작 찾아올 걸 그랬어!"

우리는 평소 잠을 못 자면 잠을 이루는 이유에 대해 단지 스트레스가 심해서 그리고 그 스트레스가 사라지기 전까지는 잠을 이루지 못할 것으로 생각한다.

그렇게 생각하면 시험을 앞둔 고3 학생은 공부와 싸우는 것뿐 아니라 체력과 싸우고 잠과 싸워야 한다.

스트레스는 누구나 있을 수 있지만 잠과 크게 연관되지 않는다는 것이 결국 모든 학생이 수능에 대한 스트레스로 인해 한결같이 잠을 못 자지 않는다는 사실이고 수면제를 꼭 먹어야 하는 상황들은 아닌 것이다.

내 몸이 차갑다는 것은 깊은 잠을 자지 못하게 하는 요인이다. 그 몸이 차갑다는 것이 혈액순환이 되지 못해 따뜻해야 할 귀가 차가워져 플라스틱과 같은 딱딱함을 유지하고 또 발가락에 혈액의 흐름이 멈춘 듯이 차갑고 가느다란 실핏줄로 표현된 것이다.

'잠을 못 잘까?'에 대한 고민은 내 몸이 많이 차가워진 것이다.

20. 강직성 척수염인데 뛰어다녀요!

"이 병은 수술밖에 답이 없다네요!"

몸을 조금만 움직여도 통증이 전해져 목을 부여잡고 잠깐 앉을 때도 조심히 타인은 만지지 못할 정도로 a 씨는 손 하나 뼈마디 목을 돌리는 것도 통증으로 오고 골반을 움직이더라도 온몸의 통증이 일어나 일을 하면서도 우울하고 힘들어하는 사람이었다.

한 발자국 발을 떼면 시멘트처럼 굳었던 뼈들이 움직이는 것처럼 통증이 일고, 발을 움직이더라도 목뼈까지 통증이 전해질 정도로, 뼈와 뼈가 부딪히는 것이 느껴질 정도로 몸을 움직이는 것이 곧 통증이었다.

이름만 들어도 무서운 뼈와 인대가 골화가 된다는 것을 본인들이 직감하기에 움직임에 더 조심하고 이미 골화로 인해 고생하는 사람들로 수술밖에 답이 없다는 이야기를 듣고서는 좌절할 수밖에 없는 것이다.

"좋아질 수 있을까요?"

"몸속에 열을 넣어봤을까요?"

"매일 따뜻하게 자고 매일 책을 보면서 내 몸을 살피고는 있는데…!"

"기존의 방식을 버리고 몸속에 열을 넣어보죠!"

어느 날 전화하면

"일하러 가느라 뛰고 있어요!"

"아차산에서 등산 중입니다!"

원래 뛸 수 있는 사람이고 산을 잘 올라가는 사람이었으면 필자에게 오지 않았을 것이지만 몸이 좋아짐에 따라 뛰고, 등산하더라도 몸에서 통증이 나오지 않는 것이다.

강직성 척수염으로 고생하는 이가 뛰고 등산을 할 수 있을까? 걷는 것도 힘들고 뛰지 못하고 등산하지 못하고 뻣뻣했던 사람이 이제는 목에 영향이 오지 않고 뼈와 뼈가 부딪히는 느낌이 사라졌기에 등산과 뛰는 것이 가능해진 것이다.

몸이 좋지 않은 분의 경우는 10에서 20가지 이상 통증이 동시에 나타나 사람을 힘들게 하고 그 증상 하나하나가 고통을 준다.

먼저 증상들을 없애기 위해

"마사지하기 위해서 뒷머리를 깎으세요!"

"제가 여잔데 뒷머리를 깎으면…?"

"본인이 직접 뒷머리 쪽에 크림 바르고 마사지해야 하는데 머리카락이 있으면 마사지가 잘 될까요?"

처음에 머리를 깎으라는 말에 당황스러워했지만, 마음을 먹었는지 미용실에서 짧게 뒷머리를 깎고 나서 직접 마사지할 정도로 직접 몸에 투자하는 시간이 많아짐에 따라 어떠냐고 물으면

"몸이 많이 좋아졌어요!"

몸은 순간적으로 좋아지기도 하지만 오랫동안 근육의 단축과 습관으로 만들어진 결과가 통증으로 만들어지는 것이어서 아팠던 시간만큼 긴 시간을 몸만 생각하고 몸을 다스려야 한다.

아픈 것을 없애는 것이 우선이지 남의 시선이 중요한 게 아니다!

21. 두통이 사라졌어요!

J 씨는 추석 며칠 앞두고 두통으로 인해 괴로워하고 밤을 뜬눈으로 지새우다시피 하다 보니 옆에서 보던 남편이 내일은 무조건 뇌 검사를 받으러 가라고 했다면서 아침부터 전화했었다. 머리에 문제가 있다고 생각하면 병원에 가는 것은 당연해서 병원 가기 전에 잠깐 필자에게 들러서 가라고 했었다.

"내가 살다 살다 이런 고통은 처음일 정도로 머릿속을 파고드는 통증이 심해 한숨도 못 자고 머리에 문제가 있으면 어떡하나 싶고, 앞으로의 삶이 두려워지기까지 했어요!"

"병원 가기 전에 잠깐 쉰다고 생각해요!"

J 씨 얼굴은 빨갛게 상기되고 몸에서는 열이 느껴질 정도로 이미 세포의 반란이 시작된 게 보였다.

"너무 신경을 많이 썼네요!"

"월말이라 다른 사람은 잘하고 있는데 나만 떨어지는 것 같아서…."

두통으로 먼저 목의 경직이나 몸의 틀어짐을 보지만 먼저 시키는 대로 따뜻하게 하고 쉬었다가 병원에 가라고 했는데 얼굴이 좋아진 J 씨가

"병원 안 가도 될 것 같은데요?"

"얼굴이 좋아 보이네요!"

"네, 그렇게 심한 두통도 사라지고 몸의 열도 내렸어요!"

병원을 가봐야 할 정도로 잠을 못 자고 두통이 오고 몸에 열이 나는 것은 열 때문이고, 세포들의 반란을 멈춘 것도 열 때문이야!

22. 머릿결이 좋아졌어요!

40대 시흥에 사는 k씨는 먹는 것, 자는 것 때문에 필자에게 왔었다. 몸이 좋지 않아 평소에도 건강에 관심을 가지고 운동을 하려고 했지만, 일도 바쁘기도 했지만, 운동하면 근육이 쉽게 나오지 않고 피곤해져 운동에 들이는 것에 비해 몸이 반응을 잘 해주지 않는다고 했었다.

몸은 틀어지고 굽어져 위장의 상태도 좋지 않고, 수면의 질도 좋아 보이지는 않았기에 힘이 없어 보이는 것이 당연한 것처럼 보였다. 몸의 근육을 올라오게 운동을 알려주고 또한 몸을 따뜻하게 하는 것을 첫 번째로 프로그램에 넣었더니 얼마 지나지 않아 "피부가 좋아지고 머릿결이 푸석푸석했었는데 좋아졌어요!"라고 말하는 기간이 한 달도 지나지 않은 시기였다.

위가 좋지 못해 잘 먹지 못함으로 머릿결이 푸석하다는 것이고, 그만큼의 영양분이 그리고 두피에 대한 산소공급이 부족하다는 것으로, 머릿결과 피부가 좋아진다는 것은 혈액의 흐름이 좋아져 영양 공급이 잘되고 있다는 것이다.

평소 영양 상태와 몸이 차가워서 혈액순환이 되지 않아 머릿결이 나쁘고 피부가 거칠고 닭살 같은 것들이 나왔다가 몸이 좋아짐에 따라 눈으로 확인하고 느껴지게 되는 것이다.

k씨와 통화의 주제는 피곤함이 사라졌느냐이다.

"요즘에는 전무님이 야근하고 왔냐는 이야기 안 해요! 그래도 매트 때문인지 라면 먹으면 소화가 잘되는데 치킨은 좀 안 되는 것 같아요!

막걸리도 마시고 좋아요!"

　필자에게 오시는 분들에게 치킨, 라면, 피자 외식을 금하고 있는데, 그래도 치킨을 먹고 라면을 먹는다는 것은 그렇게 위가 좋지 못해 먹는 것이 힘들었던 몸이 이제는 라면을 먹고 외식을 하더라도 속이 불편하지 않고 소화가 잘된다는 것이다.

　"몸이 따뜻하게 하는 것이 이렇게 중요한 줄 몰랐네요!"

　필자는 자기 전에도 밥을 먹어야 잠을 잘 수 있다고 강조한다. 잠을 잘 때도 체력이 필요하고 배고픔이 없어야 잠에서 깨지 않는 것이다.

　"잘 먹을 수 있을까요?"가 어느 순간
　"머릿결도 좋아졌네요!" 열 때문이야!

　위장장애, 허리 통증, 무릎 통증, 오다리, 불면, 피부·머릿결 나쁨,
　힘없음, 무기력

23. 배 아프고 설사하던 것이 사라졌어요!

   S 씨는 먹기만 하면 화장실을 가고, 심지어 진료시간에도 화장실을 급하게 가는 것이 늘 걱정이었다. 먹을 때도 화장실을 가는 것이 집안 내력처럼 아버지도 그랬고 큰동생도, 작은동생도 그럴 정도로 화장실은 늘 가까이 있어야 하는 존재였다. 특히 S 씨 큰동생이 연애할 때는 일반적으로 남녀가 연애할 때 보통은 남성이 화장실 앞에서 기다리는 경우가 대부분인데 여성분이 남성 화장실 앞에서 10분이고, 20분이고 기다리는 것이 보통 일이 되었다는 이야기를 듣고서 한참을 웃었다.

   몸이 차가워지면 장이 민감해진다. 민감한 장은 장이 민감한 것이 아니라 몸이 이미 차가워짐으로 인해 민감해지는 것으로 약이 따로 있을 수 없는 것이다.

   3개월 이상 약을 먹어도 답이 없다면 고질병이라고 하듯이 너무 오래 병이 되어 낫지 않는 것이 아니라 민감한 장에 대해 답을 주는 약이 없다는 것을 말하는 것으로 10년, 20년 이상씩 고생을 하는 것은 그에 대한 방법을 찾지 못했기 때문이다.

   유산균, 식이섬유, 장에 좋다고 하는 각종 식품까지 광고에 나오고 그것으로 장이 좋아진다고 하지만 결국 프로바이오틱스와 같은 종류의 식품이 많이 나오는 것으로 해결책이 없음을 의미한다.

   내 몸이 차가운데 유산균 몇천만 마리가 들어간들 이미 활동성이 떨어지고 민감한 장은 절대로 좋아질 수 없는 것으로 음식을 먹더라도 먼저 몸이 따뜻해야 체하지 않듯이 먼저 몸이 따뜻해야 장도 덜 민감해지는 것이다.

몸속에 열이 들어가는 방법들은 여러 가지다. 외부에서 열을 넣어주기도 하고, 몸을 움직이게 해서 직접 열을 만들기도 한다. 본인들이 몸이 차갑다는 것을 인식하는 것부터가 민감한 장을 살리는데 첫 번째 일인 것이다.

몸속에 어떤 열이 들어가느냐에 따라 고생 끝 행복의 시간이 시작된 것은 열 때문이야!

24. 몸에 하얀 각질이 사라졌어요

57세 A 씨는 코로나 전에는 사우나를 갈 때마다 하는 일이 발 앞쪽의 정강이 쪽에 허옇게 일어나는 각질로 인해 스타킹을 신을 수 없고 다른 사람 앞에 다리를 드러내놓을 수 없을 정도여서 열심히 때 타올로 미는 것이 일이었다.

각질이야 날씨가 건조해지는 가을이나 봄에 많이 일어나지만 매일 때 타올로 미는데도 하얗게 각질이 일어나는 것은 몸이 그만큼 건조하다는 이야기다.

각질을 미는 것보다 몸을 따뜻하게 하자는 것은, 쉽게 생각하면 우리 몸의 혈액순환이 잘 되면 피부부터 좋아지고 각질도 자연스레 사라지는 것이다.

신장병에만 몰두하던 분들에게 몸속에 열이 들어가서 벌어진 일들은 이미 오래된 지병이라 본인은 상상을 못 하겠지만 몸속에 열이 들어감으로 인해 뛸 수 있는 몸이 된 것이다. 뛴다는 것은 그렇게 해박한 지식을 가지고 본인의 신장병을 고치기 위해 몇 십 년을 이곳저곳 다녀서 모든 것을 해봤기에 얼마나 놀라운 일인지 또 뛴다는 것은 호흡이 편해졌다고 하는 것으로 신장이 좋아진 사건이다.

우리가 뛴다는 것은 폐의 기능적인 부분이기도 하지만 피부가 얼마나 호흡을 잘 해내느냐의 문제이기도 한데 달리기하거나 뜀뛰기 할 때 열이 몸속에 가득 차는 것을 방지해 많이 뛰어 열이 몸에 계속해서 뛰어 몸 온도의 상승을 막는 역할을 하면서 상대적으로 피부 온도는 차가워지고 땀을 흘려 몸의 내부의 온도를 낮추는 것으로 피부호흡을 하는 것이다.

운동하는 피부, 즉 모공이 열리고 닫히고 노폐물이 밖으로 빠져나오는 피부는 점점 더 좋아지게 되고 심지어 나무껍질처럼 거칠었던 피부까지 부드러워져 늘 빨갛던 얼굴까지도 정상적인 얼굴색으로 돌아오게 된다.

신장이 나쁜 사람들은 병원에서 3개월마다 검사를 받을 텐데

"요즘은 신장의 데이터가 어떻게 나올까요?"

병원의 신장 데이터를 보자고 한 적이 있었는데

"왜 제가 병원에 가요? 이제는 안 가요!"

소변도 잘 보고 잠도 잘 자고 아침이면 퉁퉁 부었던 손발도 붓지 않고, 통증도 사라져 그렇게 금기시되어 먹지 못하던 술과 고기 커피도 즐기는 것이다.

"이제는 딸아이와 맥주도 마시고 커피도 잘 마셔요!"

몸이 좋아진 것은 몸으로 느껴지고 본인만 좋아졌다는 의지가 아닌 옆에서 보는 가족들 또 엄마의 몸이 좋아졌다는 것이 눈으로 보이기에 엄마와 함께 맥주와 커피를 마시고 가족들이 엄마의 신장 걱정을 하지 않는 것이다.

"제 동생들이 의사인데 이제는 제가 이겨요!" 열 때문이야!

25. 건강에 자신감이 생겼어요!

50대 초반의 J 씨는 평소에 운동도 많이 하고 여성으로서 배에 식스팩이 보일 정도의 건강미를 자랑할 정도의 건강한 몸이었다.

필자에게 온 첫날은 등이 잘 뭉친 것으로 친구들과 필자를 찾아 왔었고, 몸이 차가움에 그리고 밤에 소변 때문에 한 번씩 잠에서 깼다가 다시 잠드는 것이 일상이라고 했었다.

운동을 많이 하고 배에 근육이 보일 정도로 건강한데 몸이 찰까?

갱년기를 지나면서 나이를 속이지 못해 몸이 차가워지고 자연스럽게 나이에 따라 밤에 화장실 가고 소화가 잘 안 되고 어느 순간 기력이 떨어져서 진땀을 흘릴 때도 있었고 공항까지 갔다가 공황장애가 올 것 같아서 집으로 돌아올 때도 있었다고 했었다.

그런 J 씨에게도 마찬가지로 필자의 프로그램이 들어가고 뻣뻣하기만 했던 몸도 부드러워지고 소화도 잘될 뿐 아니라 늘 자주 뭉치던 허리도 덜 아프고 부드러워짐이 이제는 더욱 건강에 대한 자신감이 생겼다고 했다.

지금도 40대 초반으로 보일 정도로 관리가 잘 된 J 씨 모습은 그렇게 잘 빠지지 않던 엉덩이 살과 허벅지 살까지 빠지기 시작하면서 이미 또래보다 젊게 보이고 50대지만 40대 초반의 몸을 가지고 되었고 "앞으로 10년이 지나도 지금의 모습을 간직할 자신감이 생겼어!" 하고 남편에게 자신 있게 말했다고 했었다.

지금도 10년 정도 젊게 보이는데 60대에 가서도 40대의 건강미를 자신하게 된 것이다.

잘 잔다.

열심히 잘 먹는다.

열심히 운동한다.

50대에 남들은 골병이 든다고 그만둘 시기에 늦게 필자의 권유로 골프를 시작했고, 긴 머리 휘날리며 골프채를 힘차게 휘두르는 모습에

"저분은 몸매가 예뻐서 그런지 스윙이 힘이 넘치고 예쁘네요!"

"저분은 골프를 오래 했는지 몸이 유연하네요!"

나이보다 젊고 아름답게 사는 것과 나이로 남들은 그만둘 운동도 어떻게 접근을 하느냐에 따라 쉽게 되는 것도 열 때문으로 몸이 좋아짐에 따라 눈도 좋아지는 것이 따라왔다.

노안이 온다는 것은 몸의 노화를 알리는 몸의 신호 중에 첫 번째가 될 정도로 몸의 노화와 시력은 관계가 깊어 50대 J 씨는 취미가 배드민턴 a조로, 코로나 이전에도 안경을 끼고서 배드민턴을 했었고 코로나 이후에도 안경을 끼고서 배드민턴을 해야만 그 빠른 셔틀콕을 따라잡을 수 있었다고 했다.

필자도 배드민턴을 치면서 가끔은 안경을 벗고서 치는 이유가 안경을 쓰고서 치면 어떤 때는 안경이 벗겨져서 바닥에 내동댕이쳐지거나 습기에 차서 금방 앞이 보이지 않게 되고 코로나 19로 인해 마스크를 쓰고 운동할 때는 안경에 김이 서려서 겨울에는 물론 여름에도 마스크를 내리던 안경을 벗을 수밖에 없었다.

J 씨가 안경을 벗게 된 이유는 안경을 벗어도 콕이 잘 보인다는 것이었다.

"예전에는 날아오는 배드민턴 콕이 잘 보이지 않아서 안경을 쓸 수밖에 없었는데 요즘에는 안경을 끼지 않더라도 배드민턴 콕이 잘 보여서 운동이 잘돼요!"

시력이 나빠지는 때가 40대 중반으로 노안이 와서 가까운 물체가 보이지 않게 되고 안경을 쓰게 되는데 그 나이를 먹어 눈이 나빠지는 일반적인 경우를 벗어나 눈이 좋아져 안경을 벗게 되는 것은 특별함인 것이다.

차가웠던 몸을 따뜻하게 피곤해진 몸에 열을 넣고 통증이 있는 부분은 열심히 열로 풀어내 통증과 피곤이 빨리 사라져 건강함이 무엇인지 알아감에 따라 피곤도 사라지고 눈도 좋아지는 것은 열 때문이야!

26. 영어 단어가 잘 외워져요!

    a 양은 대학교 1학년 재학 중에 본인의 선택으로 5월이면 반수 하기엔 다른 친구들보다 시기적으로 늦었지만 그래도 본인의 하고자 하는 방향이 있어서 반수를 선택한 것인데 시작하기 전에 위에 건강에 자신감을 찾은 J 씨가 딸을 데리고 필자를 찾았다. 반수를 선택한 딸을 필자에게 엄마는 어떤 마음으로 데리고 왔을까?

    "몸이 틀어진 것을 잡으면 집중력도 더 생기고 공부에 도움이 될 것 같아서 데리고 왔어요!"

    아무래도 오랜 시간 책상에 앉아 책과 싸우다 보면 몸이 틀어지게 되고 그로 인해 본인도 모르게 어깨에 손이 올라가고 목에 손이 올라가는 것으로 공부의 생각이 분산될 수밖에 없고, 잠을 어떻게 자느냐에 따라 집중력이 올라가고 떨어질 수 있다는 것을 교편을 잡고 있었던 엄마는 알고 있었을 것이다.

    "반수 하는 동안에 몇 개월만 엄마하고 같이 자야 한다."

    이유는 엄마 방에는 찜질방과 같이 몸이 따뜻함으로 인해 빨리 피곤함이 사라지고 종일 책상에서 굽혔던 허리와 거북목의 편함을 도모하고 깊은 잠으로 집중력과 체력이 떨어지지 않게 하기 위함이다.

    "수시로 골반 운동하기!"

    공부하느라 긴장되었던 몸을 수시로 풀어주고 엄마에게 마사지도 해주라 했었다.

    한 달 정도 지났을까? a 양의 엄마가 필자에게 몇 가지 자랑을 했었다.

"엄마, 영어 단어 100개 외우는데 몇 분이면 되는지 알아?"

고3 때 공부하는 것보다 반수 하는 동안 영어 단어 외우는 시간이 단축되었다는 것이었고 또 그만큼 몸도 덜 힘들어하면서 짧은 시간 공부하면서 본인이 원하는 학교에 들어갈 수 있었다.

공부하든지 영어 단어를 외우는 것은 머리가 맑아야 한다. 즉 학생들의 머릿속이 맑아야 공부가 잘되는 것이고, 심지어 영어 단어조차도 쉽게 외워지는 것이다.

엄마와의 관계성도 좋아지고 대학 입학하고 아르바이트까지 하면서도 장학금까지 받을 정도로 체력도 올라오고 전과 전혀 다른 딸이 된 것이다.

매년 수능이 끝나면 전국 수석 학생들의 인터뷰가 뉴스에 실리는데 그 학생들의 공부량도 중요하고 집중력도 중요하다고 이야기하지만 결국 열심히 자면서 공부했다는 이야기들이 주를 이루는 것을 보게 되고, 2021학년도에도 12시부터 6시까지 잘 잤다는 학생부터 그전의 수능 만점자들의 인터뷰도 잠만큼은 열심히 자려고 했었다는 것이다.

하루 정도는 밤을 꼬빡 새어 공부하고 시험 볼 수 있지만, 고3의 기간 1년 그리고 고등학교 기간 중학교 기간은 아이들에게 기나긴 여정이고 결국 매일 같이 체력을 소모하고 에너지를 사용하는 일인 것이다.

아이들도 밤사이 잠을 잘 자야 다음 날의 컨디션도 좋아 집중력이 떨어지지 않고 성격도 날카롭지 않게 되는 것으로 아이들의 성적이 떨어지거나 성격이나 소화가 안 된다는 것을 보면 먼저 잠자리를 봐야 하고 몸의 불편함이 있는지를 살피는 것이 우선이다.

반수 하는 딸이 몇 개월 동안 열심히 공부해야 하니까 굽어진 허리도 좀 펴고 어깨나 목의 불편함도 펴서 편한 몸으로 공부하라고 엄마의 마음이 딸에게 전달되고 건강도 위에서 내려오는 방식인 것이다.

27. 혈압이 내려갔어요!

y 씨는 40대 중반으로 술과 담배를 즐겨 하는데 건강검진 결과가 혈압에 대한 경고등이 들어왔다는 말을 했었다.

"약을 한번 먹으면 죽을 때까지 먹어야 한다."

"약을 먹을 정도로 몸이 나빠진 것이다."

지금부터 혈압약을 먹으면 어떡하냐 등으로 걱정이 많았었다.

"운동해야지! 아직 3개월 정도 기간이 있을 텐데?"

"3개월 뒤에 보고 결정하자고 하더라고"

본인의 이야기를 마치 다른 사람 이야기하듯이 3개월 뒤를 아무렇지 않게 받아들이는 모습이었다.

평소 죽기보다 싫은 운동을 해야 한다는 것은 그냥 약을 먹는 쪽으로 결정할 생각했는데 방법을 찾아 달라고 하는 것은 나이 차이가 많은 와이프의 닦달 때문이기도 했다.

"운동해야 한다."

혈압이 경계선이 있다면 3개월이란 기간이 무의미할 수 있지만 그래도 3개월을 어떻게 보낼 것이냐 그리고 3개월을 보낸 것 같이 평생을 몸을 위해 노력해야 한다.

"매일 3시간을 땀 흘리면서 운동해야 해."

간단하게 땀이 나고 뛸 수 있는 배드민턴을 권해주고

"공 따라 다니다 보면 시간 가는 줄 모를 거야! 잘 치려고 하지 말고 그냥 공만 따라다니고!"

다 늦은 나이에 무슨 배드민턴을 시키냐고 하겠지만 생각보다 운동량이 많고 비가 오나 눈이 오나 매일 할 수 있는 운동이기에 배드민턴을 권해줬었다.

3개월의 시간이면 배드민턴에 빠져 운동하는 습관이 될 것이고, 3개월의 시간이면 충분히 혈압 걱정은 하지 않을 정도의 운동량이 될 것이기 때문이다.

"혈압이 정상으로 왔는데? 약 안 먹어도 된대!"

그렇게 싫어하던 운동을 하면서 혈압이 정상으로 온 것뿐만 아니라 배도 들어가고 몸에 근육도 보이고 3개월 사이에 몸에서 많은 변화가 일어난 것이 보였다.

운동하는 것은 몸의 열을 올리는 작업으로 하루아침에 좋은 결과물이 나타나는 것도 아니고 같은 시간에 조금씩 높아져 가는 강도로 운동을 해야 운동이 된다.

운동량이 느는 것은 근육량이 늘어나는 것으로 늘어난 근육을 유지하거나 키우기 위해서는 좀 더 높은 강도의 운동을 해서 근육이 더 큰 힘을 가질 수 있게 한다.

10kg 아령을 가지고 처음에 운동할 때는 힘들지만 한 달이 지나면 운동하는 느낌이 들지 않아 좀 더 무거운 것으로 더 많은 시간을 할애해야 땀도 나고 운동이 되는 것과 같은 것으로 운동을 함에 있어 매일 조금씩 강도를 높이고 시간을 늘려야 근육운동이 되는 것이고, 운동량이 높아지지 않는 때는 유지만 되는 것이다.

앞에서 꾸준한 운동을 할 때 3개월의 기간이 중요한 것도 결국 규칙적인 운동으로 근육이 생기고 세포들도 운동을 위해 항상 기다리는 것이다.

매일 3시간을 운동하면서 땀을 흘리면서 자신의 몸에 투자하는 것은 커지는 근육과 폐활량으로 인해 나이를 거스르는 작업이고, 몸을 따뜻하게 하는 밑거름이 될 것으로 운동은 근육량을 키우고 혈액순환을 빠르게 함으로 혈압에 그리고 혈당이나 고지혈에 있어서 기본적인 활동이라 할 수 있다.

우리가 운동하는 것은 결국 몸을 따뜻하게 하는 것으로 당뇨, 고지혈증, 고혈압이 있다면 운동은 놓지 말아야 한다. 몸을 따뜻하게 한다는 것으로 필자는 잠자는 8시간을 곧 운동의 개념 몸을 따뜻하게 하는 것으로 몸을 쉬게 하고 또 따뜻하게 하는 것이다.

운동은 3시간 열심히 땀을 흐르지만 잠자는 8시간을 따뜻하게 함으로써 다음 날 운동을 할 수 있게 몸을 만듦과 동시에 8시간 동안 몸을 지속적으로 움직이는 효과를 줌으로 몸이 좋아지는 것이다.

운동만 3시간 열심히 할 것이냐?

3시간 운동하고 따뜻한 곳에서 몸을 따뜻하게 할 것이냐의 차이인 것이다.

28. 당뇨가 좋아졌어요!

h 씨는 당뇨약만 먹으면 오히려 몸이 아파서 당뇨약을 먹지 못하겠다고 했다.

"전 당뇨약을 먹으면 오히려 몸에서 통증이 일어나서 미치겠어요!"

"그럼 10년 동안 먹었던 당뇨약 안 먹고 어떻게 하려고요?"

"그러니까 제가 선생님을 찾아 왔죠!"

"일단 당뇨에 집착하지 말고 몸을 먼저 생각해 봅시다!"

당뇨가 좋아지면 모든 것이 좋아지겠지만, 당뇨약을 먹으면 평생 먹는 것이라 생각하는 것은 안정적이지 못한 혈당 관리를 하기 때문이고, 죽을 때까지 싸움이 되는 것이다.

당뇨로 인해 몸의 어떤 증상으로 힘든 것인지 먼저 생각해 봐야 한다.

첫 번째는 몸이 피곤하다!

"피곤을 없애주면 되겠네!"

피곤을 없애는 방법이 어차피 잠을 잘 자게 하면 피곤이 빨리 사라지겠네! 피곤이 없는 당뇨는 당뇨일까? 그래도 피곤이 없는 당뇨를 만들어 가자! 덜 피곤하면 간에도 무리가 덜 갈 것이다.

"선생님, 대박 사건! 오늘 간 검사했는데 간 수치가 처음으로 좋게 나왔어요!"

당뇨를 좋게 하려고 당뇨를 없애려고 하기에 어렵다. 길게 보고 먼저 덜 피곤해지는 것을 찾아 나서야 한다. 왜? 당뇨는 피곤한 것이니까. 피곤이 사라지고 잠을 잘 자고 잘 먹고 살다가 피곤하지 않은 어느 아침에 검사해 보면 검사 때마다 보이던 검은 혈액이 선분홍색으로 나오는 것을 보게 될 것이다.

29. 밤에 화장실을 안 가요!

  화장실 때문에 물 한 모금 먹지 않고 잠을 청하는데도 심지어 물을 마시지 않는 생활을 하는데도 어디서 그렇게 소변이 만들어지는지 이해가 가지 않고 또한 몸이 좋아지면서 물을 전보다는 많이 훨씬 많이 마시는데도 소변이 마렵지 않은 것이 몸의 열 때문이다!.

  물을 많이 마시면 당연히 소변이 많이 나올 수밖에 없는 것이 우리 몸의 구조이고 물을 마셔도 전혀 소변이 나오지 않을 때 신장의 이상이 있어 투석할 수밖에 없는 신장병 투석환자가 된다.

  일상생활에서 밤에 소변을 보는 것은 나이를 먹어서 그리고 운동을 심하게 해서 물을 많이 들이켰을 때 중간에 소변을 보러 가는 일이 생긴다. 그런데 매일 같이 밤마다 1~6번까지 소변을 보는 일들이 발생한다면 수면의 질을 떨어뜨리게 하는 요인이 될뿐더러 다음날의 컨디션에도 영향을 미치게 되는 것이다.

  나이를 먹은 사람들은 밤에 소변을 자주 보러 다닌다. 40대인데 이미 밤에 소변을 보러 다닌다. 그렇다면 이미 40대의 몸인데도 70대나 80대의 몸을 가지고 있는 사람과 같고, 70대에서도 몸이 따뜻하면 얼마든지 화장실은 가지 않고 잠을 잔다.

  밤에 화장실 가는 것을 일상으로 생각했던 50대 S 씨는 운동도 열심히 했지만, 밤에 화장실 가는 것은 어떻게 할 수 없이 나이 먹어서 그렇다고 만 생각을 했었다. 물론 S 씨가 밤에 화장실로 가는 것 때문에 필자를 찾아온 것이 아닌 어깨 통증과 허리 통증 개선을 위해 찾아 왔었지만 결국 몸이 차갑다는 것 그리고 그것을 개선하고자 노력했기에 밤에 화장실 가는 것은 없어졌노라고 했었다.

밤에 화장실 가는 것은 병이 아니다! 그렇지만 그것이 삶의 영향을 미치고 죽어도 일어나기 싫어도 화장실 때문에 눈을 비비고 화장실로 가더라도 많이 나오는 것도 아닌 아주 찔끔 싸고 말 것인데 잠을 깨우고 다시 잠을 자려고 이리저리 뒤척이다 보면 잠은 오지 않고 뜬눈으로 아침을 맞이해서 출근하면 몸은 피곤하게 되고 무거운 몸으로 하루를 살아가게 되는 것이다.

병으로 생각하지 못했던 밤에 소변으로 인해 깊은 잠을 못 자게 하고 다음 날 컨디션뿐 아니라 먹는 것 싸는 것까지 영향을 미치게 되므로 인해 영양 불균형과 골다공증, 무기력, 심지어 수면제를 복용하는 일까지 벌어지게 되어 건강을 잃는 시발점이 되기도 하는 것이다.

모르면 병을 키우는 것이고 몰랐던 증상도 사라지게 되는 것은 열 때문이야!

30. 소화가 잘되고 잠을 잘 자요!

영주의 C 씨는 1주일이 지난 통화에서 "신기하네요! 점심도 많이 먹고 누워만 있었는데 저녁때가 되니 배가 고프네요! 소화가 저절로 되네요!"라고 했었다. 누워만 있어도 소화가 된다는 것은 우리 몸이 그만큼 따뜻하다는 이야기다.

필자에게 오는 모든 분에게 아이들 몸으로 돌아가야 한다.

"아이들이 밥 먹고서 2시간 눕지 않고 산책하면서 소화시킵니까?"

아이들은 우유 먹고 누워서 자다가 깨면 다시 우유 먹고 또 자고 그렇더라도 체하지 않고 심지어 역류성 식도염조차도 걸리지 않는 것을 따라가 보자고 한다.

역류성 식도염이 걸리지 않을 정도로 빠르게 위에서 장으로 흘려보내는 힘은 곧 몸속이 얼마큼 따뜻하냐에 따라 속도성은 빨라진다고 볼 수 있다. 소화되는 속도가 빨라진 것만큼 위로 역류할 시간도 줄어서 역류성 식도염에 노출도 덜하게 되고 자연적으로 소화가 되었기에 점심 후에 어떠한 운동을 하지 않더라도 다시 저녁을 편하게 먹을 수 있는 것이다.

필자의 방법은 무조건 많이 먹어라! 먹자마자 누워라!

일반 사람들이 들으면 큰일 날 일이지만 영주의 조 모 씨는 1주일이 지난 통화에서 "신기하네요! 점심도 많이 먹고 누워만 있었고 저녁때가 되니 배고픈 게 느껴지고 소화가 저절로 되네요!"라고 했었다. 밥 먹고 누워만 있어도 소화가 된다는 것은 우리 몸이 그만큼 대사활동이 잘 된다는 것이다.

"아이들 몸으로 돌아가야 합니다."

"아이들이 밥 먹고서 2시간 눕지 않고 산책하면서 소화시킵니까?"

아이들은 우유 먹고 누워서 자다가 깨면 다시 우유 먹고 또 자고 그렇더라도 체하지 않고 심지어 역류성 식도염조차도 걸리지 않는 아이들처럼 우리도 소화가 잘되는 몸으로 만들어야 한다.

밥을 먹고 누워도 역류성 식도염이 걸리지 않을 정도로 빠르게 음식물을 위장에서 역류하지 않고 십이지장으로 흘러 내려보내는 힘은 곧 배꼽 아래 몸속이 차가우냐 따뜻하냐에 따라 몸이 좋아지는 속도가 빨라진다고 볼 수 있다.

역류성 식도염이 있거나 소화가 안 된다는 것은 밑으로 흘려보내는 힘이 적다는 것으로 밑에서 이미 음식물이 가득 차서 새롭게 받아들일 공간이 없는 것이나 마찬가지인 것이다. 즉 변비에 걸려있는 것이고, 밑에서 어제 먹었던 음식물이 가득 참으로 새롭게 음식물을 받아들일 수 없어 입맛이 사라지는 것이다.

잠을 잘 자게 하기 위해서는 머리에 혈액이 몰리지 않게 해야 한다. 몸이 따뜻해지면 상대적으로 머리에는 혈액이 적어진다. 곧 몸이 따뜻하면 잠은 쉽게 든다.

"잠자기 전에 바나나에 소금을 찍어 드세요!"

잠을 못 자는 모든 사람에게 공통된 사항이고 잠에서 깨면 바나나에 소금, 그래도 잠이 안 오면 밥을 먹으라고 권한다.

이렇게 권하는 이유는 춘곤증과 같은 현상을 일부러 만드는 것으로 춘곤증이란 것은 겨울에서 봄으로 계절이 바뀌다 보니 얼었던 몸이 녹으면서 그리고 피부까지 혈액이 잘 흐름으로 인해 점심을 먹으면 전신에 퍼졌던 혈액들이 식후의 위의 움직임으로 인해 머리에 있던 혈액까지 소화에 돕다 보니 자연히 뇌에서 졸음이 쏟아지는 것이다.

밤에 잠이 안 온다? 몸에 춘곤증과 같은 현상을 일으켜라! 그리고 배가 부르게 음식을 먹어라!

몸은 따뜻하게 하라!

간식을 먹어야 밤에 잠을 잘 잔다.

우리가 아침을 7시에 먹으면 12시에 점심을 먹고, 점심을 12시에 먹으면 7시 정도면 저녁을 먹는데 평균적으로 식사시간이 4시간이나 5시간 정도가 지나면 당연히 식사하는 것으로 저녁을 7시에 먹었다면 12시가 되면 허기를 느낄 수밖에 없다는 것이다.

'먹고 자면 살찌니까 안 먹어야지!'라는 생각은 곧 '잠을 자지 않겠다!'라는 이야기와 같다. 우리 몸은 배고프면 잠에 빠져들 수가 없는 것이다. 저녁을 7시에 먹으면 밤에 12시 정도면 무엇인가는 배에 들어가야 한다는 것이다. 배가 고픈데 잠이 올까? 절대로 오지 않을 것이고 단지 배고픈 것을 억지로 억지로 참을 뿐이고 잠자는 것보다 먹을 것을 몸에서 찾게 되는 시간인 것이다. 12시에 밥 먹고 4시에 새참 먹고 일 마무리하고 7시 정도에 저녁 먹고 11시 정도에 간식을 먹어야 몸에서 스트레스를 받지 않고 자연스럽게 춘곤증도 만들어내면서 아침까지 잠을 자는 것이다.

그럼 그렇게 늦게 먹으면 소화는 어떻게 하냐고?

그래서 몸을 따뜻하게 하여 늦은 밤, 밥을 먹고 그냥 누워 잠을 잘 자도 속이 불편하지 않고 소화가 잘될 수 있고, 밑으로 내려보내는 것을 하는 것이다. 혹자들이 '밤에는 위나 장기들도 편히 쉬게 해줘야 한다!'

말하지만 필자는 위나 장기들은 밤에도 알아서 움직이고 또 우리가 자는 사이에 더 활발히 움직임을 가져야 밤에 깨지 않고 잠을 잘 자는 것의 첫 번째 요인이 되어야 한다고 말한다. 그래서 어린아이들이 새벽에 앵앵 울더라도 먼저 분유를 타고 소변으로 인해 차갑게 되지 않았는지 먼저 기저귀를 살폈을 것이다.

밤에 잘 먹어야 잠을 잔단다.

"점심 먹고 주무세요!"

"낮에 자면 밤에 못 자잖아요!"

"걱정하지 말고 낮에 자야 밤에도 잠이 잘 옵니다! 제발 낮잠 좀 자세요! 낮에 잠을 잘 자는 아이가 밤에도 잠을 잘겠죠?"

점심을 먹으면 필시 졸음이 쏟아지는데 애써 잠을 쫓기 위해 산책을 하고 운동하는 사람에게 제발 운동하지 말고 산책하지 말고 낮잠을 자라고 하는 이야기다. 잠이 오는 것은 몸이 시키는 것으로 오는 잠을 애써서 물리치는 것은 몸에 스트레스를 가중되고 스트레스를 받은 몸은 밤에도 잠을 자기 어렵다. 낮에 받은 스트레스를 밤까지 가져가게 되면 몸은 너무 피곤해서 오히려 잠이 안 오는 것이다.

이미 불면증에 시달리는 사람들은 스트레스가 극도로 높고 피곤함으로 인해 잠을 자기가 힘든 것이고, 그렇기에 낮잠을 조금이라도 자야 밤에 덜 피곤한 몸으로 잠을 잘 수 있는 것이다. 그래서 낮잠을 잘 자는 아이가 밤에도 잘 자고 낮에 투정을 부리고 낮잠 시간을 놓친 아이는 밤에도 잠투정을 많이 하고서야 비로소 아이가 단잠에 빠져들 듯이 어른들의 몸도 잠이 왔을 때 잠을 자야 밤에도 잠을 잘 자게 된다. 그리고 한번 달아난 잠이 다시금 오는 시간은 최소한 12시간이 넘어야 다시 잠을 청하는 신호가 보내져 낮에 1시에 졸렸다면 밤 1시가 넘어야 잠이 찾아오는 것이기에 미리 7시부터 잠자리에 누울지라도 잠이 오지 않는 것이다. 그렇기에 우리가 밤에도 순간 잠을 놓쳐버리면 좀처럼 다시 잠들기 어렵고, 순간 잠이 밀려오면 열 일을 미루고 먼저 잠을 청해야 밑에 글처럼 몸이 덜 피곤해지는 것이다.

영주의 C 씨는 몸이 좋지 않아 이미 10년 전에 관리 통장을 남편에게 넘겼던 이유가 언제 죽을지 모를 고통과 몸에 기력이 없고 어디가 아픈지도 모르고 병원에 가면 원인을 찾지 못한다고 할 정도로 몸에 통증으로 힘들어 잠자는 것도 어려웠다. 늘 몸이 무기력함으로 인해 언제 죽어도 당연시되는 오히려 그런 몸으로 살아가는 것이 이상한 몸이라는 이야기를 듣고 살았다고 했다.

다른 분들은 45도 이상에서 잠을 잤지만, C 씨의 경우 잠자는 온도가 기껏해서 37도에서 잔다고 하고 그 이상 온도가 올라가면 땀이 나고 갑갑해서 잠을 거의 못 잘 정도로 갑갑하게 지방이 몸을 누르고 있었고 몸이 차가웠던 것인데 본인들의 몸이 차가운지 더운지 따뜻한지 구분하지 못하고 몸이 힘들다는데 문제였다.

"다른 사람보다 몸이 따뜻하니까 37도에서 자는 거 아닐까요?"

맞는 말이기도 하고 틀린 말이기도 하고 처음에는 이해를 못 할 것이기에 그냥 그러려니 대답했다.

"나중에 37도보다 온도를 올려서 잔다면 몸이 차가워진 걸까요?"

몸이 어떻게 변화하는지 나중에 분석해 보면 답이 나올 것 같고, 일단 잘 자던 잠을 못 자든 37도도 괜찮으니까 일단은 따뜻하게 자라고 하고 물어보면 "잠은 잘 못 잤어요. 하지만 오후만 되어도 힘이 들었던 몸이 덜 피곤하고 몸에 무기력함은 없어졌어요!"라고 했다.

전에는 집에서 밥할 힘도 없어서 일부러 음식을 배달시켜 먹고 그랬는데 "이제는 내가 알아서 먼저 밥을 직접 지어줄 테니까 밥을 배달시켜 먹지 말자!"라는 말을 가족에게 먼저 할 정도로 일하고 들어온 밤에도 전보다 덜 피곤하고 무기력함이 사라져서 몸이 따뜻해지자 피곤함도 사라지는 것을 몸으로 느낀다고 했다.

가을이 될 즘 C 씨는

"내가 이렇게 따뜻한 것을 좋아하는지 몰랐어요!"

일단 몸에 열이 들어가면 덜 피곤하다.

우리가 사우나에 가서 몸을 씻는 것도 뭉친 근육을 따뜻함으로 풀고 나면 혈색부터 좋아지고 개운하듯이 잠자는 8시간을 몸을 따뜻하게 함으로써 몸을 쉬게 하는 것은 열 때문이야!.

무기력, 허리 통증, 목 통증, 몸 뻣뻣함, 피곤함, 힘이 없음, 위장장애, 불면증

대구에서 온 c 모 씨는 『골반 때문이야!』를 도서관에서 보고 방문했다.

"책을 보니 내 몸의 증상들과 거의 비슷해서 한번 찾아 왔습니다."

멀리서 왔으니까 운동도 알려주고 몸의 구조도 설명해 줬는데 역시나 잠이 문제였다.

"소화도 잘 안 되고, 잠도 잘 못 자요."

역시나 c 모 씨도 몸이 차가웠고, 몸을 따뜻하게 하는 것이 우선이라고 알려줬고 방법대로 하는데도

"남편은 눕자마자 좋다고 하고 자는데 저는 못 잤어요! 저는 언제 정도나 잠을 잘 잘까요?"

며칠 사이에 등이 가렵거나 이런저런 증상들은 좋아지는데 여전히 한 달이 넘어서도 잠은 그렇게 해결이 안 되다가 40일이 지나서야

"원장님, 남편이 너무 잔다고 뭐라고 해요! 밤에 긴 밤 자고 남편 일어나는 것 잠깐 보고 자고 아침에도 자고 점심에도 잔다고 너무 자는 거 아니냐고 해요."

머리 아픈 것이나 다른 것이 좋아진 다음에 겨우 40일이 지나서야 잠을 너무 잔다고 전화가 온 것이다.

다른 사람과 달리 이런저런 증상이 없어지고 끝으로 잠이 쏟아진 것이다.

31. 암 환자인데 겨울에도 보일러를 끄고 살아요!

"오늘 날씨 따뜻하죠?"

엊그제까지만 해도 추워서 밖에도 못 나가고 20도만 되면 보일러를 켰었는데 4도가 되어도 보일러를 켜지 않는 것을 날씨가 따뜻해서 그렇다고 하는 유방암 환자의 질문이다.

65세의 유방암 환자 성북구 이 모 씨는 늘 추워서 몸에 옷을 둘둘 감고 다니고, 몸이 따뜻해지기 위한 기구들과 보일러로 살고 있다가 필자에게 왔었다. 몸이 얼마나 차가운지 물 한 모금 먹으면 화장실에 갈 걱정에 필자가 주는 물도 마다하고 목마른 데도 집으로 발걸음을 재촉했었다.

잠자는 것을 남들처럼 11시 정도에 자면 좋은데 새벽 4시에야 잠을 자고, 물 한 모금 더 먹으면 자다가도 화장실 때문에 잠을 설칠 정도여서 모든 방법을 다 썼지만 절대로 물 먹고 화장실 안 가는 방법은 못 찾았다고 했었다.

"다 몸이 차가워서 그렇습니다."

"원래 암 환자는 몸이 춥지 뭐, 암이 좋아지면 다 좋아질 건데요!"

집에 근적외선 조사기, 훈증기, 찜질기, 어깨나 배 아플 때 열 넣는 온수 찜질기, 몸 전기담요가 있고, 집에 보일러는 28도까지 올리고 살다 보니 콜린성 두드러기가 생겼다고 한다. 이 병이 생기면서 목욕탕도 두드러기로 창피해서 못 갔었고, 열나는 일을 못 했었다. 그랬던 분이 일주일도 되지 않아 집에 보일러를 가동하지 않더라도 집이 춥지 않고, 물을 많이 마시는데도 화장실을 가지 않는다고 했었다.

"도대체 물을 먹지 않았을 때 그렇게 화장실을 많이 갔는데 물을 더 많이 먹는데 왜 화장실을 가지 않죠?"

"열 때문입니다. 집에 있는 온돌 침대와 다르고, 장작을 피워서 따뜻하게 하는 황토방과 다르고, TV에 나오는 그런 침대와도 다른 몸속에 열이 들어가기 때문입니다."

책을 쓰면서 다시금 이 모 씨와 통화하면서 정말 예전에 콜린성 피부염도 있어서 몸에 땀만 나더라도 두드러기가 심해서 햇볕에 나가서 땀 나는 것도 무섭고 목욕탕에 가면 두드러기가 심해서 창피해서 가본 적이 없었다고 했는데 지금은 집 안이 따뜻한데도 두드러기 걱정이 없어졌다고 했다.

32. 목디스크 통증 없이 살아요!

진해에서 목디스크로 인해 통증이 심해 목에 깁스를 하고 올라온 P씨는 목의 통증으로 인해 이곳저곳 다녀보고 수술밖에는 답이 없다는 이야기를 듣고 필자에게 왔었다. 이미 틀어진 목의 통증 때문에 수술할 수밖에 없다는 것은 직장을 그만두어야 하는 상황까지 예상할 수 있는 부분이었기에 어떻게든 수술을 하지 않는 것을 찾기 위해 필자를 찾아왔었다.

일차적으로는 몸이 틀어진 것을 이해시키고 집에 돌아갈 때는 목이 좋아져서 목에 두르던 깁스를 가방에 넣고 갔었다.

"일단 몸이 따뜻해야 합니다."

"그래서 몇 달 전에 이미 몇백을 들여서 의료매트를 집에 가져다 놨는데요?"

"그래도 일단 바꾸셔야 할 것 같습니다. 따뜻한 열이 몸에 들어가지 못함으로 인해 목이 불편하셨을 것입니다."

라고 말씀드렸더니 밤에 내려가면서 내일 진해로 내려와 달라고 했었다.

기존의 것을 버리지 못하면 몸이 고생한다.

사용하는 것에 따라 열이 들어가는 것은 결국 사용하는 본인들이 잘 아는 것으로 어떤 열이 들어감에 따라 강직되었던 근육들이 유연해지고 풀어져 목의 깁스를 풀고 수술을 피하고서 몇 년이 지난 지금까지 직장생활을 잘하고 있다.

"뭐하고 계세요?"

"지금 열심히 운동하고 있습니다. 달리기도 잘합니다!"

목디스크 환자가 달리기가 쉬울까? 목의 통증이 사라져 달리기는 일도 아닌 쉬운 일이 되었고, 앞으로의 삶을 건강하게 유지하기 위해 노력하는 중인 것이다.

협착증이 와서 몸이 차가울까요? 차가워서 협착증이 왔을까요?

33. 자율신경실조증이 사라졌네요!

허리 디스크, 목 디스크, 어깨 통증, 명치 아픔, 위장장애, 변비, 불면증, 신경 예민, 몸 차가움, 손발 차가움, 무릎 통증, 발목 통증, 이명, 두통, 저혈압, 잇몸 약함, 심장 두근거림, 무기력, 근력 없음, 밥 못 먹음

54세 a 씨는 허리 디스크, 목 디스크로 자율신경실조증으로 이미 병원이나 한의원에서 오래 살지 못할 것이라는 이야기를 듣고 본인이 본인의 몸을 고치기 위해 백방으로 뛰어다니고 나름 몸에 대해서 전문가가 되어있었지만, 목 디스크와 허리 디스크의 통증으로 얼굴에 인상이 써지는 게 보여서 잠깐 시간을 내서 해결했더니 다음 날 아침에 전화가 왔다.

"어떻게 이렇게 허리가 편해질 수 있어요?"

아마 본인의 몸을 본인이 제일 알겠지만 늘 잠깐 받으면 받을 때만 편하고 집에 가면 다시 돌아오고 또 돌아오는 것을 수없이 경험했기에 몸이 좋아질 수 있다는 확신이 생겼다는 목소리였다.

"저는 몸이 너무 차갑고 시려요!"

"당연하죠! 그렇게 근육이 하나도 없는 것을!"

"제가 너무 약을 많이 먹어서 그런 것 같아요!"

아무래도 통증을 달래려다 보니 진통제가 끊이질 않겠지만, 약으로

인한 위가 나빠져 못하고 또한 잠을 충분히 자지 못함으로 인해 자율신경실조증 진단을 받았고 또 그동안 차가운 몸을 따뜻하게 하려고 이것저것 사들이다 보니 의료 기기로 집안이 가득할 정도라고.

저주파기, 온열 디톡스 침대, 온열 돔 근적외선 사우나, 300만 원 부항기, 카이로프래틱, 마사지, 오줌을 먹는 요로법, 뜸 발 마사지, 소금 요법, 아로마오일 요법, 건강기능식품 등 이런 기구들의 방법을 배우기 위해 열심히 강의를 듣다 보면 이론적으로는 몸이 잘 만들어질 것 같고 집에 들여다 놓고 본인의 몸에 적용시켜보고 처음에는 되는 것 같다 안 되니까 또 다른 방법을 쓰고, 그러다 보면 집 안이 온통 몸을 고치기 위한 온갖 기구들로 가득 차있는데도 불구하고 여전히 불면증으로 고생하며 수면제부터 멜라토닌, 한약, 고가의 건강식품을 몇 개월 이상 먹어보고 몸에 투자하다 보니 아파트 하나는 족히 투자된 몸이지만 결국은 좋은 것을 만나기 위한 교육비였노라고 말을 했었다.

"몸을 따뜻하게 하자!"

"이미 우리 집에 있을 것은 다 있는데요?"

"네! 다 가져다 버려야 합니다. 집에 있지만, 아직 몸이 차갑다는 것은 세포들이 좋아하는 그 온도에 도달하지 못하기 때문입니다!"

"제가 몸을 따뜻하게 하려고 얼마나 돈을 많이 쏟아부었는데 이미 아파트 한 채는 내 몸에 날렸어요!"

"그래서 몸은 따뜻해졌나요? 그리고 잘 자고 잘 먹고 잘 싸나요?"

몸은 차갑고, 변비에 치질에 불면증에 위장병에 목 디스크, 허리 디스크, 불면증, 위장장애와 같이 좋아진 것 없이 밑 빠진 독에 물 붓는 것처럼 돈만 쓰고 다닌 것이다.

"통증이 있는 부분은 먼저 잡고 동시에 몸을 따뜻하게 할 것입니다."

통증이야 구조적인 부분이라 며칠 만에 빨리 좋아졌고 몸을 따뜻하게 하므로 인해 새 모이처럼 조금씩 먹던 식사량도 먹는 것을 걱정할 정도로 잘 먹게 됨에 따라 자연히 아침마다 고민되던 변비도 사라짐과 함께 그렇게 어렵게만 느껴지던 불면증까지 좋아졌다. 필자가 미주신경, 교감신경, 부교감신경을 한마디도 꺼내지 않았음에도 불구하고 자율신경실조증에 나오는 여러 가지 증상들이 사라져 가는 것이었다.

"몸을 따뜻하게 해야 하는 줄은 알았는데 따뜻하게 해주는 것은 따로 있네요!"

가슴이 두근거리고 잘 체하고 잠을 못 자는 것이 큰 질병이기는 하지만 단지 몸이 차가워서 오는 것이라고 이해하기란 쉽지 않지만, 몸에 열이 들어갈 때 비로소 몸을 이해하게 되고 건강한 삶을 만드는 길은 몸의 열 때문이야!

34. 다정다감한 아이가 되었어요!

창원 A 씨는 아이를 대하는 것이 어려워서 안부 전화를 하려고 해도 마음을 졸여서 필자에게 부탁했다.

"선생님, 우리 아이는 너무 예민해서 딸에게 저는 전화 못 하겠고, 전화번호 알려드리면 선생님께서 저 대신 딸과 통화하시고 일정도 잡으시고…."

대학을 졸업하고 직장을 처음으로 다녀보면 피곤하고 지쳐 쓰러질 수밖에 없다. 지친 몸을 다시 일으켜 세우고 피곤하지 않게 하자! 필자의 프로그램을 한 지 2주가 지났을 무렵 아이가 수다쟁이가 되어 이제는 먼저 전화 와서 이것저것 말을 한다고 했었고, 한 달이 지나기 전에는 서울에서 창원집으로 내려온 딸의 모습에

"선생님 완전 대박이에요! 전에는 딸이 회를 안 먹었었는데 이번에 딸이 집에 내려와서는 엄마 아빠가 먹기도 전에 회를 먹더니 오늘 또 회를 먹자고 했어요! 그리고 아이의 피부가 완전 뽀얗고 뽀송뽀송해져서 예전에는 그냥 여자 사람이었는데 이젠 완전 아가씨 향기가 나요!"

세상이 바뀌고, 엄마 아빠가 바뀌는 것이 아니라 몸이 따뜻해짐으로 인해 아이에게 여유가 생기고 또한 생리작용도 잘 됨에 따라 별도의 화장품을 사용하지 않더라도 얼굴이 예뻐지고 온몸의 피부까지 좋아지는 것이다. 몸이 따뜻하다는 것은 피로감이 사라지고 몸에 에너지가 올라가 생각의 여유가 생기고, 전에는 전화가 와도 단답형으로 대답했지만 이제는 먼저 입이 열리고 다른 사람을 돌아볼 여유가 생기는 것이다.

요즘은 아이들의 성격이 예민해지고 신경질이 심해져

"요즘엔 5살, 6살만 되면 아이들이 신경정신과에 몰려와요! 제가 병원 갈 때마다 엄마들이 치료받으러 오는 줄 알았더니 보니까 아이들 이름을 부르고 엄마가 따라가는 것을 보니까 세상이 어떻게 되려고…."

예전에는 대개는 잠 못 이루는 분들이 신경정신과를 많이 찾았었는데 어느 순간부터 아이들이 같이 병원에 오고 그 숫자가 많아졌다고 병원에 다녀오신 분이 전해주는 이야기다.

아이들을 신경정신과에서 상담한다는 것은 결국은 아이들을 어떤 틀 안에서 바라보게 되는 것이고, 그 이상의 행동을 했을 때 과잉으로 볼 것이고 그 한순간의 행동과 말투에 따라 그에 대한 부분은 아이 부모의 몫이 아닌 오롯이 아이의 몫이 될 것이고, 과잉행동을 하는지 아이를 이해하려 하지 않고 어른들의 시선으로 아이들을 보게 된다는 사실이다.

아이들은 부모들의 모습을 바라보고 TV를 바라보고 성장한다고 할 만큼 아이들의 행동에 있어서 거침이 없고 부끄러움이 없는 것은 아이들이기 때문이고 방송이나 인터넷에서 얼마든지 그렇게 해도 누가 뭐라 하지 않음을 몸으로 배웠기 때문이다.

아이들의 시선은 절대로 과잉행동이 아닌데 어른들이 보면 과잉이 되고, 갓난아기가 한밤중에 울어 대는 것을 뭐라 하지 않듯이 그리고 그 아이가 우는 것을 아무렇지 않게 생각하듯이 아이는 아이의 시선으로 봐야 하고 아이의 몸이 차갑고 따뜻하냐에 따라 아이들의 몸도 변하고 성격도 변하는 것이다.

성인에 민감한 성격 부분도 마찬가지로 그 세대에서 얼마든지 부모에게 강한 어투를 말하기도 하고 또 친구처럼 그렇게 대화를 하기도 하고 예민하게 되는 부분은 몸이 얼마만큼 안정되어 있느냐에 따라 성격이 보이게 되는 것이다.

가령 여자친구가 생리 기간이면 말을 거는 것보다 지켜보듯이 생리 기간이란 것이 평소 성격과는 전혀 상관없는데 그때는 눈치를 봐야 하는 것을 알 수 있듯이 과잉행동을 하는 것처럼 보이는 아이들이나 민감해 보이는 성인의 경우도 몸의 상태를 먼저 살펴야 하고 몸이 차가워지면 성격이 예민하고 옆 사람의 말이 귀에 들어오지 않게 되는 것이다.

성격이 민감한 것이 아니라 민감한 성격이 되도록 몸의 상태가 흐트러져 있는 것이고, 몸의 상태가 안정되면 예쁜 성격이 나오는 것으로 창원의 경우도 딸의 성격이 바뀐 것이 아니라 성격이 좋아질 수 있는 몸의 상태를 만든 것은 열 때문이야!

35. 이미 6년 전에 멈췄던 생리를 다시 해요!

"와! 제가 생리를 다시 해요!"

생리 주기가 끝나서 더 이상 생리가 멈춘다는 것은 그만큼 노화된 몸이 되었다는 것을 몸으로 알게 되는 것이고 또한 멈췄던 생리가 다시 시작한다는 것은 생리조차 하지 못할 몸에서 다시 생리하는 몸으로 좋아졌다고 할 수 있다. 생리가 끊기는 시기에는 몇 개월에 한 번 정도씩 하는 것은 많이 볼 수 있지만 6년 전에 이미 끊겼던 생리를 다시 한다는 것은 상상하지 못할 일이 벌어진 것이기에 그만큼 몸이 좋아진 것이라할 수 있다.

생리를 위해 필자를 찾아온 것이 아닌 단지 '잠을 잘 잘 수 있을까요?'라는 질문을 가지고 왔었는데 잠은 물론 여타 피부, 먹는 것, 심지어 멈췄던 생리를 다시 하게 된 것이다.

'몸이 좋지 않다!'를 인지해야 몸이 좋아지는 길을 선택하고, 몸을 위해 준비하고 몸을 다스리게 되는 첫걸음이 된다. 몸은 몸으로써 그냥 좋아지는 것이 아닌 우리 몸이 숙주가 되어 세포들의 환경이 좋아지는 것을 의미하고, 몸이 좋아진다는 것은 세포들의 환경이 따뜻해진다는 것으로 생리를 다시 한다는 것은 잠들었던 세포들이 깨어나고 자기의할 일을 다시 시작하고 움직이는 것으로 숙주의 몸 우리 몸을 변화시키는 것이다.

36. 몸이 따뜻하니까 살 만하네요!

　폴란드에 사는 b 씨는 쇼그렌증후군을 10년 전에 한국의 모 병원에서 진단받고 쇼그렌증후군의 대표적인 증상인 입에 수분이 없는 입 마름으로 인해 물을 수없이 마시고 입에서 냄새나는 것을 없애기 위해 껌을 계속 씹어 턱이 커지는 것을 느낄 정도였고 껌 씹는 것을 남편이 말릴 정도였다. 눈은 빨리 피곤해져서 저녁에는 쌍꺼풀이 2개가 만들어질 정도로 무겁고 자려고 누우면 눈알이 뻑뻑해져서 모래 위에 구르는 느낌 정도로 수분이 없는 눈알이 되었다.

　며칠 동안 약을 까먹고 안 먹거나 약을 끊어보는 경우나 다시 약을 몸에 적응하는 시간은 2~3달의 시간이 걸리고, 약을 끊을 때 처음 2~3일은 약 먹을 때처럼 아무 증상을 느끼지 못하지만, 몸의 수분이 없어 말라가는 느낌이 들어 다리는 거칠다 못해 뻣뻣할 지경이었다. 그런 b 씨가 코로나 시국에 한국에 들어왔다가 필자를 보고 간 것이다.

　"따뜻하니까 살만하네요! 폴란드 날씨는 비가 오고 춥고 그러는데 작년보다 몸이 따뜻해진 것 같아서 좋아요!"

37. 생리통이 없는 세상도 있네요!

"생리통 없는 세상이 너무 좋아요!"

33세인 a 양은 필자의 사무실에 들어오자마자 생리통을 겪지 않는 것이 얼마나 좋은지 처음으로 알게 되었다고 했다. 비록 3개월 동안 벌어진 일이지만 초등학교 5학년부터 시작된 생리통이 33살 되어 비로소 통증 없는 시간을 보내는 것이다.

"생리통은 누구나 다 있는 줄 알았어요! 무릎이 아프고 뼈마디가 아프고 온몸이 아파요!"

옆에서 지켜보던 60을 바라보는 엄마는

"내가 생리통이 없어서 그렇게 아픈 줄 몰랐어!"

"엄마는 몰라서 그래! 처음엔 타이레놀 먹다가 여성들이 많이 찾는 약을 공유하고 있을 정도로 생리통으로 고생하는 사람 많아. 확실히 엄마랑 따뜻하게 자고 그렇게 했던 것이, 생리통에 효과가 있었나 봐요!"

생리통이 처음 시작하는 시기인 초등학교 때 이미 몸을 따뜻하게 했더라면 33살이 될 때까지 생리통을 겪지 않고 살았을 것이지만, 지금이라도 몸을 따뜻하게 하여 생리통으로 인한 고통이 덜어지게 된 딸과 지켜보는 엄마의 모습이 앞으로도 생리통은 없을 것으로 확신하게 된 것이다.

성년이 된 두 딸과 사는 k 씨는 늘 아이들 눈치 보기가 바쁘다. 허리가 아프고 또 아이들이 민감해서 함부로 말도 못 하고 그냥 엄마로서 아이들 옆에 있는 것이 좋을 뿐이다. 언제나 아이들이 아프지 않고 건강할 수 있을까 필자와 함께 고민하는데 아이들에게 특별히 해주는 것보다 그냥 따뜻함이 몸이 얼마나 좋은지만 알게 해주라고 했었다.

작은 아이는 필자가 처음 봤을 때

"너는 술을 먹으면 안 되겠다! 특히 맥주는 더 마시지 말고."

이렇게 타이른 적이 있었는데 어느 날 k 씨에게 아이가 술을 먹다가 힘들다고 해서 병원으로 가야 할지 집으로 가야 할지 전화가 왔다고 해서 그냥 집으로 가라고 했었다. 집에 가서 따뜻하게 해주고 몸을 쉬어 주라고 했었다.

생리와 술이 무슨 관계가 있을까?

생리 때가 되면 진통제를 먼저 찾고 진통제를 늘 준비하는 아이들에게 따뜻함의 중요성을 알게 해주면 생리 때도 따뜻함을 찾음으로써 진통제를 멀리하고 그만큼 몸도 편하게 지나게 되는 것이다.

처음부터 엄마가 사춘기에 접어들면서 처음 생리를 시작할 때 '그때는 몸을 따뜻하게 해줘야 한다!'라고 알려주면 좋을 텐데 엄마도 생리 때는 몸이 따뜻해야 한다는 그런 경험이 없어서 나중에야 몸이 따뜻함을 알게 된 경우로 성인이 된 아이에게 '무작정 따뜻하게 하고 자고 따뜻하게 해!' 말하면 아이가 반발부터 할 것이고, 위의 경험처럼 어느 순간 아이 몸이 불편할 때 그때 몸속에 열을 넣고 아이의 몸이 편하게 되는지를 직접 알게 해주면 자연스럽게 그때가 되면 따뜻함 속에 몸을 쉬게 할 것이다.

"선생님 요즘에 아이랑 말을 잘 안 하는데 그래도 아이가 더운 날씨에도 매트를 켜고서 잠을 자나 봐요! 아이가 나간 다음에 가서 보면 아직도 따뜻하네요!"

아이가 따뜻함 속에 살고 있다는 것으로 엄마의 마음도 편해지는 것이다.

38. 잇몸이 꽉 조인다

진주에 사는 몸이 차가운 65세 김 모 씨는 잠을 못 자고, 잇몸이 들떠 음식을 맘껏 씹지 못해 결국 임플란트까지 했지만, 왼쪽은 그나마 음식이 씹어지는데 오른쪽으로는 제대로 씹지 못해 임플란트가 잘못되었나 하는 생각에 매일 껌을 열심히 씹고 그나마 오른쪽 치아로 음식을 씹는 것도 껌 씹는 것으로 도움을 받았다고 필자에게 말했었는데, "신기하네요! 선생님 방법대로 따라 하다 보니 요즘에는 껌을 씹지 않는데도 음식이 잘 씹어집니다! 제 치아가 바뀐 게 아닌데 음식이 잘 씹어지네요!"라며 명랑한 목소리로 즐거움을 전해줬다.

치아가 나쁘다! 잇몸이 벌어지는 것은 나이를 먹어서 이를 잡아주고 지탱해 주는 힘이 떨어진 잇몸이 원인이다. 이가 흔들리면 대부분 먼저 생각하는 것이 '음식을 씹을 때마다 이가 흔들리니까 내 치아가 나빠졌다!'라고 고민을 시작하고 평소에 잘 먹는 빵을 먹으면서 이를 단단하게 할 것인가 고민한다.

단단했던 치아가 흔들리는 것은 치아를 단단하게 잡아줘야 할 잇몸이 약해졌기 때문에 치아가 흔들리고 딱딱한 음식을 씹지 못하고, 잇몸을 이루는 근육이 약해져 잇몸이 무너져 내린 것이다. 임플란트를 시술 과정을 살펴보더라도 흔들린 치아를 뽑고서 바로 임플란트를 심지 않는다. 치아를 뽑고서 잇몸이 임플란트를 잡을 수 있는 잇몸이 될 때까지 3개월~6개월 시간을 두고 관찰하는데 잇몸이 단단해졌는지 과정을 보고 임플란트를 심게 되는 것이다.

86세 분당의 할머니는 쪼르륵 빠진 치아를 임플란트로 세우기로 생각하고 흔들렸던 치아를 뽑은 후 6개월이 지났는데도 단단하지 못한 잇몸으로 인해 임플란트 심는 시간이 자꾸만 미뤄졌다.

"잇몸이 언제 아물게 될지 모르겠네요!"

몸이 단단해질 때까지 또다시 몇 개월을 기다리게 될지 막막한 것이다.

젊은 사람들의 경우 치아를 뽑고서 1달 만에도 임플란트를 심기도 하지만 결국 80세가 넘은 나이도 있었고, 당뇨와 파킨슨을 앓고 있다는 것은 더욱 혈액순환이 안 되어 생각했던 것보다 잇몸이 차오르는 시간이 걸리게 되는 것이다.

할머니의 몸도 차갑고 잇몸에 혈액이 잘 가지 않았기에 결국 필자의 방법을 가지고 잇몸에 신경을 쓰는 것보다 좀 더 잘 자고 몸을 따뜻하게 그리고 잇몸에 영향을 주는 방법을 할머니의 딸에게 방법을 알려줬다.

'잇몸이 많이 좋아져서 다음번에 임플란트를 할 수 있겠다'는 답을 받은 경우도 잇몸 하나에 집중하지 않고 몸을 따뜻하게 함으로 인해 잇몸이 임플란트를 심을 수 있는 몸의 상태가 된 것이다. 몸이 따뜻해지는 것은 혈액의 흐름이 좋아짐으로 인해 몸의 영양소가 세포에 전달이 잘 되는 것으로, 잇몸까지도 혈액순환이 잘 됨에 따라 잇몸 근육에 영향을 주고 잇몸이 단단해지고 흔들렸던 치아를 단단히 잡아주는 것이다.

필자가 늘 이야기하는 질병은 질병대로, 심지어 항암을 하더라도 먼저 몸을 따뜻하게 해야 하고 디스크가 있더라도 몸을 먼저 따뜻하게 해야 하고 하물며 감기에 걸리더라도 먼저 몸을 따뜻하게 해야 한다.

"암이 중요해서 어떻게든 항암을 끝내고 암이 완치되면 한번 보러 갈게요!"

파킨슨이나 암이나 오랜 시간이 걸리는 싸움이고 끝나지 않는 싸움인데 처음 질병과 싸움을 해보는 사람은 그 긴 싸움이 언제 끝날지도 모르면서 싸움이 끝나면 필자를 보러오겠다는 말은 결국 오지 않겠다는 말이 되고 만다. "항암 하든 수술을 하든 방사선 하든 다른 검사를 하든지 한번은 다녀가면 좋을 듯합니다."란 말이 귀에 들어가지 않는 것이다. 항암을 몇 차례 하면서 몸이 추워서, 집이 추워서, 밖에도 못 나가고 면역이 떨어져서 사람들을 만나면 안 되고, 결국 추운데 아무것도 하지 않고서 암이 나가야만 그다음을 하겠다는 생각이 사로잡혀 있는 것이다.

암 때문에 매스껍고 입맛이 사라졌어요!

암 때문에 그런지 잠자기가 힘들어요!

암 때문에 그런지 바람이 살짝만 불어도 소스라치게 몸이 움츠러들어요!

암은 어떻게 되든 일단 잘 먹고 잘 자고 운동할 수 있는 몸은 되어야 하는데, 그렇지 않아도 항암 때문에 몸이 힘든데 더욱 못 먹고 못 자면 감기라도 이겨내는 시간이 걸리게 되고, 건강은 점점 멀어질 수밖에 없는 것이다.

잠 잘 자고 잘 먹는
밤참을 먹어야 밤에 잠을 잘 잔다.

39. 무릎 통증이 좋아졌네요!

과천의 a 씨는 딸들의 손에 이끌려 필자에게 왔을 때 이미 무릎 수술을 해야만 한다고 생각을 굳게 하고 있었다. 무릎주사를 맞으면 맞을 땐 편한데 시간이 지나면 다시금 아프고, 다리 운동조차도 이제는 한계점에 봉착된 것 같아서 수술을 결심한 터였다.

무릎에 통증이 나타나는 것은 연골이 닳아서 염증이 심하다는 것인데 필자는 그런 말을 잘 믿지 않는다. 먼저 자세를 바르게 하는 것, 즉 무릎에 힘이 덜 실릴 수 있게 몸의 구조를 다시금 세우는 것 첫 번째이고, 그리고 무릎에 혈액순환이 잘 될 수 있게 만들어야 한다. 골반이 틀어지고 몸의 구조적인 것으로 인해 무릎에 통증이 시작되고, 그 통증이 심해지면 운동력이 떨어질 수밖에 없는 무한 쳇바퀴와 같은 것이기에 먼저 몸을 반듯이 해서 무릎에 체중이 실리지 않게 해주어야 한다. 제아무리 좋은 수술을 했더라도 이미 틀어진 골반의 위치를 바로잡지 못하고, 다시금 예전의 잘못된 무릎 각도를 유지하고 몸무게가 실리면 결국 수술한 무릎에 통증이 시작되고 영영 무릎을 사용하지 못하게 되는 결과를 얻을 것이 뻔한 것이기에 먼저 몸의 구조를 봐야 한다.

그리고 다음은 몸을 따뜻하게 하는 것이다.

이미 필자에게 오기 전에도 따뜻한 소금 자루를 만들어 대고 그래도 잠을 자지 못해서 고통스러운 날들을 보내지만 어떻게 따뜻하게 해야 하는지 좀 더 배워야 한다.

"무릎에 통증이 심하지요? 그럼 무릎을 따뜻하게 해봅시다!"

"비 오는 날이 무릎이 편하던가요? 햇볕이 좋은 날이 무릎이 편하던 가요?"

필자가 너무 바보 같은 질문을 하는 것 같지만, 이 책의 처음도 열이고, 끝도 열이고 열을 빼놓고서는 무릎도 편해질 수 없는 것인데 핵심은 '무릎을 어떻게 따뜻하게 할 것이냐!'이다. 어떤 열이 몸속에 들어가야 무릎이 시원해지고 덜 아파지는지 아는 것이 중요하고, 비 오는 날에도 햇볕 좋은 날같이 몸을 따뜻하게 하고 무릎을 따뜻하게 하는 것이 중요하다.

"비 오는 날 이렇게 몸이 편하게 지나갈 줄 몰랐어요!"

– 3도의 비밀

필자의 프로그램을 3년 동안 열심히 잘 따라 하는 y 씨는 어느 날

"3도의 비밀을 알았어요!"

"무슨?"

"어젯밤에 그렇게 잠이 안 와서 이리저리 쿵쿵 뒤척이다가 안 되겠다 싶어 눈으로는 보지 않고 그냥 삐, 삐, 삐, 그렇게 눌렀더니 그냥 잠에 떨어졌어요!"

평소에 그렇게 잠이 잘 왔었는데 갑자기 연이틀 찬 바람이 불어서 쌀쌀했는지 잠을 못 이루다가 평소보다 매트 온도를 3도를 더 올렸더니 잠이 오더라는 것이다.

"몸이 원하는 온도가 있는 줄 몰랐네!"

평상시에 그냥 눕기만 하면 잤었는데 너무 잠이 안 와서 바닥 온도가 50도에서 자다가 세 번 눌렀으니까 53도에서 예전처럼 잠을 잤다는 이야기다.

그렇듯 몸 온도는 사람마다 다르고, 사람마다 받아들이는 온도가 다르고, 외부의 기온에 따라 몸은 더 높은 온도를 찾게 되고 편안함을 느끼게 되는 것이다.

– 비염

G 씨는 잠자는 것 그리고 몸이 가려운 것에 신경이 쓰였지 비염에 크게 신경 쓰지 않는 듯 보였다. 일반적으로 비염이 환절기 봄, 가을에 콧물이 흐르고 코가 막혀 괴롭게 하는 질병이긴 한데 G 씨는 8월 한여름에도 힘겨워 보였다. 필자가 G 씨를 필자의 방법으로 잠깐 편하게 해주겠노라고 했을 때도 그렇게 믿지 않는 표정을 지었다.

"대박 신기하네요! 코가 완전 뻥 뚫렸어요! 숨쉬기도 편하고!"

5분 정도가 지나서는

"와, 이젠 머리도 맑아졌네요!"

항상 몸이 좋게 하는 방법은 아픈 사람이 제일 잘 안다고 하지만, 경험하지 못한 것을 경험하게 해줬을 때 새로운 경험치가 되고 건강하게 되는 것이다.

비염을 낫게 하기 위해서는 콧물이 흐르지 않게 하고, 호흡이 좋게 만들어야 한다. 비염이 낫는다는 것은 기본적으로 콧물이 흐르지 않게 하는 것이다. 콧물이 흐르지 않게 하는 것은 즉 콧속의 상처가 나지 않게 해야 하고, 상처가 난 것을 빨리 낫게 해야 한다. 비염 상처를 낫기 위하여 흔히들 스테로이드제를 사용할 때는 괜찮고 사용을 중지하면 더욱 비염이 심해진다는 것을 오랫동안 비염으로 고생하신 분들이 더 잘 아는 사실이다.

비염약을 가지고 비염을 고친 사람이 한 사람도 없더라! 단지 계절이 바뀜으로 인해 조금 약해졌다가 다시 건조해지는 겨울이 되면 심해지고 또 봄이 찾아오고 꽃가루가 날리면 작년과 마찬가지로 콧물이 주르르 흐르게 될 것이다.

"차가운 외부에 있다가 실내에 들어가면 콧물이 저절로 신발까지 떨어져요!"

김포에 사는 s 씨는 새벽에 찬바람을 맞으며 일을 함에 따라 자연히 비염이 따라왔다고 생각했지만, 비염이 비염으로 끝나지 않고 전체적인 몸이 차가워짐으로 왔다는 것을 알게 되는 것은 그리 오랜 시간이 필요치 않았다.

"내가 비염약을 10년 이상 먹은 사람인데 절대로 안 고쳐지지!"

그렇게 안 된다고 큰 소리치던 S 씨나 비염으로 고생하는 다른 사람도 마찬가지로 단 몇 분 만에 숨쉬기가 편해졌다고 하고 콧물이 멈추는 것은, 절대로 우연이 아니기에 몇 년이 지나도 비염으로 고생하지 않는 것이다.

"비염을 누가 낫게 해준다나? 아니 숨쉬기가 편해지고 콧물만 안 흐르면 되지!"

몸을 따뜻하게 해서 숨쉬기 편하게 하고 콧속에 상처가 빨리 낫게 하여 콧속 비염에서 탈출하는 지름길이다.

40. 입술이 빨간색으로 돌아왔어요!

"파랬던 입술이 빨간색으로 돌아왔어요!"

남자들은 모르고 여성분들만 아는 사실 입술 색깔에 따라 건강이 보인다. 차가운 날씨에 입술이 보라색으로 바뀔 정도로 입술은 몸의 온도계라 할 수 있고, 입술의 색깔에 따라 피부의 색깔을 보고 혈액순환의 정도를 알 수 있다. 그 사람의 건강과 나이까지 가늠할 수 있고, 나이 들어감에 따라 메마르고 혈색이 없던 입술이 생생한 모습으로 돌아왔다는 것은 몸이 건강할 때로 돌아갔다는 것으로 건강의 최고의 목표치에 왔다고 할 것이다.

아프거나 몸이 약했던 사람이 몸이 건강하고 따뜻하면 일반적으로 통증이 줄어들거나 피부가 좋아지는 일들은 많이 일어나지만, 입술 색깔이 젊었을 때 입술처럼 빨간색으로 돌아가는 경우는 놀라야 하고 쉽게 만들지는 일이 아니다. 그만큼 혈액순환에 있어서 입술의 색깔은 쉽게 좋아지지 않고 추위에 의한 동상이나 호흡의 불안으로 인해 보라색으로 바뀌거나 다시 몸이 회복되면서 원래대로 색깔이 돌아오고 일반적인 입술의 색깔에서 젊었을 때 예쁜 입술을 갖는 것은 생리적으로 몸이 예전보다 젊어지는 것을 의미하는 것이기에 극히 이례적인 일이라 할 것이다.

입술 색깔이 돌아왔다! 몸이 젊어졌다!

41. 몸이 좋아지는 좋은 경험을 했어요!

성년이 된 두 딸과 사는 k 씨는 늘 아이들 눈치 보기가 바쁘다. 허리가 아프고 또 아이들이 민감해서 함부로 말도 못 하고 그냥 엄마로서 아이들 옆에 있는 것이 좋을 뿐이다.

작은 아이는 필자가 처음 봤을 때

"너는 술을 먹으면 안 되겠다! 특히 맥주는 더 마시지 말고."

이렇게 타이른 적이 있었는데 어느 날 k씨에게 아이가 술을 먹다가 힘들다고 병원으로 가야 할지 집으로 가야 할지 전화가 왔다고 해서 그냥 집으로 가라고 했던 것은 그 아이에게 이미 타이른 적이 있었기 때문이다. 집에 가서 따뜻하게 하고 그냥 잠만 자라고 했었고, 아이는 다음 날 생생해졌다고 했다.

아이에게 왜 맥주를 마시지 말라고 했을까? 이미 아이가 몸이 심하게 약했기 때문이고, 당연히 생리통은 더 심해질 것이 뻔했기 때문이고 생리로 진통제를 찾듯이 술만 마시면 응급실을 향할지 모른다. 아이들은 본인들이 경험을 가지고 살려고 한다. 생리 때가 되면 진통제를 늘 준비하는 아이들에게 따뜻함을 알게 해주면 잠시 누웠던 따뜻함이 자연히 생리 때도 따뜻함을 찾음으로써 진통제를 멀리하고 그만큼 몸도 편하게 지나게 되는 것이다.

사춘기에 접어들면서 처음 생리를 시작할 때 생리 기간에는 몸을 따뜻하게 해 줘야 한다고 알려주면 좋을 텐데 엄마도 몸이 따뜻해야 한다는 그런 경험이 없어서 나중에야 몸이 따뜻함을 알게 되어서 성인이 된 아이에 '무작정 따뜻하게 하고 자고 몸을 따뜻하게 해!' 하면 아이는 반발부터 할 것이다.

"선생님, 요즘에 아이랑 말을 잘 안 하는데 그래도 더운 날씨에도 따뜻하게 하고 자나 봐요! 아이가 나간 다음에 보면 매트가 따뜻하네요!"

아이가 따뜻함 속에 살고 있다는 것은 앞으로 딸이 아프고 힘들 때마다 위로처가 생기는 것을 엄마는 알기에 마음이 편해진 것이다.

"나는 50이 넘어 알았는데 우리 아이는 20대에 따뜻한 것을 알아서 다행이다!"

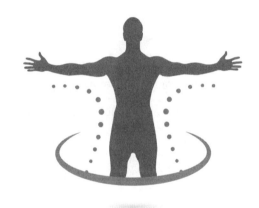

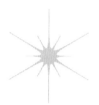

"10년 전에만 알았어도 좋았을 텐데!"

90살 되신 분이 필자의 운동법을 보고하셨던 말씀이고, 그 운동법을 열심히

따라 하는데 당신은 나이 먹었다고 포기한다.

꿈은 포기할 수도 있지만, 건강은 포기하면 안 된다!

6장

몸을 따뜻하게 하는 천송 운동법

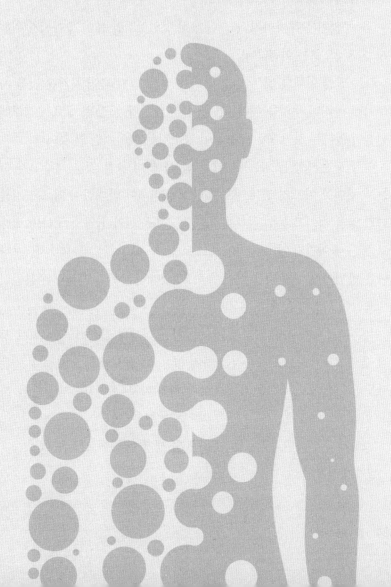

1. 몸에 관심이 있나?

책을 내기 전에 오랜 친구들과 식사 자리에서 자연스럽게 건강 이야기가 나왔었다.

"손발이 차가워서 ○○○을 하고 있어서 너무 좋아!"

"음, 무엇이든 해봐야지! 좋으니까 하고 있겠지만 몸이 좋아지기 위해서는 그것으로는 어림없어!"

라는 말을 이해할까? '어림없어!'라는 말에 '그럼 몸이 차가운 것을 따뜻하게 하려며 무엇을 해야 해?'를 묻지 않는다는 것은 새로운 정보에 관심이 없다는 것이기에 계속 몸이 약하다는 이야기만 할 것이다.

'이상 좋은 방법은 없는 걸까?'는 곧 몸에 더 좋은 것을 해주고자 하는 욕구이고 아프기 전에 정보를 알고 준비해야 막대한 수업료를 지불하지 않을 것이고 몸의 상태를 파악하고 노력하거나 알지 못하면 절대로 몸은 좋아지지 않고 본인이 스스로 몸을 포기하는 것이다. 지금보다 나은 방법이 있다는 것을 찾아야 하고, 없다면 본인이 만들어야 본인의 세포들이 힘겹지 않게 되는 것이다.

'체온이 1도가 올라가면' 등의 이야기는 너무나 잘 알고 있으면서 정작 올리고자 하는 노력은 전혀 하지 않은 듯 필자에게 오시는 분들은 따뜻한 봄날에도 두꺼운 패딩으로 추위와 싸우는 옷차림의 모습을 하고 있다.

"그렇게 추위하면서 몸을 따뜻하게 할 생각 안 했어요?"

필자가 물으면

"그래도 몸을 따뜻하게 하려고 나름 TV에 나오는 비싼 침대도 사고 빛으로 열이 나오는 것을 허리에 차는 것도 있고⋯. 온 집이 의료기기로 가득 찼어요!"

그만큼 몸이 따뜻하도록 노력하고 비용을 많이 투자하여 몸이 따뜻해지도록 노력했지만, 어디가 아프고 잠을 못 자는 사소한 문제로 필자를 찾아오게 된 것은 결국 몸이 차갑기 때문이고 결국 몸의 열 때문에 몸에서 문제가 발생하는 것이다.

몸이 따뜻해지면 좋아진다고 했던 제품들이 도움은 받았겠지만 1%의 부족으로 잠자는 것, 먹는 것조차 해결되지 못하는 것은 열은 열인데 몸에 필요한 열인데 아주 조금의 차이가 결국 몸에서는 많이 부족한 것으로 느끼게 되는 것이다. 때론 광고에 솔깃해져 어떤 질병에서 해방되고 몸이 좋아진다는 말을 믿고 좋아질 것이란 생각은 간절하지만, 현실은 몸이 전혀 좋아질 기미가 보이지 않는 것을 알게 되는 것은 그리 긴 시간이 필요치 않게 될 것이다.

'차가운 몸은 어떻게 열을 넣을 것인가?'란 고민은 해야 하는 것은 결국 여러 질병에서 벗어나는 길이 되는 것으로, 어떤 질병에서 벗어나고자 하는 그 어떤 노력보다 먼저 '그럼 몸속에 열을 어떻게 넣을 것인가?' 고민해야 한다. 책을 보면서 결국 목차만으로 정말 몸을 좋게 하려는 것인지 굳이 책을 처음부터 끝까지 보는 시간 낭비를 줄이는 것처럼 몸에 대해 본인이 전문가가 되어 있어야 그 사람들이 하는 말들을 그대로 듣지 않고 판단할 수 있게 된다.

디스크와 같이 통증이 있다면 골반의 중요성이 첫 번째로 문제 제기되어야 통증에서 빨리 벗어나는 지름길이고 열의 중요성을 일깨워야 통증의 해결안을 주는 것처럼 말이다. 그리고 감기부터 여타 질병이나 고혈압과 당뇨병, 고지혈증의 그리고 암에 이르기까지 공통점은 몸이 차갑다는 것이고, '질병은 몸이 차갑다!'에서 시작되고 몸에 열을 집어넣으면 몸에서 놀라운 변화들을 경험하게 될 것이다.

아픈 사람들은 질병코드를 가지고 어떻게 그 질병을 지울 것인지 고민할 뿐 먼저 몸속에 열을 집어넣으려 노력하지 않는다. 허리 디스크와 같은 통증이 있는 것과 감기와 암과 같은 무시무시한 질병에서 해결되는 방법은 없을까? 먼저 병원부터 다녀보고 모든 노력한 다음에 필자에게 오라고 한다.

"큰 병원들은 다녀보셨지요? 안 다녀보셨으면 먼저 병원부터 열심히 다녀보시고 검사도 해보고… 그다음에 찾아주세요!"

이제 처음으로 시작인 분이 물론 필자에게 오지도 않지만 지나가듯 '열을 넣어보세요! 골반이 중요합니다.'라고 이야기한들 먹히지도 않고 오히려 이상한 눈으로 보는 것이 뻔한 것이다. 약도 열심히 먹어보고 침도 맞아보고 모든 것을 해보고서 비로소 운동도 눈에 들어오고 몸에 열이 필요하다는 것을 알게 된다.

'나이 때문에 아픈 걸 거야.'라며 포기하고, '동네 사람들도 그렇게 살던데!' 확인하고 포기하고 때론 순식간에 낫지 않으면 다 거짓이라고 생각하는 사람도 있고, 질병에 너무 치중한 나머지 '질병이 고쳐진 다음에 운동할 거야!', '질병이 고쳐진 다음에 음식도 잘 먹을 거야!'라고 한다. 질병에 너무 치중하지 않기를 바란다.

2. 비법은 간단하고 명료하다

칠판들의 증상이 각기 다른 증상이지만 멀리서 보면 서로 중첩되고 얽혀서 새로운 증상을 만들어 몸의 증상들이 표현된다고 할 수 있음은 어쩌면 증상 하나만 가지고 해결한들 몸이 건강하다는 것에 대한 답을 얻기는 힘들 것이고, 또 다른 증상을 해결하는 데 긴 시간과 비용이 소비되고 점점 건강에 희망은 사라지고 말 것이다.

몸은 하나인데 구조적인 부분 같기도 하고 몸의 열 같기도 하고 열과 골반을 떼어서 설명할 수 있지만, 설명에 들어가면 두 개의 증상을 설명하다 보면 다시 하나의 증상에 겹쳐 보이게 되는 것이다. 조금 어려운 이야기 같지만 마치 원자물리학에서의 전자는 하나지만 그 전자 하나가 지나간 자리를 살펴보면 각기 다른 두 개의 지점을 동시에 통과한 것처럼 보여서 두 개의 전자가 각기 다른 지점을 통과하는 전자로 보일 수 있어서 두 개의 전자를 확신하게 되는 현상과 몸이 비슷하게 작용한다고 할 수 있다.

왼쪽에 a라는 원자가 있는 것을 확인하고 오른쪽을 둘러보니 그곳에 원자가 하나가 있어 자세하게 보니 왼쪽에 있었던 a라는 원자가 있다. a 원자는 하나인데 왼쪽, 오른쪽, 두 개의 지점에 목격되므로 하나인데 두 개의 원자처럼 보이게 되는 것을, 필자도 이해하기 어렵지만, 원자를 연구하는 사람들은 그럴 수 있다고 생각하고 연구하여 만들어내는 미래 컴퓨터가 원자 컴퓨터인 것이다. 필자는 분명 원자는 하나인데 내가 보는 곳에 원자가 위치함으로 인해 마치 하나의 원자가 동시에 두 개로 보일 수 있다는 것을 이해할 수 없지만 그럴 수 있다! 그럴 수밖에 없다. 또 그렇다고 믿어가는 것과 같다.

'갑자기 원자물리학 이야기를 꺼내었을까?'라고 생각하게 되겠지만 결국 몸에서 나오는 문제를 어떤 관점으로 보고 문제를 해결하느냐에 대한 부분을 설명하고자 하는 것이다. 일반 컴퓨터가 문제를 해결하는데 그림과 같이 순차적으로 나열된 1,000개의 문제를 풀기 위해서는 1번을 처리하고 2번을 처리하고 3번 순차적으로 처리함으로 시간이 오래 걸리고 빨리 처리하기 위해 더 많은 컴퓨터가 필요하게 되어 1,000개의 문제에 1,000개의 컴퓨터가 사용된다면 천문학적인 비용과 공간적인 부분, 무엇보다 시간적으로 길어질 수밖에 없고, 미래의 원자 컴퓨터는 단 하나의 컴퓨터를 가지고 1,000개의 문제를 동시에 복합적으로 해결할 수 있다는 생각에 그 효율성을 연구하고 있을 것이다.

앞에 칠판에 많은 증상 중 하나도 잡지 못하다 보니 다른 증상은 손쓸 새 없이 또 다른 증상이 쌓이게 된다. 필자가 문제의 해결방법에서도 이제는 하나의 컴퓨터가 하나의 문제를 해결하는 것이 아닌, 미래의 원자 컴퓨터가 문제 해결하는 것처럼 몸의 증상들에 대한 것을 병렬식으로 답을 풀어야 몸의 여러 가지 증상들과 질병에 대한 문제들이 해결되는 것이다.

예를 들어

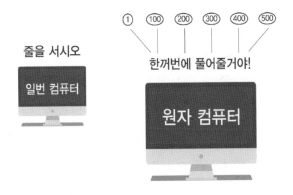

설사, 배 아프고, 명치끝이 아프고, 가슴 두근거리고, 두통이 오고, 오한이 오고, 등이 아프고, 입맛이 없고

문제들이 있을 때 열을 내리기 위해 약을 먹고 설사약을 먹고 두통약을 먹고 소화제를 먹는다면 각기 해결하기 위한 약만 4가지가 되고 약으로 되지 않으면 각기 다른 검사들을 또 하게 되고, 하나의 문제가 해결이 안 되면 이미 뒤따르는 문제들은 풍선에 바람 넣는 것처럼 커지게 되어 언제 터질지 모르는 시한폭탄의 인생을 살아가게 될 것이다.

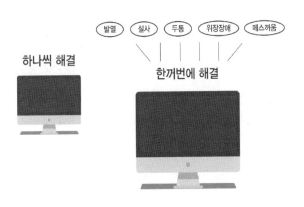

"두통의 원인이 무엇인 것 같습니까?"

물으면 스트레스라고 생각하고 그것에 집중하지만, 스트레스는 물론 거북목, 위장장애, 혈액의 막힘 등 두통은 하나이지만 원인이 콕 하나를 두고 말할 수 없는 것이다. 증상 해결의 방법에서도 역으로 생각해서 설사, 위장장애·소화 불량, 두통, 열 오름 등의 해결안을 찾으라 하면 4가지 증상을 하나씩 풀어보고자 하겠지만 필자의 해결안은 여러 증상을 동시에 해결한다는 것이고, 또 여러 가지 증상을 한꺼번에 풀어낸 것 같지만 하나의 증상을 풀어낼 때 다른 문제들도 해결이 되는 것이다.

하나의 증상을 없애는 데 다른 증상이 없어진다는 것도 앞에서의 양자학을 조금 되짚어 보면 오른쪽의 양자를 없애면 왼쪽의 양자도 사라진다를 이해하면 좋을 것이다. 몸의 증상이 다른 곳에서 다른 증상으로 보이지만 같은 원인으로 인해 만들어짐을 설명하기 위해 원자학 이야기를 할 수밖에 없었다. 질병에 걸렸을 때 집중적으로 그 질병에 집중하고 이곳저곳 검사를 하다 보면 보이지 않았던 나빠진 몸의 상태를 알아가게 될 것이다.

4개의 증상이 있다 할 때 제일 큰 문제에 집중하고 검사하고 문제해결을 위해 뛰어다니지만, 결국 제일 큰 문제 하나의 문제조차 해결하지 못함으로 다음 증상의 해결은 엄두도 내지 못함으로 인해 기존 나빠진 몸의 증상이 새로운 증상을 만들어 도저히 해결할 수 없는 몸이 되고 마는 것이다. 몸의 4가지 증상을 동시에 해결하면 다른 증상이 또 새로운 증상을 만들지 못하고 몸은 빠른 회복의 길을 걷게 될 것이다. 하나의 원자가 어떤 지점에서 눈에 보이면 반대편의 원자도 어느 곳에 있듯이 몸의 증상도 어느 하나가 보이면 당연히 어떤 지점에 증상이 나타나고 특정 지점 증상을 소멸시키면 다른 지점의 원자가 사라지듯 몸의 증상도 사라지는 것으로 마치 원자 컴퓨터의 병렬식 해결안을 처리하는 것이다.

우리 몸에 비유하면 원자는 하나이지만 a 지점의 원자가 있는 것을 확인하고 b 지점으로 눈을 돌려서 봤더니 원자가 있는데 그 원자는 a 지점에 있었던 원자가 있다. 분명 원자는 하나인데 때론 a 지점에 있고 때론 b 지점에 순식간에 이동해 있는 원자를 발견한다. a 지점에서 보았던 그 원자를 사라지게 하면 b 지점의 원자도 사라지고, 또 b 지점의 원자를 사라지게 하면 a 지점의 원자도 사라지는 것처럼 몸에서도 하나의 증상을 없애면 다른 증상이 같이 사라지고 다른 것 같지만 같은 하나의 것이 몸의 증상이다.

건강이 좋지 못한 몸을 좋아지게 하는 것은 하나의 나쁜 증상이 사라지면 다른 나쁜 증상이 사라지고 다른 나쁜 증상이 생성되면 필연적으로 또 다른 증상이 우리 몸에 나타나게 된다는 사실이다. 골반을 통해 몸의 구조적인 것을 이해해야 통증에 대해 이해를 하는 것이고, 몸의 연속성과 연결성을 통해 몸에서 나오는 질병이나 몸의 증상들을 열로써 이해하는 것이다.

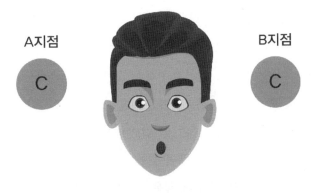

A지점　　　　　　　　　　　　　B지점

분명히 하나 인데!
A지점을 보면 그곳에 C원자가 있고!
B지점에 눈을 돌려 보면 A지점에서 보았던 C원자가 있다!

몸을 이해하는 데 있어서 목이 아프고 어깨가 아프고 소화가 안 되고 두통이 오고 장이 좋지 않게 되는 것은 골반을 이해한다면 풀리는 것이고, 동시에 몸의 열을 넣음으로 몸의 증상들도 사라지기 시작하는 것이다.

뒤에 골프운동을 설명하겠지만 우리는 숫자를 줄이기 위해 골프를 하지만 필자는 단지 몸을 만들기 위해 몸을 회전하는 것으로 골프공이 맞고 배에 근육과 엉덩이 근육, 몸의 유연성, 몸이 펴지는 것이고, 또 골프채가 10개가 넘는 것을 하나하나씩 배우는 것이 아닌 단지 드라이브라는 채 하나만의 골프스윙 동작을 배움으로 나머지 골프채들을 따로 배우지 않고 골프채를 편하게 사용하게 되는 것과 같은 것이다. 뱃살, 근육, 유연성, 지구력의 운동을 각각이 하는 사람이 있고 필자는 오로지 골반을 이용해 모든 운동이 가능하도록 하는 것이다.

따라 해보고 아니면 다른 운동을 찾아라!

몸이 좋아지는 방법으로 여러 운동을 하다 필자에게 오셨던 83세 A씨는 "도서관에서 『골반 때문이야!』를 봤더니 내 몸에 맞는 것 같아요." 며 책을 보고 오셨던 분이었다.

"책을 보고 운동해 보고 있는데 몸에는 좋은 것 같은데 운동이 맞는 것 같은데 운동을 잘하는 것인지 못하는 것인지 봐주세요!"

83세가 될 때까지 도서관에서 여러 책을 보면서 따라 해봤을 것이고 또 살아오면서 수없이 많은 운동을 접했을 터인데 일반인들이라면 이미 눈이 보이지 않아서 '무슨 책이야.' 했겠지만 그래도 건강을 위하여, 또 허리통증에서 벗어나기 위해 책을 찾아보고 필자를 찾아온 것이다.

필자가 만든 골반 운동부터 걸음걸이는 몸의 움직임은 작지만 큰 근육을 사용함에 따라 몸 온도를 짧은 시간에 올릴 수 있는 운동으로 몸에 습관을 만들어 따뜻한 몸을 만드는 것을 위해 만들어 낸 운동이다. 근육을 크게 사용해야 몸에서 쉽게 열이 난다. 골반 운동은 생활 속 짧은 시간에 쉽게 근육이 만들고 몸에 열을 만들어내는 것으로 필자에게 배우시는 분들은 한 번의 운동만으로 몸이 쉽게 따뜻해지고 땀이 빨리 나는 것이다.

"보니까 별거 아닌데 이 정도로 운동이 되겠어?"

육체는 잠자는 자세로 누워만 있는 것으로, 단지 심장이 열심히 뛰는 것만으로, 장이 움직이는 것으로도 운동이 되고 운동하고 있는 것이다. 이때 혈액의 흐름을 이야기하는 것이 기초대사량이다. 기초대사량이 높으면 몸의 에너지 대사율이 높음에 따라 자연히 먹은 음식물의 60%~70%를 몸의 움직임 없이도 사용할 수 있고, 나머지 30% 남짓을 열심히 운동하는 것으로 사용되게 된다. 기초대사량이 높고 낮음에 따라 같은 식단을 가지고 똑같이 먹고 누워만 있더라도 기초대사량이 높으면 소화가 빨리 진행되고 늦으면 그만큼 소화되는 시간이 길어진다.

장의 움직임이 활발하냐 않느냐에 따라 우리 몸이 따뜻한 사람과 몸이 차가운 사람으로 구분되고 몸동작이 크지 않더라도 장기의 움직임이 때로는 건강의 척도로 삼을 수 있는 것이다.

기초대사량을 높이는 방법은 의외로 통증을 줄이기 위한 골반을 사용하게 했을 때처럼 몸의 큰 근육을 사용하게 하고 몸의 장기의 공간을 확보할 수 있다는 것을 이미 『골반 때문이야!』에서 설명했었다. 결국, 장기들이 쉽게 움직일 수 있는 공간을 확보하고, 그 공간을 싸고 있는 속근육을 움직여 주는 것이 골반인 것이다. 골반을 움직일 때 골반을 싸고 있는 근육들과 골반에 연결된 복근과 등 근육 그리고 다리의 근육까지 한꺼번에 움직일 수 있어 골반을 조금만 움직여도 몸이 더워지고 쉽게 열이 나는 것이다.

3. 서 있는 자세부터 바꿔라!

이미 서있는 자세를 바꾸는 것부터 몸은 좋아질 수도 있고, 나빠질 수도 있다. 서있는 자세는 필자의 천송 운동방법으로 근육에 힘이 들어갈 때 에너지를 사용함으로 인해 몸에서 열을 내는 기본적인 자세이다.

몸이 좋아지려면 서있는 자세부터 바꿔라!
걷는 자세를 바꿔라!
아주 작은 몸짓으로 열을 만들어라!

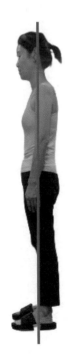 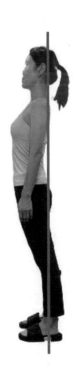

첫 번째, 이케이케 서있는 자세

기존의 상식적인 서있는 자세 그리고 많은 전문가가 가르치고 배웠던 바르게 서는 개념의 왼쪽 그림처럼 일직선에 맞추어서 서야 한다는 생각에서 벗어나야 하고, 필자는 오른쪽의 개념에서 체형을 잡고자 새로운 천송 서있는 자세로 체형교정을 개념을 바꾸고자 노력했다.

먼저 기존의 방식을 바꾸어야 하고, 그 방식대로는 몸의 체형이 좋아질 수 없기에 귀, 어깨선, 골반, 무릎, 복사뼈의 위치가 일직선에서 벗어나야 한다. 필자는 무조건 왼쪽의 그림처럼 서는 것은 권하지 않는다. 단지 오른쪽의 그림의 자세를 만들고 왜 몸이 따뜻해지고 자세가 잘 만들어지는지에 대해 설명할 뿐이다. 바른 자세를 배워 몸을 따뜻하게 하자!

몸이 따뜻해지기 위해 바른 자세를 새롭게 배워라!

이케요 3단 운동
달리기하듯 팔을 앞뒤로 흔들기 운동
골반 흔들흔들 운동법
스쿼트 운동
팔굽혀펴기
골반 걸음

운동을 꼭 해야 하는 이유는 운동을 통해 몸이 따뜻해야 여타 질병에 버티는 힘이 생기고, 산소의 유입량을 올리게 하고 그 산소가 세포 전달되어 세포의 환경을 좋게 하는 것과 쉽게 숨이 차오를 정도로 운동량이 큰 것만큼 에너지를 많이 씀에 따라 몸에 땀이 쉽게 흘러 몸을 따뜻하게 하는 효과가 있다. 체온을 올리고 굽어진 허리와 다리 근육을 키우는 운동이다. 모든 운동의 기본이 되는 기초체력에 있어 다리의 근력과 순발력을 키우기 위한 운동이고, 몸 온도를 올리고 몸의 균형을 잡는다.

가슴을 펴 호흡을 편하게 하고 호흡이 짧은 것을 길게 만들고 어깨 아프고 몸이 아픈 것에 효과적이다.

지금까지의 걸음걸이가 건강을 위한 걸음걸이보다는 많이 걷는 걸음으로 이제 천송걸음으로 늘 엉덩이에 힘을 주고 무릎은 펴는 모습들이 습관이 되고 뇌 속에 골반 천송 골반 걷기가 각인되어 몸도 살아나고 몸이 빨리 따뜻하게 해야 한다.

몸이 차가운가? 허리가 아픈가? 무릎에 힘이 없다면 이제는 골반을 이용해서 천천히 좁은 보폭으로 걸어야 한다.

– 필자가 권하는 몸에 좋은 운동
혼자서 운동하고 몸에 열을 만들고 자세를 좋게 하는 골프

필자는 아팠던 분들에게 혼자서 할 수 있는 운동을 권해 드린다면 부상 위험 없고 몸이 쉽게 따뜻해질 수 있는 골프를 권해 드린다.

"저는 어떤 운동을 하면 좋을까요?"

"골프를 하세요!"

"엥! 골프는 한쪽 운동이어서 저같이 척추측만증은 골프 하지 말라고 하던데요?!"

허리가 아프지 않던 분들도 골프를 하면서 허리가 아프고 온몸이 아프게 되어 그만두게 되는 경우가 많고 골프를 하기도 전에 '골프가 무슨 운동이야!'라고 하시고 또 몸을 잘 쓰지 못하는 분이나 몸에 대해 알지 못하는 분들은 무조건 골프를 하지 말라고 하지만 필자는 골프는 꼭 해야 하는 운동이고, 학교에서 골프를 배우게 한다면 더없이 좋은 운동이 없을 거라고 생각한다.

이미 필자에게 오시는 분들의 경우 허리가 좋지 않은 상태에서 골프 동작을 알려주면 오랫동안 아팠던 허리가 단단해지고 걷는 자세까지 좋아진다고 하는데 골프로 허리가 나빠진다는 이야기는 골반에 대한 이해가 떨어진 골프로 인해 벌어지는 일인 것이다. 그럼 어떤 골프를 해야 할까?

골프는 엉덩이 근육을 크게 만든다.
골프는 가슴근육을 크게 만들고, 어깨를 펴는 운동이다.
골프는 복근의 힘을 사용하는 운동으로 뱃살이 효과적으로 빠진다.
골프는 몸의 균형을 잡아준다.

위의 사항들이 골프에서 만들어지려면 기존의 생각을 바꿔야 한다. 먼저 골반을 가지고서 골프를 해야 한다. 골프가 어려운 운동이 되는 것은 골반의 움직임을 사용하지 않고 팔을 사용하여 골프채를 돌리는 것으로 건강과 먼 운동을 하기 때문이고, 골반의 움직임을 이해하지 못하기 때문에 골프를 할수록 어려운 운동이 되는 것이다.

골프는 눈감고 스윙을 하더라도 공이 맞는 운동이다. 이것이 골프의 단순한 스윙의 메커니즘이고, 일관된 골반의 회전 움직임이다. 어떤 구기 운동에 있어 눈을 감고 공을 쳐서 맞춘다는 것은 불가능하지만, 골프

만큼은 눈을 감고서 공을 때리고 맞출 수 있는 운동이기에 너무나 쉬운 운동이고 혼자서 할 수 있고 언제 어디서든 할 수 있는 장점이 있다.

골프를 할수록 골프공을 맞추는 것이 어렵고 거리를 늘리기 위해 힘을 주다 보면 어깨 허리부상의 위험이 커지는 부담 때문에 힘들다고 한다. '왜 수백 수천 번 스윙을 해 봤는데 공이 맞지 않고 비거리가 짧아지는 것일까?'라는 의문에 답하기 전 운동하려고 하는지 긴 거리만 보내려고 하는지 돌아봐야 한다.

너무나 쉬운 운동이 어려운 운동이 되는 것은 처음에 어떤 몸의 근육을 사용하느냐에 따라 어렵고 쉬운 운동으로 구분되는 것으로, 골반을 사용한 골프가 되고 골반의 회전력을 이용함에 따라 운동은 극대화되는 것이다.

이미 운동법에서 골반의 중요성과 골반이 움직일 때 몸의 열이 빨리 나고 그로 인해 몸이 따뜻해진다고 설명했었다. 골반을 이용한 골프를 하면 예쁜 골프스윙 자세가 나오고 그만큼 거리는 물론 정확성까지 만들어 낼 수 있는 것이다.

처음 골프를 할 때 팔을 가지고 골프채를 휘두르게 되는데 결국 팔을 힘을 가지고 골프채를 회전시켜 골프공을 맞추면 처음에는 거리도 잘 나가고 잘 되다가 점차 스윙속도를 내기 위해서 큰 힘을 사용할 때 즈음은 이미 너무나 많은 골프채의 회전력을 미쳐 몸에서 받아 주지 못하므로 인해 비틀거리고, 심지어 갈비뼈가 부러지거나 골프엘보로 인해 고생하게 된다. 팔과 상체의 스윙은 회전의 한계점에 부딪히게 되고 비거리의 상승을 멈추게 되는 것이다.

아이언은 140m, 150m의 거리가 나가더라도 드라이버는 200m를 간신이 넘기는 경우가 골반을 사용하지 못하고 팔로만 스윙을 하는 경우이고, 정확한 정타가 나오기 어렵게 되는 것이다. 아이언은 팔만 흔들어 스윙이 가능하다. 그렇지만 채가 길어지는 드라이버나 우드를 치면 생각만큼의 거리감을 찾을 수 없게 되는 것이다. '눈감고 칠 수 있는 골프공이 왜 맞지 않고 자꾸 빗겨서 맞지? 왜 슬라이스 병이 생겼지?'는 골프의 기술적인 부분이 아닌 몸의 운동성을 어떻게 받아들이고 근육들을 사용하느냐에 따라 혹과 슬라이스의 고질병도 사라지는 것이다. 골프의 기술이 부족한 것이 아닌 몸의 사용설명서를 잘 못 이해한 것이다.

슬라이스나 혹이 나는 것도 골반의 회전력을 이해할 때 비로소 사라지게 되는 것이다. 공을 멀리 보내려면 하체의 지지력이 단단해야 한다. 하체의 지지력이 떨어지면 몸의 중심이 흔들림으로 의해 골프채와 골프공의 흔들림이 발생하고, 이렇게 타격하는 것은 결코 쉬운 방법이 아님을 알게 될 것이다.

상체나 팔은 움직임은 최소화하고 단지 골반을 움직임으로 인해 상체를 자연스럽게 돌아가게 하는 방법을 모색해야 한다. 골프를 처음 시작하는 분들에게 처음부터 골반만 회전시킬 때 골프공을 잘 맞추고 쉽게 이해하고 골프를 10년, 20년 동안 열심히 쳤는데도 샬로잉과 레깅 의미를 모른다면 골반의 움직임에 대해 다시 배워야 하고 골프도 처음부터 다시 배워야 할 것이다.

샬로잉과 레깅은 골반의 움직임이 상체의 회전력을 이끌어 줄 때 자연스럽게 만들어지는 결과물들이기에 반대의 스윙, 즉 팔을 돌리거나 상체를 돌려 골반이 나중에 따라가게 되면 샬로잉과 레깅의 기술은 절대로 나올 수 없다. 엎어치는 동작으로 훅이 나오고 악성 슬라이스가 만들어지는 동작이 되는 것으로 골프의 스윙을 배우기 전에 골반의 회전을 배우는 것이 골프를 빨리 배우게 되는 것이다. 골반의 움직임에 따라 누구는 골병 프로, 무늬만 프로가 되고 누구는 허리가 단단하고 뱃살부터 빠지는 골퍼가 되는 것이다.

골프는 골반을 기반으로 해서 골반이 회전함으로 인해 백스윙이 완성되고 골반이 회전을 시작할 때 상체가 골반을 따라 움직이고 팔은 사용하지 않더라도 자연스럽게 골프채를 잡는 정도의 힘을 쓰는 메커니즘을 가져야 스윙이 예뻐지고 생각하는 만큼의 비거리를 얻게 되는 것으로 골병이 아닌 골퍼가 되는 것이다. 골프는 골반의 회전력을 발가락이 받쳐주고 회전의 힘을 큰 근육을 사용함에 따라 몸이 따듯해지는 것이다.

골반의 근육을 사용함에 따라 몸이 빨리 따듯해진다.
엉덩이 근육을 사용해서 몸을 회전시킨다.
왼쪽 다리에 체중이 실리도록 몸을 이동시킨다.
배의 근육이 서로 엇갈리는 형태로 회전한다.

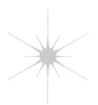

차갑던 몸이 따뜻함을 찾음으로 인해 원인을 몰랐던 질병이나

쉽게 생각했던 감기부터 그리고 요즘 유행인 코로나 19의 영향 안에서도

어떻게 잘 견디게 되는지 알게 될 것이다.

7장

몸을 살리는 열을 찾아라!

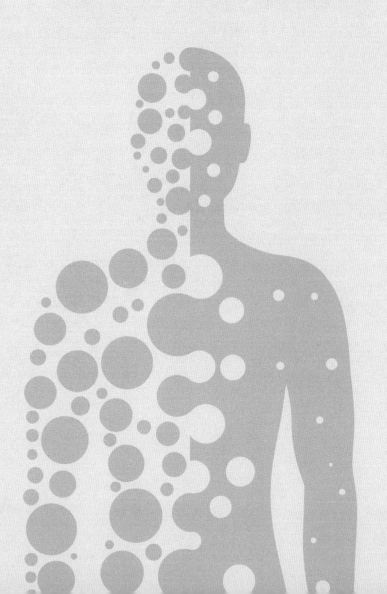

몸을 살리는 열에 집중하라!

　몸을 살리는 열이 있고, 그 열은 세포들이 좋아하고, 세포들이 좋아함에 따라 몸은 좋아지고 질병에서 멀어진다.

　나이를 먹고 늙어가고 질병에 지치는 것은 몸에서 열을 잃어가는 것이고, 몸이 건강하기 위해서는 세포가 좋아하는 열을 찾고 몸속에 넣어줘야 한다.

1. 몸이 좋아하는 열을 찾아라!

왜 운동을 하라고 할까?

근육을 만들고 몸에서 열을 만들어야 한다는 것이다. 당뇨병이나 혈압이 있는 사람들은 의사에게 "운동하셔야 합니다."라는 이야기를 듣게 된다. 병원에서 왜 운동하라고 할까? 이미 당뇨나 혈압이 있다는 것은 운동 부족으로 인해서 그 질병이 왔다는 이야기나 마찬가지다.

그럼 운동을 게을리해서, 어느 날 몸이 갑자기 아파서 그리고 알 수 없는 질병에 몸겨누워만 있다면 운동이 될까? 아파서 운동할 수 없는 몸을 운동할 수 있는 몸으로 만들어가는 것, 즉 아팠던 몸이 회복되고 건강해질 수 있는 지름길이 몸속에 열 때문이다.

필자도 원인을 알 수 없는 질병으로 손가락 하나도 까딱거리지 못하고 누워있으면서 고민했던 부분들은 내 생각대로 조금이라도 몸이 움직여 주었으면 하는 것이었다. 단지 손가락, 발가락 하나 까딱이는 데 온 힘을 다하는데도 움직이지도 못하고 내 몸을 내가 제어하지 못한다는 것은, 약으로 그리고 현대의학으로는 도저히 불가능한 숙제였기에 필자에게는 오히려 새롭게 몸을 알아가는 계기가 되기도 했었다.

움직이지 못하면 살아있는 것도 아니고, 숨만 쉬는 상태에서 절망과 좌절이 앞선다. 어떻게든 방법을 찾아보겠노라고 인터넷을 뒤져 논문을 밤새 찾아보고 노력할수록 오히려 거대한 장벽에 가로막히는 것만 느끼게 할 뿐이었다. 손가락과 발가락이 어떤 때는 움직이고 어떤 때는 전혀 움직이지 않고 절망 속에서도 그나마 심장만은 잘 뛰고 있는 것에 큰 위안이 되기도 했었다. 심장도 근육인데 멈추면 어떡하나 꼬리에 꼬리를 무는 불안한 생각들은 급기야 모든 것을 엎어두고서 이래죽으나 저래죽으나 몸이 조금 좋아지는 날에 산에 가보자는 생각에 무작정 버스를 타고 김포에 있는 문수산에 올라가기도 전에 길바닥에 발라당 누울 수밖에 없었다.

'이래서 죽나 보다!' 발라당 누워서 하늘을 바라보는 것은 그나마 조용하게 뛰던 심장은 가슴을 튀어나올 듯 방망이질을 하고, 숨 쉬는 것이 얼마나 힘든지 나중에는 갈비뼈조차 통증이 밀려옴을 느끼면서 문수산 등산로 초입으로 119를 불러야 하나 또 고민하다 보니 30 여분이 지나 숨은 다시금 안정으로 돌아오고 몸도 움직일 수는 있었다. 30분 정도 몸이 힘들다가 회복되었으니까 '좀 더 올라가서 다시금 올라가다가 힘들면 또 누워도 되지 않을까? 그러다가 정말 못 일어나면 119를?' 이렇게 죽나 저렇게 죽나 마찬가지고 집에만 있게 되면 어차피 사람 노릇 못하게 되는데 그런 체념 속에 발은 산에 다시 오르기 시작했고, 그날 이후로 눈이 오나 비가 오나 산 정상까지 오를 수 있었고 건강한 몸을 만드는 것에 그리고 건강하게 하기 위한 삶을 살아가고 있다.

그날 산에서 배운 것이 '열 때문이야!'다. 같은 몸이지만 평소에 집에서 누워만 있을 때는 몸속에 열을 적게 필요로 하기도 하지만 몸을 일으켜 세우기에는 너무 미약한 몸의 열이었고, 산을 타고 움직여서 몸에 만들어진 열은 근육을 일으키고 신경을 깨우는 열이었다. 열은 몸을 깨우기도 하지만 쉬게도 하고, 힘이 없던 세포들을 깨우고 힘이 나게 하는 것은 곧 세포들이 깨우고 쉬게 하여 지쳤던 몸이 다시금 일어날 힘도 생겨서 얼굴에도 생기가 도는 것이다. 일하거나 운동을 하고 다음 날 힘들

듯이 아팠던 사람들의 몸은 충분한 휴식이 부족했고 몸이 쉬어주어야 하는데 그냥 누워 자는 것이 능사는 아니다. 잠을 잔다고 해서 피로가 사라지지 않는 것은 휴식에 도움이 되지 못하는 잠인 것이다.

그냥 자고 누워있음이 쉬는 것은 아니다. '편하다! 좋다!'라는 것은 곧 세포들의 휴식이고 몸의 휴식이 되는 것이고, 누워있어도 편하지 못하면 휴식이 되지 못하는 것이다. 아픈 사람들은 차가운 몸 때문에 죽을 것 같고 열 때문에 심했던 통증이 약해지고 열 때문에 죽었던 몸이 살아나기도 하고 못 먹었던 사람이 잘 먹고 잘 자기도 한다.

필자에게 걸려온 전화 속의 목소리는 가장 기본적인 것 먹는 것, 자는 것, 무기력, 심지어 피곤함에 지쳐있다는 것에 대한 문제점을 이야기한다. 목소리만으로 알 수 있는 것은 몸이 차갑다는 것으로, 몸의 차가움을 해결하지 못하면 해결하지 못한다고 단정 지어 말을 해준다. 그럼 '왜 몸속에 열을 집어넣는 것을 병원에서 하지 않지?' 또 '병원에서 알려주지 않고 단지 운동만 하라고 하지?'라고 하는 것은 열을 몸속에 집어넣고서 몸이 달라진 분들이 처음에 갖는 의문점일 것이다. 몸속에 열이 들어가는 것 같지만 이삿짐을 옮기는 사다리차도 어떤 사다리차는 20층까지 올라가는 사다리차가 있고, 5층까지 올라가는 사다리차가 있어 20층을 이사할 때 5층까지 올라가는 사다리차는 쓸모없게 되듯이 우리 몸이 원하는 열도 몸에서 원하는 열이 각각이 다르다 할 것이고, 몸에서 원하는 열을 몸속에 넣어야 몸이 편해지는 것이다.

필자도 초기에 몸속에 열을 넣기 위해 운동을 했지만 이미 몸이 차가워진 분들의 몸을 따뜻하게 해줄 수 있는 열을 넣는 재료를 찾기 위해 지방을 돌고 다니면서 특별한 돌을 가지고 매트를 제작하는 사장님도 만나보고, 재료에 35가지가 섞인 세라믹 전문가의 의견도 들어봤지만, 필자가 원하는 데이터를 가지는 재료를 찾기는 쉽지 않았다. 단지 몸에 열만 잘 들어가면 되는데! 직접 기획하고 구상해 보고 아래의 8가지 조건을 두었다.

1) 8시간 이상 누워서 자야 하는 곳이니까 전자파에서 자유로워야 한다.
2) 누워있어도 화상의 위험이 없어야 한다.
3) 몸속 깊숙이 들어가는 열을 느낄 수 있어야 한다.
4) 미지근한 열로는 안 된다.
5) 눕자마자 10초 안에 좋다는 느낌이 있어야 한다.
6) 열선 자국이 몸에 남지 않아야 한다.
7) 땀이 흐르더라도 어지럽지 않아야 한다.
8) 열 파동력이 커야 한다.

공황장애나 위장장애를 겪고 있는 분들은 몸속에 열이 들어가면 너무나도 쉽게 잘 자고 잘 먹게 되는데, 이것을 해결하기 위해서는 기존 방식을 버려야 하는 것들이 많다. 기존에 쓰고 있던 침대며 부드러운 매트리스, 소파, 정수기, 자주 먹는 음식들은 버려야 한다. TV에 나오는 좋은 기구들을 사용하고 있는데도 몸이 차갑고 춥다면 생각부터 버리고 정리해야 한다. 몸이 춥다면 그것이 몸속에 열을 못 넣는 것이기에 필자는 사용하던 기구들을 미련 없이 버려야 몸이 살아날 기미가 보이고 아낌없이 그냥 버리라고 할 정도로 몸속에 열이 들어가는 것이 중요하고, 결국 아픈 사람들이 비싼 수업료를 내면서 찾아야 할 정도로 몸이 따뜻해지는 것은 지상과제라 할 것이다.

차갑던 몸이 따뜻함을 찾음으로 인해 원인을 몰랐던 질병이나 쉽게 생각했던 감기부터 그리고 요즘 유행인 코로나 19의 영향 안에서도 어떻게 잘 견디게 되는지 알게 될 것이다. 모든 병은 병원에서 고치더라도 일단 몸을 따뜻하게 했을 때 그 질병을 쉽게 견뎌내고 이겨낼 수 있는 체력이 되어 잘 자고 잘 먹고 잘 싸는 것만으로 또 다른 질병의 연결고리를 끊는 계기가 될 것이다. 또 열을 몸속에 넣음으로 인해 감기에 걸리지 않는 분들부터 암 환자가 편하게 진통제 없이 생활하고, 잠을 자고, 심지어 겨울날 보일러를 켜지 않고 생활한다는 것은 열의 종류에 따라 또 열을 넣는 재료들이 우리 몸을 만들고 세포들을 움직여 깨우는 것으로 열이 기초가 되어 건강한 몸을 만들어가는 것이고 열로 인해 건강한 삶이 시작되는 것이다.

1) 왜 집에 있는 열 넣는 도구들을 버리라고 하는가?

효과적으로 몸에 열을 집어넣지 못하기 때문에 아직도 그들의 몸이 차가운 것이고 또 통증으로 힘들어하고 몸이 늙어가는 것이다.

2) 몸이 늙는 것도 열과 관계가 있나?

늙는 것은 몸에서 열을 잃었다는 것이고, 열을 잃으면 생리가 20대에도 끊기기도 하고 발기가 힘들어지고 통증이 일기도 하지만 기초체력이 떨어지고 몸에서 힘이 빠지는 것이다.

3) 그럼 열을 몸속에 넣으면 젊어진다는 것인가?

최소한 친구들보다는 젊어 보이고 활기가 넘치게 된다.

4) 나이를 먹어서 늙는 것이 아닌가?

나이가 아니라 열을 잃었기 때문에 우리는 노화하는 것이고, 생리가 20대에 끊기면 이미 50대와 같은 몸인 것과 같고 20대 청년이 발기가 안 되면 청년이라 할 수 없을 것이다.

5) 운동으로 몸에 열이 들어가지 못하는가?

아픈 사람들과 현대인들은 이미 기운 없이 살고 매일 먹는 음식에 이미 몸이 지쳐있고 충분한 휴식 없는 몸으로 운동은 노동이 되어 몸을 더욱 힘들게 하는 것이다.

6) 어떤 열이 몸에 이로운가?

몸에서 원하는 열을 찾아가야 한다. 그 열을 찾으면 통증이 시원하게 느낄 것이고 심했던 생리통도 없이 지나갈 수 있는 것이다.

7) 몸에 열을 잘 넣는 재료는 따로 있는가?

필자도 몸에 열을 넣기 위해 노력했었지만 처음에는 몸에 열을 넣는데 좋았지만, 그래도 아주 조금의 차이로 필자를 괴롭게 하고 미진한 부분이 있어서 결국 기존의 그래핀을 버리고 필자만의 열 프로그램을 만들고 단지 몸이 따뜻해질 수 있는 것에 기획하여 제작하였다.

8) 기존 열과 구분이 되던가?

몸이 따뜻해지고 차가운 기운이 사라지면서 몸의 치유 시간은 짧아지고, 아팠던 분들도 몸의 반응에 놀라기도 한다. 또한, 필자를 대면하지 않고서도 전화통화로 외국의 암 환자가 몸이 따뜻해짐으로 인해 진통제를 없이 생활하고 밤에 자는 시간이 꿀잠이 되고 이제는 너무 많이 자는 것이 아닌가 싶다며 전화 받을 때마다 몸 속에서의 열은 그만큼 중요하다고 할 수 있다.

2. 왜 열에 집중해야 하는가?

열이라도 다 같은 열이 아니다.

영주에 있는 분은 매일 60도에 찜질을 한다고 한다. 그런데 실제로는 60도 온도를 설정해 놓으면 1시간이든 2시간이든 50 정도에 매트 온도가 멈춰있다는 것이다. 60도를 설정한 매트가 온도가 올라가지 않으면 일반적으로 잘못 만들어진 제품이라 생각을 할 텐데 j씨는 오히려 "매트 산 것은 정말 아깝지 않아요! 정말 여유가 있으면 다른 사람들 선물해 주고 싶은 매트예요!"라고 말을 하는 것이다.

"왜 그렇게 생각해요?"

"내가 매트에 올라가면 60도였다가 뚝 떨어져서 50도고 샤워 후에 매트 온도를 보면 다시금 60도로 올라가 있으니까 내 몸이 차가워서 매트 온도를 뽑아먹나 봐요!"

그럴만한 이유가 한겨울에 매트를 가져갔는데도 처음에는 37도에서도 땀이 나서 더워서 잠을 깬다고 했었고, 시간이 흐르면서 봄이 오고 날씨가 따뜻한 5월 어느 날 또다시 질문한다.

"요즘에는 바닥 온도를 몇 도에 설정하고 자나요?

"그러게요? 내 몸이 바뀌었나 봐요! 겨울에는 37도만 되어도 온몸에서 땀이 나고 싫었는데 요즘에는 45도에서 자요. 그리고 이제는 정말 따뜻한 것이 좋아졌어요!"

겨울에 갑갑하고 몸에서 열이 나는 듯한 것은 정말 몸에서 따뜻한 열이 나오는 것일까? 백이면 백 사람이 한결같이 "내 몸은 따뜻해서 열이 나는 것입니다."라고 말을 하게 된다.

"몸이 따뜻한 것이 아니라 몸에 비닐하우스가 덮여있습니다."

"그게 무슨 말씀인지?"

"우리가 운동하는 것은 몸에 열을 만들어내기 위해 하겠지요?"

"네, 아무래도 그런 것 같아요! 운동하면 땀이 나니까요"

"본인 몸이 항상 따뜻하다면 항상 운동하는 것이나 마찬가지겠네요?"

"네, 그런 것 같아요"

"그런데 이 팔에 그리고 얼굴에 붙어있는 지방들은 왜 안 빠지고 살이 그대로 붙어있는 걸까요? 그렇게 몸이 뜨겁고 겨울에 창문을 열어야 할 정도로 몸이 따뜻하다면서요!"

몸이 따뜻하다는 것은 정말 열이 많아서 몸에 붙어있는 지방들이 사라졌어야 할 것이다. 우리가 운동하는 이유도 붙어있는 살들이 몸에 열로 인해 사라지는 것을 기대하기에 땀을 뻘뻘 흘려 가면서 운동하는 것이다.

그냥 있어도 몸이 따뜻하면 이미 운동 효과가 몸에서 나타나는 것을 의미하므로 몸에 지방이 붙어있다면 몸에서 느끼는 열은 지방을 태우지 못하는 가짜 열인 것이다.

키 165에 48kg 정도면 날씬하고 누구나 부러워하는 예쁜 체형을 가지고 있지만, 필자는 보자마자 대뜸

"뚱땡아!"

그 말을 듣고 처음은 기분이 좋지 않고 의아해하지만, 본인의 예쁜 체형을 유지하는데 일정한 근육량과 지방량이 있어야 하는데 날씬해 보이지만

"팔뚝을 손으로 만져보세요! 이렇게 손가락에 잡히는 것이 지방입니다."

"어머, 내가 지방이 이렇게 많았나요?"

"힘을 사용할 때 사용하는 근육이 지방보다 현저히 적음으로 인해 조금만 움직여도 몸에서 땀이 나고 금방 지치게 되므로 당신은 지방이 많은 사람입니다. 그러므로 '뚱땡이'라고 말을 하는 것입니다."

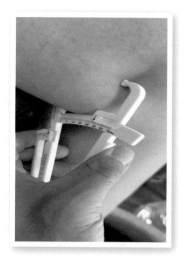

그냥 날씬하게 보이는 것이 다가 아닌 마르게 보이는 몸일지라도 지방보다 근육이 많아야 건강한 것이고 건강의 척도가 되는 것이다. 그리고 근육보다 지방이 많으면 우리 몸은 항상 비닐하우스를 몸에 두르는 것과 같은 답답함이 생기고, 몸에서 열이 없는데도 열을 느끼게 되는 것이다.

비닐하우스와 같은 막을 몸에 쓰고 살아간다면 어떨까? 조금만 걸어도 헐떡일 것이고, 공기가 조금만 따뜻해져도 갑갑해할 것이다. 마찬가지로 몸에 지방이 온몸을 싸고 있는 것과 같은 몸이 되어 항상 갑갑해하고 금방 몸에 열이 올라서 "속에서 열불이 나서 미치겠어요!", "금방 얼굴이 빨개지고 그랬다가 금방 추워지고 내 몸을 내가 알지 못하겠어요!" 하고 하소연할 수밖에 없게 되는 것이다.

갱년기가 오면 몸에서 이런저런 변화가 올 것을 예상은 하지만 그냥 걱정만 하고 있을 뿐 미리 몸에 대한 대처방안을 마련해 놓지 않았기에 갱년기가 미처 오기 전에도 힘들다고 할 수밖에 없는 것이다.

디스크환자들이 사우나가면 몸이 편하다고 하고 나오면 불편하고, 주부들이 명절에 열심히 음식을 준비하고 찜질방에 모여서 휴식을 취하고, 무릎 아픈 분들이 소금을 따듯하게 데워서 아픈 무릎을 달래거나 음식만 먹으면 잘 체하면 따뜻한 자루를 배에 얹어주는 것도 차가운 몸을 달래는 여러 방편인 것이다. 통증이 있는 허리디스크환자가 그리고 말기 암 환자가 차가운 방에 누우면 몸이 편할까? 이미 차가운 방이란 말에 들어가지 않으려 할 것이고, 방에 들어가 1분도 안 되어 따뜻한 것을 요구할 것이다. 차가움보다 따뜻한 것을 몸은 원하고 몸에서 열이 들어갈 때 몸을 편하게 하고 통증부터 잠자는 것까지 심지어 변을 만드는 일까지도 관여하는 것이 몸속의 열인 것이다.

디스크 있는 사람 골반의 위치를 바로 세워 통증을 없애더라도 몸이 차가워지면 다시금 몸이 예전의 아팠던 몸으로 회귀하기에 반드시 몸이 따뜻해야 하고, 따뜻할 때 통증이 줄어든다는 것을 증명하기라도 하듯 몸속에 열이 쉽게 많이 들어갈 수 있는 재료들을 찾아 헤맨 결과물들이 필자의 프로그램인 것이다. '몸속을 좀 더 따뜻하게 할 수 있는 프로그램이 되어야 한다'는 생각들이 모이고 재료들을 찾아 몸에 직접 실현해 보고 정리하고 몸속에 열을 넣는 것을 찾아야만 했던 가장 큰 이유는 여러 가지 좋다고 하는 것들을 사용하고 있는 필자를 찾아오시는 분들의 몸이 이미 따뜻해야 하지만 몸은 여전히 차갑다는 것이고, 그런 재료들은 이미 필자도 아는바 몸에서 원하는 만큼 열을 넣을 수 없었기 때문이다.

심지어 전국의 좋은 황토만을 골라 황토방을 만드는 사람의 아내도 몸이 차가워서 필자에게 찾아올 지경이었으니 황토를 가지고 황토 매트를 만들거나 돌을 가지고 몸을 따뜻하게 했다면 이미 필자에게 찾아올 때는 이미 그들의 몸이 따뜻해야 하지만 그들의 몸이 따뜻하지 않고 심하게 몸이 차가웠다는 것이 재료의 특성을 잘 대변해 주는 것이었기에 더 좋은 것을 찾을 수밖에 없었다.

"집에 돌침대가 있는데 좋아요!"

"TV에 나오는 비싼 것을 샀어요!"

"외국에서 가져왔는데 비싸요!"

"비싼 돌로 구워서 비싸고 좋아요!"

"일본에서 재료를 가져와서 만든 것이라 좋아요."

"신문에서 봤는데 우리나라에 최대 광산이 있대요!"

다들 보기에 좋아 보여서 샀는데 좋은데 몸은 여전히 추위를 많이 탄다는 것이다.

체온이 떨어지고 면역력이 떨어지면 병이 들어온다는 것을 부인하는 사람은 없을 것이고, 몸은 스트레스만 받아도 혈액순환이 안 되고 먹는 것, 자는 것, 면역력에 영향을 주고 몸에서 면역력이 떨어지면 감기부터 그리고 암까지도 면역력은 우리 몸에 깊은 영향을 미치는 것이다. 그럼 면역력은 어떨 때 떨어지고 또 어떻게 하면 높아질까?

운동을 너무 무리하게 했을 때

추운 날씨에 긴 시간 밖에 있을 때

스트레스 노출 시간이 길어질 때

밤에 잠을 못 잘 때

스트레스로 인해 충분한 휴식이 없어서 늘 피곤할 때

오랫동안 항생제로 고생할 때

장기간 다이어트로 몸이 힘들 때

위에 상황들을 생각만 해도 다음 날, 그리고 좀 더 시간이 지나면 몸이 어떻게 진행되리라 충분히 예상해 볼 수 있을 것이다.

물론 바쁜 현대사회에서 휴식 없는 삶으로 몸이 지치고 질병이 발발하면 흔히들 심한 스트레스 때문이라고 말을 한다. 스트레스를 받게 되면 근육이 긴장되고, 긴장한 근육의 사이에 있는 혈관은 자연적으로 줄어들 수밖에 없고, 스트레스를 받게 되면 몸이 무겁고 머리가 아프고 소화조차 되지 않아 면역력 또한 떨어질 수밖에 없는 것이 인체의 시스템이다.

필자가 아팠던 시기에도 몸이 따뜻해야 한다는 생각을 못 했지만, 점차 다른 분들의 몸을 보면서 통증을 해결함에 골반의 위치에 대한 신개념이 잡히고, 암이나 위장장애, 불면증, 디스크의 극심한 통증은 몸이 좋아하는 열이 필요하다는 생각에 매진할 수 있었다.

3. 몸이 좋아하는 열은 세포가 더 좋아한다

몸이 찬 사람들은 따뜻함에 좋다는 말을 무의식적으로 하지만 때론 갑갑함으로 찜질방은 질색하고 못 가는 사람도 있어 그 사람들은 몸이 차가운 사람임을 본인이 인지하지 못함으로 건강을 잃어가는 길에 접어든 사람이다. 때론 "서늘하게 하고 자라!"라는 말 같지도 않은 말을 내뱉는 사람들도 있는데 '과연 그 사람들 생각이 정상적인 사고하는 사람일까?' 할 정도로 몸에 모르는 정신 나간 소리로 아픈 사람들을 더욱 깊은 수렁으로 빠뜨리는 사람도 있다.

"엄마 오늘 밤에는 꼭 타이머를 맞춰놓고 자야 해 어제처럼 갑자기 추워져서 잠에서 깨지 않게!"

지난밤 바닥 온열의 타이머가 꺼져서 잠을 설친 10살짜리 딸아이가 자기 전에 엄마에게 신신당부했다는 분당 J 씨 이야기다.

"이제는 아이도 따뜻함에서 벗어나지 못하네요."

겨울에는 50도 정도에 자다가 바닥 온도가 45도, 40도 온도가 떨어지면 갑자기 몸이 추위를 느끼면서 잠을 깨어서 매트 컨트롤러를 보면 타이머 시간에 의해 바닥 온도가 떨어짐에 따라 서늘함을 느껴 잠에서 깨는 것이다.

필자 경우도 살짝 땀이 나는 여름에도 에어컨은 켜지 않더라도 오히려 바닥은 따뜻하게 잠을 잔다. 물론 에어컨을 켤 정도라면 더더욱 바닥은 따뜻하게 한다.

"바닥은 따뜻하게 위에는 서늘하게."

물론 겨울에는 55도에 잠을 청하고 때론 새벽에 잠을 깨어서 보면 바닥 온도가 47도 정도로 내려감에 잠에서 깨게 되는 것은 타이머를 생각하지 못했으므로 다시 바닥 온도를 올리고 잠을 청한다. 찜질할 때는 65도에서 1시간 열을 넣어주고 잠을 잘 때는 내 편한 온도를 정해서 자는 것으로 사람마다 느끼는 온도가 다르기에 처음에는 낮게 시작해서 몇 달이 지나면 처음보다 더 높은 온도에서 잠을 자고 있을 것이고 따뜻함을 좋아하는 사람이 되어있을 것이다.

김해의 산속 찜질방은 밖은 시원하고 굴속은 따뜻하고, 머리는 바깥쪽을 향하게 하고 발 쪽은 가마 쪽을 향하게 눕다 보면 여지없이 새벽이 되면 따뜻한 불이 들어오고 땀으로 흠뻑 몸을 적셔지면 밤새 힘들었던 몸도 풀어지고 샤워하고 나와서 돼지국밥을 먹었던 기억과 시설은 허술해도 필자가 전국에서 최고로 좋다고 느끼는 찜질방이어서 '찜질방의 기운을 집으로 들여오자!'라고 생각했다. '분명 집에도 비싼 매트들이 있으면서 왜 찜질방으로 모여들까?'에 대한 답을 찾아보자!

어느 소재는 매끄럽고 예쁘고 어느 것은 망사로 만들어져 가볍고 어떤 특별한 세라믹은 일본의 기술로 만들어진 신소재로 35가지 물질이 들어있어서 특별한 에너지와 파장이 나오고 원적외선 음이온이 펑펑 쏟아져 나오는 기술서들과 상품 설명서를 접할수록 머릿속에 맴도는 것 하나는 바로 그렇게 좋은 제품들을 만들었다는 그들의 몸이었다. 그렇게 좋다고 하는 것을 직접 제작하여 사용하고 있는 사람들이 허리가 아프다고 하고 피부가 검고 필자의 눈에 시원치 않은 몸이 여지없이 포착되는 것이고, 몇 년씩 연구하고 좋은 데이터들은 곧 그들의 몸을 통해 투영되어야 하는데 필자의 눈에는 전혀 건강에 신경 쓰지 않은 사람들의 모습과 다르지 않다는 것이었다.

좋기는 하겠지만 필자가 원하는 답을 그들도 아직 찾지 못했다는 것이다. 아직도 그들은 더 좋을 찾고 연구해야 하는 것으로, 몸에서 좋아하는 열을 충분히 만들어내지 못하고 있다는 것은 곧 그들의 사업전망뿐만 아니라 건강을 오매불망 갈구하는 사람들이 피해를 보는 것이기 때문이다.

4. 몸에 열을 잘 전달하는 프로그램

통증이 있으면 통증이 시원함으로 바뀌고 몸이 편해야 한다.

장시간 누워있음으로 인해 전자파의 유해가 없을 것

뜨거움으로 인해 화상이 나지 않을 것

전기장판, 돌침대, 맥반석, 옥돌 침대, 흙 침대, 황토 침대, 숯 침대,

탄소 매트, 세라믹 매트, 황토 침대, 어싱 침대, 그래핀

필자가 매트에 관심이 있다고 하니까 기존 판매하고 있는 대리점들이 연락이 오고 제작하시는 분들이 제품을 공장에서 보여주고 심지어 우리나라 어느 곳에 거대한 광산이 있어 자동차에 돌들을 가득 싣고 오신 사장님도 계시고 세라믹부터 게르마늄 원적외선이 나온다는 재료들을 볼 수 있었지만, 정작 그분들의 설명대로 한다면 이미 본인들이 만들어 먼저 사용하고 있음에도 불구하고 피부가 좋지 못하다는 것만으로도 그들이 입이 닳도록 좋다고 말하는 효과를 전혀 보지 못하는 것을 증명하는 것이다.

앞에서 말한 필자에게 통증을 의뢰하거나 잠자는 것을 의뢰했던 분들은 이미 사용하고 있는 제품들이었고, 새로운 재료를 찾는 것은 어려울 수밖에 없었다.

5. 열을 잘 전달하는 특별한 재료

어떻게 몸에 이로울 것이냐에 대한 처음에는 여러 가지 소재들을 구하고 때론 방바닥에 뜯어서 재료를 가져와서 재료를 살펴보고 조금씩 사서 아픈 배에 대보고 무릎에 대보고 허리에 대보고 때론 얼굴에 대보기도 하고 열이 나는 머리에 씌워서 열을 뽑아내는 여러 실험을 했었다.

일본의 기술로 만들어졌다는 재료로는 두통이 있을 때 머리에 대면 두통이 사라지기도 하고, 소화가 안 될 때 배에 붙이기도 하고 물속에 넣어서 심지어 담배 사이에 넣어서 피워보기도 하고, 각기 다른 재료를 여러 사람에게 나누어서 이런저런 실험을 했었다.

결정적인 것은 여동생에게는 발바닥 통증이 있을 때 양말 속에 집어넣고 다녀보기도 했었다. 그때 경험이 요즘에도 미용실을 하는 필자의 동생은 신발 속에 넣을 수 있는 것을 찾기도 한다.

"오빠 항상 발이 불편하고 다리가 아픈데 발바닥 밑에 그것만큼 좋은 것이 없네!"

동생이 미용실에서 일하는 사이 무릎은 아프고 발바닥에 통증이 왔을 것이다. 처음에 여동생 발바닥에 그래핀을 붙여볼 생각은 겨울에 여동생이 발가락이 너무 시린 연유였다. 그래핀 조각을 신발 속에 넣고 그냥 살았는데 유난히 발가락이 시림을 느낀 날이 있었는데 그때 마침 필자가 전화해서

"뭐하니?"

"응, 발가락에 댔던 것 가지러?"

"왜?"

"발가락이 시려서 봤더니 신발을 바꿔 신었더니 다른 신발 속에 있는 것을 까먹었지 뭐야! 발이 너무 시려서 그거 가지러 잠깐 집에 갔다 오려고!"

평소 미용실에서 종일 서서 일하다 보니 무릎이 아프고 발이 시렸던 동생이어서 발이 편하면 무릎이 덜 아플 것으로 생각해 신발 속에 넣고 다녔고 신발을 갈아신다 보니 발끝이 시림을 알고 일하다 말고 조그만 것을 찾으러 가는 중에 전화를 받은 것이다. 꼭 재료에 열이 들어가지 않더라도 발을 따뜻하게 하고 무릎을 편하게 하고 내 몸의 에너지를 사용함으로 차가웠던 발가락에 혈액이 돌게 했다는 것으로 유추할 수 있었다.

조금씩 크기를 달리해서 몸에 대보고 얼굴에 대보고 무릎에 대보고 배꼽 주위에 붙이고 발바닥에 붙이고 효용성을 알아봐야 했다. 창원의 신소재를 연구하시고 잘 아시는 사장님은 비슷한 재료를 가지고 직원들의 몸의 피로도가 떨어지게 함으로 공장에서도 직원들 복지에 사용한다는 이야기도 같은 맥락에서 재료의 활용이라 할 수 있었다. 처음에는 어설프더라도 기존에 만들어져 나오는 제품에 얹혀서 갈 수밖에 없어서 얇고 모양도 어설픈 제품이 나왔지만 그래도 세상에 없는 제품으로 만족하고, 나중에 기회가 있을 때 필자의 생각이 담긴 전자파에서 해방되고 열이 쉽게 전달되는 기획이 지금의 열이 쉽게 전달되는 것으로 개발하게 된 것이다.

6. 열 전달 재료의 특징은 무엇인가?

신문에 자주 나올 정도로 신세계를 열어준 재료다 할 수 있는 재료.

인장강도는 강철보다 200배 강하고, 열 전도성이 높다.

반도체 소재, 배터리 소재, 강도 높은 전투복, 방탄복, 투명 디스플레이, 휴대폰 터치패드

필자는 전도성에 집중했고, 재료가 전도성이 높다는 것은 그만큼 에너지의 이동이 쉽게 이루어지고 파동의 힘이 크다는 의미로 많은 에너지를 많이 저장하고 배출하게 한다는 의미한다. 실제로 몸에 빠르게 열이 전달되고 열이 전달되는 만큼 뜨겁게 느껴지지 않는 것으로 다른 소재에서 따라오지 못할 정도의 큰 에너지 전달력을 가지고 있다는 것이다.

7. 열전달 프로그램의 신박한 적용

찬 몸에 열을 넣는 것에 골몰할 수밖에 없었다고 일반적으로 8시간을 누워 잠자는 시간을 활용하는 것으로 아침을 기다리는 시간을 활용할 수 있다면 그것만큼 좋은 게 없었다. 특히 질병으로 누워있는 분들의 경우 거의 24시간을 활용하게 하는 효율적인 방법을 찾고 몸이 좋아지는 것을 기대할 수 있는 시간으로 만드는 것으로 활용의 범위를 넓힐 수 있었다. 그렇게 활용했던 것이 병원 입원 중이었던 뇌졸중으로 절반이 마비된 환자의 시트 바닥에 깔고 누움으로 인해 전선 연결 없이도 몸이 따뜻함을 느끼기도 했었고, 그 환자가 퇴원 후에는 따뜻한 열원이 몸에 가함에 따라 마비되었던 손과 발의 회복력이 빠름에 가족들이 놀라기도 했었다.

몸속 깊숙이 따뜻함이 느껴질 것

오랫동안 누워있어도 저온 화상이 없어야 한다.

전자파가 없을 것

통증이 빨리 풀릴 것

잠이 잘 오게 할 것

땀을 흘려도 어지럽지 않게 할 것

딱딱함이 느껴지지 않아야 하지만 딱딱해야 한다.

밥 먹고 잠을 자도 소화가 되어야 한다.

땀이 흘러도 바닥에 스며들지 않아야 한다.

이미 여러 가지 제품군들을 테스트하고 비교해 보면 몸에 좋게 하기 위한 제품들이 오히려 전자파로 인해 전자파 측정 기기로 테스트 과정에서 잘못된 제품들이 선별될 수 있고 사용하는 사람들이 몸이 금방 가렵고, 따갑고, 화상 입고, 몸에 열선 자국이 남고, 가슴이 답답해지고 힘든 부분은 누워있는 등이 딱딱하게 느껴진다는 것으로, 몸이 구부러진 분들이 누워서 자는데 바닥이 딱딱함으로 오히려 단잠을 깨우게 제품을 사용하는 사람들이 많다는 것이다.

딱딱하므로 뒤척이고 돌아누우면 딱딱함이 어깨에 전해지고 돌아눕고 돌아눕다 보면 아침을 피곤함에서 시작하게 된다. 바닥이 딱딱하게 느끼지 않아야 한다. 그렇다고 푹신해서도 안 된다. 푹신하고 쿠션이 있다는 것은 몸이 틀어진 분들에게는 무조건 버려야 하는 것으로 침대가 푹신하거나 매트리스가 부드러우면 몸을 항상 반듯이 세울 기본을 잃어버리고 몸이 임시는 편해도 살아가면서 반듯한 몸도 굽게 만들어 통증을 만들고 이미 구부러진 몸이 펴질 수 없는 자세로 말미암아 통증의 나날로 살아가야 한다는 것이다. 대부분 온돌 개념의 돌침대들은 딱딱함에 돌침대 위에 두꺼운 이불과 매트리스를 이용해 딱딱함을 피할 수 있지만, 몸이 좋아하는 따뜻한 열이 몸에 전달되지 못하는 것이다.

"엄마! 돌침대 위에 두꺼운 이불을 깔려면 뭐하러 돌침대 샀어!"

"어떡하니! 너무 뜨겁기만 하고 딱딱해서 누워있을 수 없는데!"

따뜻한 맛에 샀던 돌침대가 애물단지가 되는 것이다.

침대 바닥이 너무 푹신하면 허리 디스크는 오히려 고질병이 된다. 바닥은 딱딱하지만, 허리는 편해야 하고 열이 몸속 깊숙이 전달되어야 한다. 딱딱하더라도 딱딱하게 느껴지지 않는 것으로 몸이 원하는 온도를 찾는 것이고, 몸이 원하는 온도와 매트의 전달되는 열의 작용점을 적용하는 것이다. 몸속이 원하는 온도에 찾아내고 그 열이 몸에 전달될 때 딱딱함을 덜 느끼게 되고 심했던 통증의 강도도 차츰 낮아지고 편안함을 느끼게 되는 것이다.

맨손으로 바닥면을 만지면 거칠고 까칠하지만, 몸속에 열이 잘 전달될 때는 거친 재질이 거칠게 느껴지지 않고 마치 피부처럼 부드럽게 느끼게 되고 피부와 같은 느낌이 되는 것이다.

8. 몸이 원하는 온도

초기에는 사람마다 원하는 온도가 다르지만 결국 비슷한 온도에서 편안함을 느끼게 되고, 통증조차도 단 5도의 차이만으로 더 심하게 느끼거나 오히려 시원함으로 바뀌는 것으로 결국 몸이 원하는 온도는 정해져 있는 것이고, 그 온도를 찾아가는 것이 건강을 찾는 지름길이 되는 것이다.

심지어 필자에게 왔었던 황토를 가지고 집을 짓고 황토방을 만드는 장인의 부인되는 분도 평소 몸이 차가움에 필자에게 왔었다. 국내에 황토 80가지를 추리고 좋은 황토를 선별해 황토방에 매일 사는데도 몸은 차갑고 어느 순간 쓰러져 응급실을 찾아야 했던 것으로 보아 결국 그 좋은 황토만으로는 절대로 몸에서 원하는 온도를 찾기에 실패했다고 볼 수밖에 없는 판단의 요건이 되는 것이다.

세포들이 좋아하고 몸이 좋아하는 열은 몸에 전달되면 '좋다.'라는 말이 1초도 되지 않아 나온다는 것이고, 좋은 열이 몸에 전달될 때 몸은 젊어지고 피부까지 좋아지는 것이다.

9. 전자파와 저온 화상의 문제점을 제거하라

어떤 제품에 전기를 사용하면 필연적으로 따라오는 부분이 결국 저온 화상과 전자파에 대한 고민은 따라올 수밖에 없다.

그림은 전기매트를 가지고 저온 화상이 어떻게 일어나는지 실험한 것이다.

온도 조절기는 45도에서

최고온도는 138도 최저온도는 38도

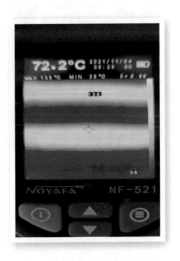

조절기 표시상으로는 45도인데 발열선의 어느 특정 부분은 138도까지 올라가다 보니 결국 8시간 정도 매트에 누워서 자게 되고 다음 날 아침이 되면 등에 화상을 입고 마는 것이다. 전기매트나 온열기기의 화상은 저온 화상이 아닌 고온 화상인 것이다. 컨트롤러의 온도, 즉 45도 정도의 온도지만 실제로는 138도 정도의 뜨거움이 피부에 영향을 주는 것이기에 저온 화상이 아닌 고온 화상을 입는 것이다. 흔히 전기매트 위에 오랜 시간 자면

"피부가 따갑고 가려워서 잘 수가 없어요!"

"가렵고 자꾸 손으로 긁게 되고 화상을 입는 경우가 있어요!"

전기매트에 자면 전자파의 영향도 있겠지만 실제로는 살로 파고드는 전기선의 열원이 몸에 통과됨에 통증과 함께 화상이 일어나고 피부가 가렵고 깊은 잠을 잘 수 없게 되는 것이다. 그림과 같은 높은 온도를 골고루 분산시킬 것인가? 고민해야 하고 또 고민하지 않으면 위에 그림들처럼 그래핀 매트를 사더라도 전기매트와 같은 매트를 사용하게 되는 것이다.

밑의 그림처럼 온도의 편차가 크지 않아야 화상에서 벗어나고 몸이 편해지는 것이다.

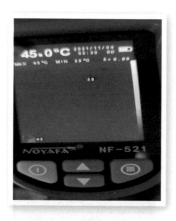

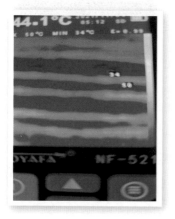

그래핀은 먼지와 같고 미세하고 모래와 같이 서로 붙지 않아 어쩔 수 없이 천에 그래핀을 넣으면 최대 15% 정도 넣을 수 있다. 실리콘이나 합성유지와 최대 20% 정도 혼합하게 되고 부피로 보면 합성유지보다 그래핀이 5배 정도의 부피를 가지는 것이 함유되는 것이기에 나중에는 다시 부서지고 오래 유지될 수 없다.

천에 입히면 그래핀 천으로 매트의 소재가 되고, 실에 섞여서 나오는 그래핀 실이 되어 옷을 만들고, 그리고 구리의 역할을 하는 그래핀 면사의 구성으로 여러 가지 옷과 양말을 만들어 실험

했었다.

20%, 15%의 그래핀이 천에 함유되면 부피는 무려 5배 이상 그래핀의 양이 천보다 많게 되는 것이 맞지만

"20%를 넘어 몇 배는 더 많게 들어가야 한다."

"그렇게 하면 못 만듭니다. 재료비의 구성에 따라 2배, 4배, 16배 이렇게 기하급수적으로 뛰게 되고, 기존 만들어진 것도 좋은데 그것으로 하시죠?"

"기존 것을 사용해 보니 좋기는 한데 부족한 부분 때문에 비싸더라도 만들어 봐야죠! 그 하나의 조건을 찾는 분들이 많아요!"

"당신 바보야!" 이야기를 듣기도 했지만 만들어야 하는 이유는 하나였다. 몸이 원하는 온도를 만들도록 해야 한다. 그런 연유로 위에서와 같은 사진의 결론이 나온 것이다.

10. 각종 열전달 프로그램 활용기

집에서 마사지를 본인들이 직접 본인 몸에 열을 넣어 마사지하는 도구이고, 필자가 손가락을 많이 사용해서 너무 통증이 심해서 샤워하기도 힘들고 손가락에 물을 대지 못할 정도였을 때 그때 손가락의 통증을 없애서 요즘에도 손가락 통증 없이 필자를 편하게 잘 지내게 하는 기기이다.

기기는 어떻게 사용하고 적용하느냐에 따라 사용하기 힘들기도 하고, 꼭 필요로 하는 기기가 되는 것으로 각자 몸에 맞는 방법과 시간을 적용하고 사용 노하우를 전해주는 것이고, 그것이 프로그램에 있어서 제일 큰일이고 필자만의 특화된 방법이라 할 수 있다.

마사지에 있어 딥플러스의 작용 열과 매트의 열의 전달되는 기전이 다르고, 매트는 몸을 쉬게 해주면서 딥플러스는 강한 열로 국소 부위에 열을 가함으로 근육을 풀어주는 것이다. 뭉친 근육은 빨리 풀어야 하고, 몸에 지방이 몸을 힘들게 한다는 특성과 차가워진 근육이 통증을 악화시킨다는 몸을 특성을 알아야 사용하는 용도를 이해하게 되고, 몸이 불편할 때마다 혼자서 몸을 편하게 하는 것을 배워 가는 것이다.

필자가 만났던 초기의 불안정한 제품들보다는 안전하고 편하게 발전하고 업그레이드되어 사용자가 편하게 사용하고 또 이제는 사용 중에 잠이 들더라도 몸에 무리가 없도록 안전을 토대로 해서 직접 설계하고 기계공장에 보내 가공하고 인체에 무리가 없도록 제작하였다.

필자 손이 아팠을 때도 손가락에 직접 열을 가하고 처음으로 골프 하면서 아팠던 손가락과 갈비뼈에 심한 통증을 다음 날이면 통증 없이 운동했던 것처럼 운동 후에 몸을 편하게 하는 것이다.

11. 딥 플러스를 어떻게 활용하나?

배가 차가울 때 배에 직접 할 수 있고, 밥 먹으면서 발에 열을 가하고
목과 허리 얼굴과 무릎에 원하는 곳에 딥 플러스 열을 활용할 수 있다.

얼굴에…

어깨에…

힘없는 다리에…

뒷목에…

축 처진 배에…

엉덩이에…

허벅지에…

잘 때도 허리에 벨트를 두르고…

밥 먹으면서 발바닥에 대고…

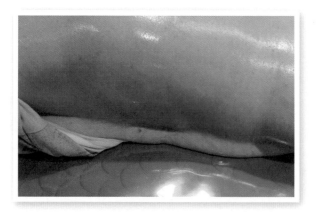

등에 깔아놓고

어깨에 깔아놓고

본인이 원하는 곳에 그리고 잠자면서도 활용할 수 있다.

김치냉장고와 냉장고가 재료들의 열기를 뺏어서 음식이 상하는 것을
방지하는 기기들이라면 천송 프로그램은 몸에 열을 넣어주어 삶의 질
을 높여주는 것이다.

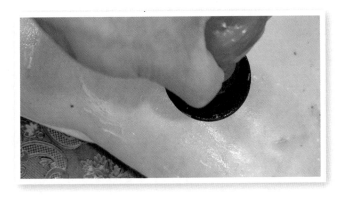

등 마사지

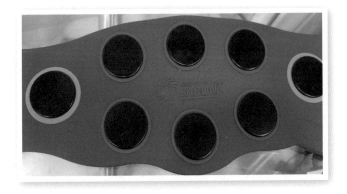

등, 배 체온 올리기